Erziehung und Paranoia

Mabuse-Verlag
Wissenschaft 74

Ulrike Greb, geb. 1953, Krankenschwester, Magistra Artium der Pädagogik, Philosophie und Psychoanalyse, vertritt im Fachbereich Erziehungswissenschaft, Institut für Berufs- und Wirtschaftspädagogik, der Universität Hamburg eine Professur für Fachdidaktik der beruflichen Fachrichtung Gesundheit.

Ulrike Greb

Erziehung und Paranoia

Eine erkenntniskritische Studie zum Fall Schreber

Mabuse-Verlag
Frankfurt am Main

Bibliografische Information Der Deutschen Bibliothek

Die Deutsche Bibliothek verzeichnet diese Publikation in der Deutschen Nationalbibliografie; detaillierte bibliografische Angaben sind im Internet über http://dnb.ddb.de abrufbar.

Kasseler Str. 1a
60486 Frankfurt am Main
Tel.: 0 69-70 79 96-14
Fax: 0 69-70 41 52
www.mabuse-verlag.de

Druck: Prisma Verlagsdruckerei, Frankfurt am Main
ISBN: 3-935964-46-3
Printed in Germany

»Daß es heutzutage den meisten Menschen einleuchtet, wenn man die Frage ›was ist psychisch krank?‹ als ein vielschichtiges Problem darstellt, ist schon Teil des Problems selbst. Es bedeutet, daß man sich selbst im Alltagsverständnis nicht mehr über psychische Normalität und psychische Abweichung einigen kann — allzuviele heterogene Werte und Idealbilder bestimmen unser Leben, als daß wir noch, wie vor hundert Jahren — eindeutig konstatieren könnten, daß ein psychisch intakter Mensch einer ist, der autonom sein Leben bestimmt, sich durch Leistung hervortut, eine Familie gründet etc. Inzwischen sind nicht nur diese, der protestantischen Leistungsethik geschuldeten Leitbilder suspekt geworden; es wurde auch immer klarer, daß eindeutige ›Gegen-Ideale‹ nicht mehr existieren und daß man damit die Frage, was wir als ›abweichend‹ (krank, gestört) bezeichnen, nur jeweils in Relation zu unterschiedlichen maßstabsetzenden Instanzen beantworten kann. Das aber heißt, daß die Bezeichnung ›psychisch krank‹ relativierbar ist.« (Jaeggi 1990: 82)

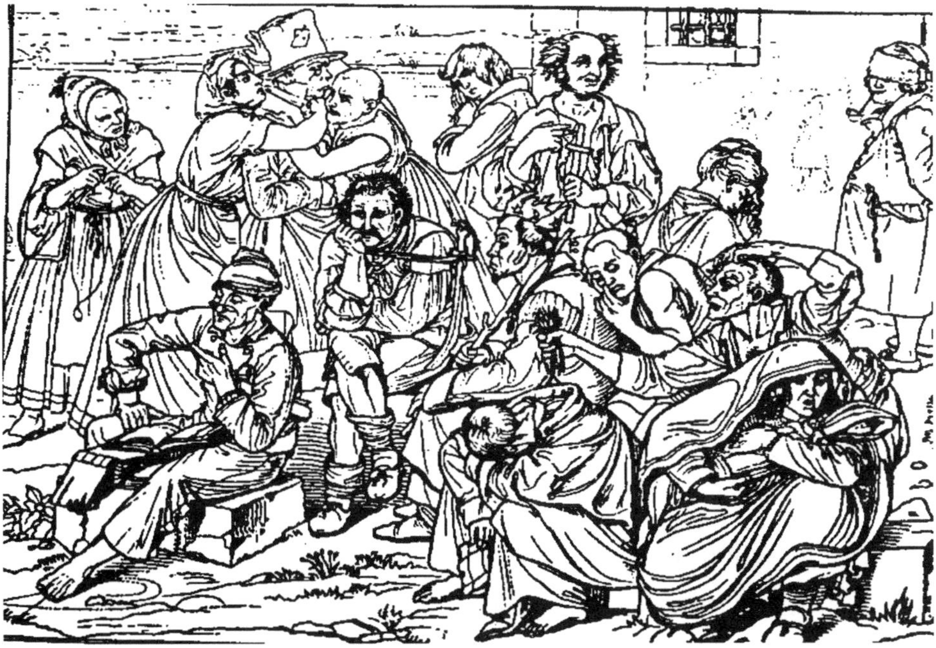

Abb. 1: Das Narrenhaus, *Szene aus der Irrenanstalt zu Düsseldorf, 1835, gezeichnet von Wilhelm von Kaulbach (1805-1874) (CIBA-Zeitschrift 1959, Nr. 95, Bd. 8:* Irrenpflege in alter Zeit, *Wehr/Baden, Titelblatt)*

Inhaltsverzeichnis

Abbildungsverzeichnis

Einleitung

*»Die objektive Welt nähert sich dem Bild, das der Verfolgungswahn von ihr entwirft.« (*Adorno 1977: 590*)*

In seiner Abhandlung *von den Schwächen und Krankheiten der Seele in Ansehung ihres Erkenntnisvermögens*[1] befasst sich Immanuel Kant schon um 1800 mit dem Wahnsinn. Neben den ›Grillenkrankheiten‹ (Hypochondrie) verhandelt er dort unter der Rubrik des ›gestörten Gemüts‹ auch den Verfolgungswahn:

»Wahnsinn (dementia) ist diejenige Störung des Gemüts, da alles, was der Verrückte erzählt, zwar den formalen Gesetzen des Denkens zu der Möglichkeit einer Erfahrung gemäß ist, aber durch falsch dichtende Einbildungskraft selbstgemachte Vorstellungen für Wahrnehmungen gehalten werden. Von der Art sind diejenigen, welche allerwärts Feinde um sich zu haben glauben; die alle Mienen, Worte oder sonstige gleichgültige Handlungen andrer als auf sich abgezielt, und als Schlingen betrachten, die ihnen gelegt werden. — Diese sind in ihrem unglücklichen Wahn oft so scharfsinnig in Auslegung dessen, was andere unbefangen tun, um es als auf sich angelegt auszudeuten, daß, wenn die Data nur wahr wären, man ihrem Verstande alle Ehre müßte widerfahren lassen. — Ich habe nie gesehen, daß jemand von dieser Krankheit je geheilt worden ist (denn es ist eine besondere Anlage, mit Vernunft zu rasen).« (Kant (1800) 1977: 530; BA 145)

Diese besondere Anlage, in der die ›Vernunft‹ dem Wahnsinn zu Diensten steht, statt ihn zu korrigieren, ist verantwortlich für die Verwirrungen in der Beurteilung der Paranoia als *Krankheit.* »Wenn die Data nur wahr wären«, so die noch immer aktuelle Erkenntnis Kants, müsste man dem Verstande Wahnkranker alle Ehre widerfahren lassen! Schließlich kann überall dort, wo gedacht und geurteilt wird, auch Wahn entstehen: In irgendeiner Weise schlägt sich nämlich alles Erleben, ausdrücklich auch das wahnhafte, in Denkakten und Vorstellungen nieder; das heißt, der Wahn drückt sich letztlich in mehr oder weniger offenen *Urteilen* aus. Kant legt also den Finger auf die Wunde. In seiner Darlegung des Problems falscher ›Data‹ im formal richtigen Denkprozess erkennen wir die Fragwürdigkeit des Beurteilungsmaßstabes. Kant verweist auf die zentrale Schwierigkeit, die es berei-

[1] Kant (1800) 1977: 512; BA 124.

tet, will man die Wahnideen, also *»falsch dichtende Einbildungskraft«* und *»selbstgemachte Vorstellungen«*, von den realitätsangemessenen Ideen hieb- und stichfest unterscheiden.

Die Annahme, man könne die Wahnideen nun ihrerseits auf eine *formale Denkstörung* zurückführen, findet sich in der Forschung eher selten[2]. Von Domarus beispielsweise schlug zur Erklärung der Wahngenese eine klar umgrenzte, spezifisch formale Denkstörung vor: Das Denken wahnhaft schizophrener Menschen folge einem anderen Schlussprinzip als der aristotelischen Logik:

> »Let us consider one more illustration of this type of schizophrenic thinking. A schizophrenic patient... believed that Jesus, cigar boxes, and sex were identical. How did he arrive at that strange belief? Investigation revealed that the missing link for the connection between Jesus, cigar box, and sex was supplied by the idea of being *encircled.*« (von Domarus 1942: 108, zit. nach Spitzer 1989: 55, Hervorhebung U.G.)

Der paranoide Denkfehler zeigt sich hier als spezifische Form der Schlussfolgerung. Von der Identität der Prädikate wird auf die Identität der Subjekte geschlossen: *Napoleon war eingesperrt; Ich bin eingesperrt; ergo: Ich bin Napoleon*! So illustriert Manfred Spitzer diese Logik am klassischen Napoleon-Wahn. Im Allgemeinen aber lassen sich die klinisch tätigen Psychiater bei der Diagnostik und Therapie auch heute noch von Karl Jaspers' Gedanken leiten. In seiner Phänomenologie des abnormen Seelenlebens (1913) nimmt Jaspers den roten Faden der Kant'schen Beobachtung vom wahnhaften Inhalt im formal richtigen Denkakt wieder auf und unterscheidet, die Gewähr des Inhaltlichen betreffend, zwei Formen des Bewusstseins:

> »In allem entwickelten Seelenleben besteht dies in keiner Weise rückführbare Urphänomen, daß ein Subjekt den Objekten (Gegenständen) gegenübersteht, daß ein Ich sich auf Inhalte gerichtet weiß. Wir können dementsprechend ein Gegenstandsbewußtsein einem Ichbewußtsein gegenüberstellen.« (Jaspers 1973: 37)

Für den Bereich des Gegenstandsbewusstseins fixiert Jaspers äußere Merkmale, die seines Erachtens ein wahnhaft verfälschtes Urteil von realitätsgerechten Urteilen unterscheiden:

---

[2] Bleuler, Avenarius und Arieti sind hier in erster Linie zu nennen; Störungen des raumzeitlichen Gefüges werden besonders von Binswanger und Minkowski in den Vordergrund gestellt.

»1. Die außergewöhnliche Überzeugung, mit der an ihnen festgehalten wird, die unvergleichliche *subjektive Gewißheit*. 2. *Die Unbeeinflußbarkeit* durch Erfahrung und durch zwingende Schlüsse. 3. Die *Unmöglichkeit des Inhalts*.« (Jaspers 1973: 61)

Die große Bedeutung dieser Wahnkriterien, die in den Lehr- und Handbüchern zur allgemeinen und klinischen Psychopathologie Berühmtheit erlangten, begründet sich vor allem historisch. Denn zu Beginn der Jasperschen Forschungsarbeiten glich die Psychiatrie dem *Turmbau zu Babel*: In mehreren Schulen mit je eigener Terminologie herrschte ein Durcheinander anatomischer, physiologischer, erbbiologischer, analytischer, neurologischer, psychologischer und soziologischer Anhaltspunkte, bis hin zu Abhandlungen im Jargon einzelner Kliniken[3]. Von einem einheitlichen wissenschaftlichen Lehrgebäude war die Psychiatrie weit entfernt. Mit seiner Forderung nach wissenschaftlicher Theoriebildung — in der »Psychopathologie sollte begrifflich klar werden, was man weiß, wie man es weiß und was man nicht weiß«[4] — ist Jaspers in der Systematisierung der Wahnkriterien bis heute wegweisend.

Seine beiden ersten Merkmale stellen eine strukturelle Identität von Wahnurteilen mit bestimmten Aussagen einer Person über sich selbst her. Unter dieser Prämisse lässt sich der Wahn als *Ver*-rücktheit im wörtlichen Sinne auffassen, wobei es sich jetzt weniger um eine Verrückung des Denkens oder Urteilens als vielmehr um eine Verrückung des *Standpunktes* oder der personalen Existenz handelt. Nachdem der Wahnkranke etwas auf sich bezogen hat, fehlt ihm die Freiheit, wieder davon abzurücken. Das dritte Wahnkriterium ist dagegen nur rein klinisch brauchbar. Es trägt nicht zur Wesensbestimmung bei, sondern gibt lediglich einen Hinweis auf das Vorhandensein eines Wahnes. Dieses dritte Jasper'sche Wahnkriterium wurde mittlerweile einer Reihe von Einschränkungen unterzogen, insbesondere durch die Entwicklung der transkulturellen Psychiatrie. Es hat sich heraus gestellt, dass sich die Inhalte des Wahnerlebens nicht zwingend von denen eines nicht-wahnhaften Erlebens unterscheiden: *Was* der Wahnkranke sich vorstellt und *was* er wahrnimmt, kann größtenteils auch im Erleben des ›Gesunden‹ vorkommen. Für die eigentliche Pathologie ist nicht der Inhalt ausschlaggebend, sondern sein Stellenwert innerhalb des Erlebens, seine Ichbe-

---

3 Vgl. ›Karl Jaspers‹, in: Philosophen des 20. Jahrhunderts, hrsg. von Paul Arthur Schlipp, Stuttgart 1957: 11.

4 Schlipp 1957: 13.

zogenheit oder, wie Jaspers es nannte, das *»abnorme Bedeutungsbewusstsein«*.

Die Überlegungen zum ersten Wahnkriterium, der subjektiven Gewissheit und Unkorrigierbarkeit des Paranoikers, erhalten durch die Forschungen zur *Perspektivität* eine zusätzliche daseinsanalytische Dimension[5]. Man spricht in diesem Kontext von der mangelnden Fähigkeit zum »Überstieg«[6] in ein anderes Bedeutungssystem sowie von einer »Aspektensklerose«[7] und setzt damit eine Veränderung der Persönlichkeit des Wahnkranken voraus. Wie Wolfgang Blankenburg (1987) ausführt, verliert sich im Wahn vor allem die Fähigkeit, etwas zu relativieren, also von der Möglichkeit zur Wirklichkeit zurückzukehren. Die Verabsolutierungstendenz verselbständigt sich beim Wahnkranken durch den Ausschluss des Zufalls. Jaspers hatte diesen Aspekt seinerzeit als *geistige Nötigung* formuliert:

> »Bei jeder echten Trugwahrnehmung wird die Nötigung erlebt, den Gegenstand zunächst für wirklich zu halten; dies Erlebnis der Nötigung, des Zwanges, bleibt bestehen auch nach der Korrektur des falschen Realitätsurteils aus dem Gesamtzusammenhang des Wahrnehmens und Wissens heraus.« (Jaspers 1973: 61)

---

[5] Vgl. Schulte/Tölle 1977: 149-159 und vor allem das Marburger Symposium im Herbst 1990 mit Beiträgen von Bayer, Benedetti, Blankenburg, Glatzel, Knoll, Kraus, Kuhn, Scharfetter und Winkler, in: *Perspektivität und Wahn*, hrsg. von Wolfgang Blankenburg, Berlin-New York 1990.

[6] Gemeint ist hier nicht der *Überstieg* von einer ›Innenwelt‹ zu einer ›Außenwelt‹, sondern von einem *vor*intentionalen Erleben zu einem ›Seinlassen‹ von real Seiendem (Vgl. Blankenburg 1990: 11). »Es geht um jenen Kunstgriff, durch den es der menschlichen Organisation gelingt, ab einem gewissen Punkt nicht mehr selbst als Bezugszentrum zu fungieren, sondern dieses gleichsam im Sinne einer ›Dezentrierung‹ in das Begegnende hinein zu verlagern; derart, dass an die Stelle einer ausschließlichen Subjektzentrierung eine Objektzentrierung (ein ›Seinlassen des Seienden‹) zu treten vermag.« (ebd. 1990: 7)

[7] Die *Aspektensklerose* — der Begriff stammt von Friedrich Nietzsche (s. auch S. 133 in dieser Arbeit) — verbietet dem *Wähnenden* (Winkler 1990: 92) die Erwägung von Verhaltens- und Handlungsalternativen und erklärt die Unkorrigierbarkeit und hohe subjektive Evidenz seiner Urteile. Glatzel (1990: 43) erläutert die Aspektensklerose im Sinne einer Fixierung perspektivischen Wahrnehmens: Sie suspendiert ein zentrales Vermögen, nämlich »das *Mannheimsche* ›Phänomen des wesensnotwendigen Bedeutungswandels‹.«

Diese *Unkorrigierbarkeit* des Paranoischen beschäftigte auch Sigmund Freud. In den Anfängen der Psychoanalyse suchte er nach einem Erklärungsmodell für das Phänomen und fand den Schlüssel in der autistisch eingeengten Perspektive der autoerotischen Entwicklungsstufe, als er diese unter energetischen Gesichtspunkten interpretierte:

> »In allen Fällen wird die Wahnidee gehalten mit derselben Energie, mit welcher eine andere unerträglich peinliche Idee vom Ich abgewehrt wird. Sie lieben also den Wahn wie sich selbst. Das ist das Geheimnis.« (Freud 1950: 122)

Jenes ›Geheimnis‹ des Beharrungsvermögens, die autistisch eingeengte Perspektive, wird von außen in der Regel als Spinnerei empfunden. Spätestens dann, wenn der *Wähnende* Äußerungen von sich gibt und standhaft verteidigt, die von den anderen wegen ihrer offenkundigen Unsinnigkeit nicht mehr nachvollzogen werden können, kommt es zu einer qualitativen Veränderung der sozialen Beziehungen. Es entsteht eine kommunikative Unstimmigkeit, die den Wahn von außen verstärkt. Der natürliche, unbekümmerte Austausch wird unmöglich, weil der andere, starr und unkorrigierbar, die Perspektiven seiner Gesprächspartner nicht mehr teilen kann. Die jetzt einsetzende »kritisch, distanziert objektivierende Einstellung zum Wahnkranken kann als Pendant zu dessen Verlust der Fähigkeit zum Perspektivenaustausch gelten, jedenfalls dann, wenn es einem selbst nicht mehr gelingt, sich verstehend in den Wahnkranken hineinzuversetzen, sich passager mit ihm zu identifizieren.«[8]

Durch seine fixierten Überzeugungen, seine Resistenz gegenüber Erfahrungen hält uns der Wahnkranke den Spiegel vor, wird zum Prüfstein der eigenen »Überstiegsfähigkeit«. Alle Überlegungen kreisen deshalb um die Frage des *Verstehens*, die Frage nach der Differenz von Reliabilität und Objektivität. Wie kommt es, dass man aneinander vorbeiredet, interpretiert und denkt? Offenbar fällt der Wahnhafte, der von der Sinnrichtung des *Common sense* Abweichende, aus der gemeinsamen Weltdeutung heraus. Wie aber kommt es, dass sich all die anderen auf *eine* Realität einigen können? »Mit großer Wahrscheinlichkeit«, so die Einschätzung Blankenburgs, »ist eine solche Tendenz zum ›Sich-Fixieren-auf...‹ nicht erst für das Festhalten am Wahn bedeutsam, sondern bereits für dessen Entstehung. Mangelnde ›Perspektivenbeweglichkeit‹, ein Nicht-Loskommen von einem bestimmten

---

[8] Winkler 1990: 92.

Thema — mehr noch: ein Nicht-Loskommen von sich selbst i.S. mangelnder Überstiegsfähigkeit — sind offensichtlich wichtige Faktoren für die Entstehung wahnhafter Realitätsverkennung.«[9]

Die intersubjektive Konstitution der Realität beruht letztlich auf Akten, die maßgeblich *Eigenbeweglichkeit* voraussetzen. Folglich ist das ›Loskommen von sich selbst‹ eine zentrale Komponente der Konstitution von Realität, die beim Paranoiker eo ipso einer Störung unterliegt. Im Sinne einer charakteristischen Selbstverborgenheit ist dabei nicht nur das Weltverhältnis des Menschen, sondern auch sein Verhältnis zu sich selbst gestört.[10] Die brennenden Fragen sind also: Wie konstituiert sich etwas als *Reales?* Und in welcher Weise ist der Aufbau der Realität beim Paranoiker gestört? Desgleichen ist aber auch zu fragen, was denn gewonnen wäre, wenn es gelänge, sich restlos in den anderen hineinzuversetzen und durch die völlige Reziprozität der Perspektiven ein ›gemeinsames Weltbild‹ zu errichten?

Auf der Suche nach Antworten für diese existentiellen Fragen erweisen sich die Jasper'schen Wahnkriterien als wenig hilfreich. Schon der religiöse Glaube erfüllt sie. Gerade die Religionen vertreten inadäquate Realitätsurteile *(Unmöglichkeit des Inhalts)* in ganz besonderer Weise *(subjektive Gewissheit)* und halten gegen jeglichen argumentativen Widerstand an ihnen fest. Vor allem der Mangel des dritten Wahnkriteriums tritt an diesem Beispiel nochmals offen zutage: Ein *gemeinsames* Weltbild gewährleistet eben noch nicht den Bezug zur Welt als einer realen![11] Die Erörterung des Phänomens *Paranoia* ist demnach untrennbar an die Definition des so genannten ›Realitätsprinzips‹ geknüpft.

Heute verhandelt man das Problem der falschen ›Data‹, wie es schon Kant beschäftigte, an Hand der drei Begriffe *Realität*, *Richtigkeit* und *Norm*. Gemessen an diesen idealen Größen stellt sich der Wahn als eine je spezifi-

---

[9] Blankenburg 1987: 96.

[10] Vgl. Blankenburg 1990: 78f.

[11] Unwillkürlich gerät man hier in die aktuelle Diskussion um die so genannte *Postmoderne*. Ihr Wertewandel führt primär zum Verlust verbindlicher Normen mit den Folgeerscheinungen eines naiven Relativismus und allgemeiner Orientierungslosigkeit. »Es fehlt das einigende Band«, stellt Friedrich Schorlemmer fest, »der Wertehimmel ist vollständig zerrissen.« (Pastor Friedrich Schorlemmer über den wachsenden Unmut in Ostdeutschland. In: *Tut doch was!* von Gunter Hofmann, DIE ZEIT, Nr. 29, 10.7.1992, S. 57).

sche Form der *Abweichung* dar, die um so drastischer ausfällt, je mehr man dabei von überkulturellen Normen ausgeht.[12] Vor dem Hintergrund dieser Devianzthese entwickelt sich eine Tendenz zum Relativismus. Ihre konzeptionellen Ausprägungen lassen sich vorwiegend im Kontext der Anti-Psychiatrie verfolgen — beispielsweise im *Heidelberger Patientenkollektiv*. Eine solche Gegenposition wird aber dann unhaltbar, wenn ›objektive Realitäten‹ derart vernachlässigt werden, dass nicht allein die Theoriebildung verflacht, sondern kranke Menschen Schaden nehmen.

Innerhalb der Schnittmenge dieser Gegensätze entdeckt der Psychiater Manfred Spitzer eine entscheidende Differenz. Spitzer konstatiert, dass wahnkranke Menschen, etwa an einem Beziehungswahn leidende, nicht die Realität falsch, sondern ihr Erleben richtig beschreiben! Der Inhalt ist demnach nur *scheinbar* unmöglich. Er erscheint unmöglich, weil der Nachvollzug des mentalen Vorgangs von einem Außenstehenden nicht geleistet werden kann. Damit würde die Frage nach dem objektiv Realen zu einer bloßen Standortfrage. Doch wahnhafte Urteile äußern sich lediglich *formal* wie Aussagen über einen mentalen Zustand. Ihren Inhalten nach handelt es sich in der Regel um intersubjektiv zugängliche, also objektive Sachverhalte. Die Patienten beschreiben folglich die Realität falsch *und* ihr inneres Erleben richtig. Dieser Aspekt ist für die Einbindung von Spitzers Aussage der Entscheidende:

> »Subjektiv gewiß und unkorrigierbar ist jede gesunde Person, wenn sie über ihre eigenen mentalen Zustände spricht. Was den Wahnkranken vom Gesunden unterscheidet, ist, daß er subjektiv gewiß und unkorrigierbar über Sachverhalte spricht, die *nicht* im Bereich seiner mentalen Zustände liegen: Dinge, Ereignisse, andere Personen.« (Spitzer 1989: 88)

Spitzers Erläuterung der unzulässigen Ausdehnung des erkenntnistheoretischen ›Absolutheitsanspruches‹ auf intersubjektiv zugängliche Sachver-

---

[12] Eine große Rolle spielt in diesem Zusammenhang die transkulturelle Wahnforschung. Sie wird im Zusammenhang mit dem Schamanismus partiell in der vorliegenden Arbeit Erwähnung finden: Bezüge zum dritten Jasper'schen Wahnkriterium finden sich im 4. Kapitel (Morton Schatzmans Parallelsetzung von Schreber und den Schamanen), im 5. Kapitel (Vergleich der Macht Schrebers und der Schamanen) sowie im Anhang zu dieser Arbeit.

halte leuchtet unmittelbar ein.[13] Die Grenze zum Wahn wird allerdings auch damit noch nicht markiert, denn hinsichtlich kommunikabler Sachverhalte kann und muss ein jeder sich irren oder täuschen.[14] In diesem Sinne wird die Diskussion um die falschen ›Data‹ durch die Beiträge Blankenburgs und Adornos zusätzlich verkompliziert. Sie entdecken in der Frage nach der Paranoia ein anthropologisches Paradigma mit weit reichenden politischen Folgen.

> »Die Fähigkeit zu Verabsolutieren gehört ebenso wie die Fähigkeit, über die Wirklichkeit hinaus Möglichkeiten ergreifen zu können, zum *Wesen des Menschen.*« (Blankenburg 1987: 85, Hervorhebung U.G.)

Wie weit aber reicht das *Entwerfen-Können* des Menschen wirklich? Sind wir nicht sogar in der Lage, über das Mögliche hinaus auch das *Unmögliche* zu denken? Man kann Blankenburgs These in dieser Richtung durchaus noch radikalisieren. Genau besehen nehmen wir in keinem Augenblick die Welt objektiv wahr.

> »Die Undurchsichtigkeit der Welt nimmt offenbar für das naive Bewußtsein zu, während sie in so vielem durchsichtiger wird [...]. An was aber Erkenntnis nicht heranreicht, dessen bemächtigt sich die Meinung als deren Ersatz. Trügend räumt sie die Fremdheit zwischen dem erkennenden Subjekt und der ihm entgleitenden Realität weg.« (Adorno 1977: 579)

Die Entfremdung des Menschen von der allzu komplexen Wirklichkeit bringt sich als wahnhaftes Element in der *Meinung* zur Sprache. Fatalerweise ist aber der Status des bloßen Meinens zu einer Frage des Überlebens geworden. Wer sich keine Meinung bilden kann, ist sozial kaum überlebensfähig. In der Moderne ist der Einzelne nicht mehr in der Lage, alle seine Urteile auf rationaler, geschweige denn wissenschaftlicher Basis zu verifizieren. Zu viel Wissen geht aus Spezialgebieten ein, beispielsweise im Gebrauch der Technik. Deshalb übersteigt notwendig jedes *Meinen* die erkenntismäßig erfasste Wirklichkeit und beinhaltet bereits die Möglichkeit des Wahns. Dar-

---

[13] Stellt man die Differenzierung des Wahns von anderen Formen der Abweichung, z.B. der Kriminalität, zunächst einmal zurück, so lautet Spitzers vereinfachte Formel: »Nicht jede Abweichung ist Wahn, aber Wahn ist in jedem Falle eine Form von Abweichung von der Norm.« (Spitzer 1989: 18)

[14] Es muss in jedem Falle Beachtung finden, dass sich die Psyche gleichzeitig mehrerer Sprachen bedient, dass sie sich z.B. diskursiv und gleichzeitig symbolisch äußert. Ein Satz, der im Kognitiven falsch ist, kann inneres Erleben durchaus richtig wiedergeben.

in liegt Adornos klarer Hinweis auf die Zwischenstellung der Meinungsbildung: Weit davon entfernt, wissenschaftlich objektiv zu sein, ist die Meinung dennoch kein paranoides Urteil im klinischen Sinne, sondern vielmehr der Ausdruck allgemeiner Orientierungslosigkeit. Ein evidenter Mangel an Orientierung, so kommentiert Adorno die gesellschaftliche Seite des bloßen Meinens, der den Einzelnen zwingt, sich der ›öffentlichen Meinung‹ anzugleichen. Über das, was wahr und was bloße Meinung sein soll, entscheidet dann »die gesellschaftliche Macht, die das als bloße Willkür denunziert, was mit ihrer eigenen Willkür nicht zusammenstimmt. Die Grenze zwischen der gesunden und der pathogenen Meinung wird in praxi von der geltenden Autorität gezogen, nicht von sachlicher Einsicht.«[15]

Adornos Analyse weitet den Blick. Sie stellt die Erforschung der Paranoia in den Kontext gesellschaftlicher Vermittlungsprozesse. In solcher Betrachtung klingt nun schon die Relevanz der Sozialisations- und Erziehungsprozesse für die Genese der Paranoia an, die im Verlauf der vorliegenden Arbeit zunehmend in den Mittelpunkt rücken.

In ähnlicher Weise grundsätzlich argumentierend — wenngleich eher anthropologisch als ideologiekritisch — räumt der Psychiater Blankenburg dem Wahn einen erkenntnistheoretisch brisanten Stellenwert ein. Seine Hypothese lautet: »Die normale Vorstellungs- und Urteilsbildung müßte sich als eine *in statu nascendi* aufgehobene Wahnbildung begreifen lassen«.[16] In diesem universellen anthropologischen Phänomen begegnet uns auch ein unverkennbar wissenschaftstheoretisches Problem der kognitiven Seite der Paranoia; Wenn sich nämlich der Vorstellende von dem Vorgestellten nicht wieder genügend distanziert, so kann er sich gegenüber der Sache nicht mehr behaupten und wird gänzlich von seinen Vorstellungen eingenommen. Im Extrem führt diese ›Voreingenommenheit‹ so weit, dass ihm jede Möglichkeit einer Vergegenständlichung verloren geht. Er wird paranoid. Die Kehrseite der Medaille ist ein szientistisches Problem: Bemächtigt sich nämlich umgekehrt der Vorstellende des Vorzustellenden, dann läuft letzteres Gefahr, durch die Systembedingungen des Wissenschaftlers *ent*stellt zu werden. Die realitätssetzenden, konstitutiven Urteile bergen also in ihren Extremen auf der einen Seite die Gefahr der Paranoia, auf der anderen Seite des wissenschaftlichen Zerrbildes der Wirklichkeit.

---

[15] Adorno 1977: 578.

[16] Blankenburg 1987: 82, Hervorhebung U.G.

In allen bisherigen Überlegungen wurde bereits implizit das *Ich* der Person als zentraler erkenntnistheoretischer Standpunkt begriffen. Gegenüber dem rein kognitiven Parameter gilt es nun, das ›Realitätsprinzip‹, wie jede andere Leistung des Ichs, auch in seiner *energetischen* Abhängigkeit vom Es, dem Triebpol des Menschen, zu verstehen. Mit dieser Einbeziehung der psychischen Qualitäten des Ichs setzt zugleich eine beträchtliche Erweiterung des Wahnverständnisses ein. Denn zu den diskursiven Inhalten des Wahns müssen nun die Körpersensationen und der symbolische Ausdruck ins Verhältnis gesetzt werden, weil Phantasien und Assoziationen inneren Erlebens gleichzeitig in mehreren Sprachen zum Ausdruck kommen. Man kann das Ich, wenn es als psychologische Bezugsgröße in den Mittelpunkt rückt, als *Organon des Selbst* begreifen. In ihm verfügt die Person über ein Instrument, das die inneren und äußeren Objekte wahrnimmt — ohne jedoch gleichermaßen eine Wahrnehmung von sich selbst zu besitzen.

Der wahnhafte Realitätsverlust, als Versagen des so genannten ›Realitätsprinzips‹, erklärt sich nach diesem Modell als eine Funktionsstörung des Ichs. — Statt das Ich im sozialen Leben zu verankern, wird die Libido von den Objekten der Außenwelt abgezogen, narzisstisch umgeleitet und zur Selbstvergrößerung des Ichs eingesetzt. Höchstwahrscheinlich gehen Defekte in den Ich-Funktionen geradewegs auf Störungen der inneren Besetzungen zurück. Die Psychoanalyse legt hier die Vorstellung eines reziproken Abhängigkeitsverhältnisses nahe. Das heißt, das Ich funktioniert grundsätzlich auf der Basis seiner libidinösen Potenzen. Sie halten das Ich zusammen, wenn es mit den äußeren Objekten stets *zugleich* sich selbst besetzt.[17] Dieses aktive *Modell des Ichs* verdeutlicht die Besetzungsleistungen, die das Ich erbringen muss, damit sein Selbst nicht zerfällt. Der Verlust der Kohäsion hätte die Psychose zur Folge.[18] In der Regel macht man diese Realität des Ichs für die konstitutiven Elemente wahnhafter Realitätsverkennung verant-

---

[17] H.-V. Werthmann verwandte dafür das Bild des Aggregatzustandes von Kernplasma, der durch ein Magnetfeld gewährleistet wird. Institut für Psychoanalyse, J. W. Goethe Universität, Frankfurt am Main, Modelle frühkindlicher psychischer Entwicklung (05042) im WS 1989/90.

[18] Vgl. Mentzos 1991: 29ff. Seine Darstellung der Psychose als Erkrankung des Ichs unterstreicht die exemplarische Bedeutung des Falles Schreber: der Psychotiker als »inneres Trümmerfeld«; die Katastrophe, der Weltuntergang, im Sinne eines Mangels an Kohäsion zu deuten.

wortlich. Wo die reale Bindungsfähigkeit versagt, kann ein wahnhaftes Beziehungsgefüge aus der Sicht des inneren Überlebens durchaus sinnvoll werden. In diesem Falle dienen die Ideen des Wahnkranken, aus Sicht des außen stehenden Psychopathologen, keinem *Erkenntnis*interesse, sondern einem *Existenz*interesse. Die äußere Realität stellt im Denken des Paranoikers lediglich den (Bühnen-)Hintergrund für sein inneres Erlebens dar.

Mit der Frage nach der psychischen Seite des »Ich denke« stellt sich nun auch die Frage nach den Gesetzmäßigkeiten psychosexueller Entwicklung, in deren Verlauf sich das Ich unter je individuellen erzieherischen Verhältnissen konstituiert. Ebenso wie durch den gestörten Objektbezug ist der Wahn durch einen gestörten Selbstbezug gekennzeichnet — letztlich durch die im Wahn sich manifestierende Selbstverborgenheit. Das heißt, jeder, nicht nur der Paranoiker, ist sich selbst verborgen, man kann sich im eigenen ›So-Sein‹ nicht sehen. Und dennoch lebt die Mehrzahl der Menschen offenbar ohne wahnhafte Realitätsverkennung. Wie ist die Paranoia also einzuschätzen? Gehört eine paranoide Veranlagung zum Wesen des Menschen, so dass sie sich per Zufall im Leben einzelner Individuen manifestiert? Oder entwickelt sich die wahnhafte Disposition in den Schatten frühkindlicher Beziehungskonstellationen? Lassen sich zuverlässige Aussagen darüber machen, wie in einem solchen Falle die paranoische Persönlichkeitsstruktur konkret aus den familiären Bindungen und Erziehungssystemen entsteht?

Die Vielzahl der Wahntheorien zeugt von der Brisanz dieser ungelösten Rätsel. Ihre Antworten, die man sich als Pädagoge erhofft, widerstehen dem vergleichenden Urteil, weil Erklärungsmodelle erst dann wirklich miteinander konkurrieren können, wenn sie sich auf das gleiche Material beziehen. Deshalb sind die *Denkwürdigkeiten eines Nervenkranken* des Daniel Paul Schreber wissenschaftsgeschichtlich von größtem Interesse, denn diese autobiographische Schrift diente Wahntheorien ganz unterschiedlicher Richtung als empirisches ›Spielmaterial‹. Zugleich ist der berühmte Fall des Dresdener Senatspräsidenten auch erziehungswissenschaftlich repräsentativ: Sein Vater, Moritz Gottlob Schreber, galt Mitte des 19. Jahrhunderts als einer der fortschrittlichsten Pädagogen und war seinerzeit ein viel gelesener Autor erziehungswissenschaftlicher Schriften.

Um exemplarisch arbeiten zu können, orientiert sich die Auswahl der Interpreten an der Grundlagenforschung zum Fall Schreber: Sigmund Freud, William G. Niederland, Morton Schatzman und Elias Canetti. Alle vier Autoren gelten hier als Klassiker, weshalb ihre Schriften im pädagogischen Diskurs zu diesem Problem unverzichtbare Voraussetzung sind. Dabei zielt die Fragestellung Freuds und Canettis eher auf anthropologische, Niederlands und Schatzmans Interesse mehr auf biographisch-erzieherische Aspekte der Paranoia. Mein eigenes Forschungsinteresse ist darüber hinaus ein berufspädagogisches und fachdidaktisches. Es richtet sich auf universelle, bzw. strukturelle Aspekte der ›Paranoia‹, auf die realitätssetzenden, konstitutiven Urteile des Subjekts in ihren Extremen. Die Studien zum Fall Schreber werfen grundlegende erkenntnistheoretische, anthropologische und pädagogische Fragen auf, zum Beispiel: Was verhindert die Übernahme fremder Perspektiven und was ermöglicht sie? Ist unser Ich bloße Projektion? Wie schreiben sich entfremdende gesundheitserzieherische Maßnahmen leiblich fest? Wie nahe liegen Wahn und wissenschaftliche Theoriebildung tatsächlich beieinander? Ich konsultiere die Studien insbesondere im Hinblick auf fachdidaktische Fragen der Berufsfelder Gesundheit und Pflege. Im Rahmen meines hochschuldidaktischen Konzepts auf der Basis des Strukturgitteransatzes von Herwig Blankertz[19] lässt sich anhand der strukturellen Aspekte der Paranoia das Phänomen der Perspektivenübernahme markieren und damit die Möglichkeiten und Grenzen beruflicher Empathie in der Ausbildung sozialer Kompetenzen klären. Besonders der Fall Schreber lässt uns über Langzeitschäden gesundheitserzieherischer Exzesse nachdenken. So haben die Resultate der Studien schließlich weitreichende Konsequenzen für die Mündigkeitsdebatte und für die Frage nach der ›Hermeneutischen Fallkompetenz‹ im Professionalisierungsprozess der Gesundheitsberufe.[20]

---

[19] Das hochschuldidaktische Konzept für die Fachdidaktik Pflege ist im identitätskritischen Sinne konstellativ (konstellativ im Sinne der *Negativen Dialektik* Adornos) und damit eine dialektische Neuinterpretation des Strukturgitteransatzes von Herwig Blankertz. Seine Umsetzung erfordert ein hohes Maß an Perspektivenbeweglichkeit — zumindest das Vermögen eine Betroffenenperspektive, eine gesellschaftskritische, eine humanitär-moralische und eine gesundheitspolitisch-ökonomische Perspektive in der Bearbeitung des Unterrichtsgegenstandes »Pflege« einzunehmen. (Vgl. Greb 2003)

[20] Insofern geht es mir, anders als Ingrid Darmann in ihrem pflegedidaktischen Konzept (2000: 205-220) und Kirsten Lehmkuhl in ihrer berufspädagogischen Arbeit (2002), *nicht* um methodische Fragen des Bewusstmachens unbewusster Inhalte. Weder das ›Auflösen der Abwehr‹ (Darmann 2000: 212) noch die Berücksichtigung des ›Zusammenspiels bewusster und unbewusster Kräfte beim Denken, Lernen und Handeln‹ in der Planung beruflicher Bildungsprozesse (Vgl. Lehmkuhl: 187-219) sind mein Anliegen. Das heißt, es geht mir ausdrücklich nicht darum, die Fähigkeit zur Introspektion

Der Aufbau der Kapitel im Einzelnen ist durch die exemplarische Arbeitsweise vorgegeben: Es werden zunächst jeweils anhand der *Denkwürdigkeiten* die Interpretationen der Autoren zum *Fall Schreber* vorgestellt. Strukturelle Aspekte, die sich in ihren Aussagen zeigen, fasse ich am Ende jedes Kapitels in knapper Form zusammen, um sie im Rahmen des Erkenntnisinteresses der Verfasser im wissenschaftstheoretischen Diskurs zu erörtern. Es folgt darauf eine kritische, vom Fall Schreber abstrahierende Kommentierung der Forschungsergebnisse.

Die Abfolge der Kapitel ergibt sich sachimmanent aus den theoretischen Bezügen der Autoren zueinander, wobei Elias Canetti, als Letzter in der Reihe, gleichsam in Opposition zu seinen ›Vorgängern‹ steht.

Sigmund Freuds Schrift *Psychoanalytische Bemerkungen über einen autobiographisch beschriebenen Fall von Paranoia* aus dem Jahre 1911 eröffnet die Diskussion. Sie war die erste psychoanalytische Studie zum Fall Schreber und ist deshalb zugleich ein Dokument der Theoriebildung innerhalb dieser — damals noch sehr jungen — Disziplin. Freuds Interesse gilt primär der Psychodynamik und psychoenergetischen ›Innenansicht‹ der Paranoia. Seine Schrift hat in diesem Sinne originären Charakter; ohne theoretische Fremdbezüge steht sie für sich selbst.

The Schreber Case von ***William G. Niederland*** wurde 1974 veröffentlicht und erschien 1978 in deutscher Übersetzung. Das Buch hat den Charakter einer Textsammlung. Verschiedene Detailforschungen, auch Aufsätze anderer Autoren zum Fall Schreber, sind darin zusammengefasst. Niederland sucht auf der theoretischen Basis der Freudschen Studie nach den biographischen, das heißt erzieherischen und sozialen Auslösern des Wahns; er stellt im Gegensatz zu Freud also eher eine ›Außenansicht‹ der Paranoia Schrebers vor.

Ähnliches unternimmt auch ***Morton Schatzman***: *Soul Murder* (1973), in deutscher Übersetzung *Die Angst vor dem Vater* (1974), schildert die Langzeitwirkung einer autoritären Erziehungsmethode. Gegenüber den streng wissenschaftlichen Texten der beiden erstgenannten Autoren hat Schatzmans

---

und Selbstreflexion im Sinne einer ›Schlüsselqualifikation‹ für arbeitsspezifische Lernvorgänge zu nutzen, wenngleich vermittels der geforderten Perspektivenbeweglichkeit auch in meinem fachdidaktischen Konzept ein hohes Interesse an der Förderung sozialer und selbstreflexiver Kompetenz besteht. (Vgl. dazu S. 146ff.)

Schrift eher ›Pamphletcharakter‹. Im ideologiekritischen Kontext der Anti-Psychiatrie liegen seine theoretischen Bezüge bei Lacan, Laing und Szasz, sein Quellenmaterial stammt vorwiegend aus Niederlands Einzelstudien der 70er Jahre. Der Fall Schreber wird bei ihm zum Exempel seiner Gesellschaftskritik.

Den Abschluss bildet ***Elias Canettis*** morphologische Studie *Masse und Macht* (1960). Im Rahmen seines kulturanthropologischen Forschungsberichtes befasst er sich in den beiden Schlusskapiteln mit dem Fall Schreber. Die *Denkwürdigkeiten* gelten ihm als die wesentliche Quelle zur exemplarischen Darstellung der ›Innenansicht des Machthabers‹. Canettis Schrift ist in jeder Beziehung originär, ohne theoretische Fremdbezüge und im wissenschaftstheoretischen Kontext schwer einzuordnen. Seine Thesen bilden deshalb einen so interessanten Schlusspunkt, weil hier wie nirgends sonst die Paranoia konsequent als überindividuelles Phänomen gedeutet wird.

Den vier Studien ist eine *biographische Übersicht* zum Leben Paul Schrebers vorangestellt, die dem Leser mit einer kleinen Auswahl von Zitaten einen Einblick in die *Denkwürdigkeiten* bieten und ihn zum Weiterlesen in dieser außergewöhnlichen Schrift anregen möge. Die Zusammenstellung der Zitate orientiert sich inhaltlich an wichtigen Bezugspunkten des Schreberschen Wahnsystems. Die Beschränkung auf jene Ausschnitte, die wiederholt zur Interpretation des Textes herangezogen werden müssen, sollen den inhaltlichen Nachvollzug erleichtern.

1. Kapitel: Daniel Paul Schreber

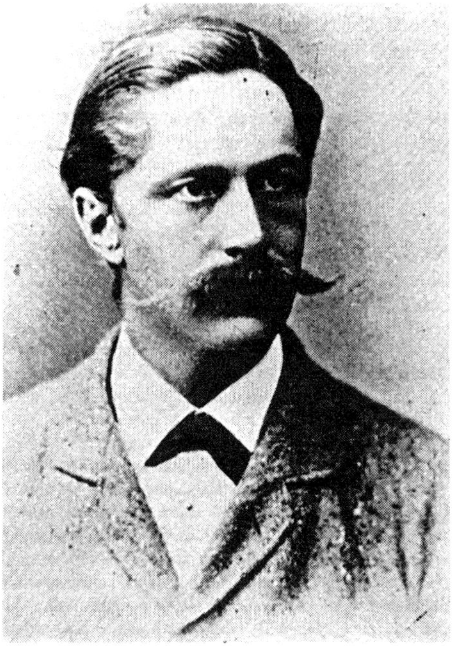

Abb. 2: Daniel Paul Schreber (1842-1911) (Han Israëls 1989: S. 124)

Prolog

»Was wird nun aus der verfluchten Geschichte?« und »Was wird aus mir?«: So lauten die Fragen, die seit Jahren von den ›Strahlen‹ in endloser Wiederholung in Schrebers Kopf hineingesprochen werden. Und die, wenn sie auch nicht jeweils Gottes *»ächte Gedanken wiedergeben, sondern auf Fälschung beruhen«,* jedenfalls erkennen lassen, *»daß das Bewußtsein einer recht gründlich verfahrenen Angelegenheit auch bei Gott vorhanden ist«.* Dieser Art Verwicklung mit dem Göttlichen fehlt es offenbar an Analogien aus der menschlichen Erfahrung. Denn sie waren, und dessen ist sich Schreber gewiss, in der »Weltordnung« selbst niemals vorgesehen.

Mit dem 22. Kapitel der *Denkwürdigkeiten* ist Daniel Paul Schreber am Ende seiner autobiographischen Arbeit angelangt. Er hat die übersinnlichen Eindrücke und Erlebnisse seiner mehrjährigen *Nervenkrankheit* mit großer Akribie zu Papier gebracht. Dass der Leser auf diese Weise ein gutes Verständnis seiner religiösen Anschauungen und gewisser Absonderlichkeiten seines Verhaltens entwickeln könne, liegt ihm sehr am Herzen. Schreber blickt zurück auf den Verlust seiner ehrenvollen beruflichen Stellung als Senatspräsident des obersten Gerichtshofes in Sachsen und auf die ›Zerrüttung‹ seiner kinderlosen Ehe. Er schildert die ihm auferlegten Leiden als Entbehrung aller Lebensgenüsse, als körperliche Schmerzen, geistige Martern, aber vor allem als den namenlosen Schrecken der Persönlichkeitszerstörung:

> »Was kann es für einen Menschen, zumal für einen in so vielen Richtungen hochbegabten Menschen, wie ich es zu sein ohne Selbstruhm von mir behaupten darf, Entsetzlicheres geben, als die Aussicht, den Verstand verlieren zu müssen und im Blödsinn unterzugehen? Alles, was mir sonst etwa bevorstehen mag, erscheint mir demgemäß mehr oder weniger nebensächlich...«[1]

Zuletzt, so scheint es ihm, kann er die Gesamtheit seines Martyriums nur mehr mit dem Kreuzestod Jesu Christi vergleichen. Seine in diesem Leid verborgene Erlöserrolle und die profunde Kenntnis kosmischer Teleologie lassen ihn jedoch zugleich darauf hoffen, dass »die Weltordnung auch Gott selbst nicht die Mittel an die Hand giebt, einem Menschen den Verstand zu zerstören«. Und so kann sich Schreber mit der Frage nach der voraussichtlichen Gestaltung seiner Zukunft auch in *positiver* Richtung beschäftigen.

> »Immer deutlicher neigt sich die Wagschale des Sieges auf meine Seite, immer mehr verliert der gegen mich geführte Kampf den ihm früher eigenen gehässigen Charakter, immer erträglicher gestalten sich in Folge der fortschreitenden Zunahme der Seelenwollust auch meine körperlichen Zustände und sonstigen äußeren Lebensverhältnisse. Und so glaube ich denn in der Annahme nicht zu irren, daß mir schließlich auch noch eine ganz besondere Palme des Sieges winken wird. [...] daß im Wege göttlicher Befruchtung eine Nachkommenschaft aus meinem Schoße hervorginge oder etwa die andere Folge, daß an meinen Namen eine Berühmtheit sich anknüpfte, die Tausenden von Menschen von ungleich größerer geistiger Begabung nicht zu Theil geworden ist.«[2]

---

[1] *Denkwürdigkeiten*: 198.

[2] *Denkwürdigkeiten:* 201. »Mehrere Jahre hindurch nach dem im Kap. XII beschriebenen Umschwunge meiner eigenen Auffassung habe ich in der bestimmten Annahme gelebt, daß es schließlich einmal zu einer wirklichen Entmannung (Verwandlung in ein Weib)

Die erstgenannte Lösung scheint ihm dem innersten Wesen der Weltordnung am besten zu entsprechen. Denn er weiß: Mit höchster Wahrscheinlichkeit haben Entmannungen zum Zwecke einer Erneuerung der Menschheit in früheren Perioden der Geschichte des Weltalls, auf unserer Erde oder auf anderen Weltkörpern, in einer Vielzahl von Fällen wirklich stattgefunden. Er hält es aber auch für möglich, dass es bis zu seinem Lebensende lediglich bei den starken Andeutungen seiner Weiblichkeit bleibe und er dereinst *als Mann* mit dem Tode abgehe. In diesen Überlegungen drängt sich ihm sogleich die grundsätzliche Frage auf, ob er überhaupt sterblich sei. Und wenn ja, welche Todesarten bei ihm im Bereiche des Möglichen lägen. Vor allem auch müsste bedacht werden, was im Falle seines Ablebens aus Gott werden solle.

> »Unzweifelhaft ist mir nach allem bisher Ausgeführten, daß das ganze Verhältniß, in welches Gott sich jetzt zu unserer Erde und zu der auf derselben lebenden Menschheit gesetzt hat, auf besonderen Beziehungen ruht, die zwischen Gott und meiner Person entstanden sind. Käme meine Person durch Tod in Wegfall, so müßte in jenem Verhältnisse sicher eine Aenderung erfolgen;«[3]

Am ***14. April 1911 starb*** Daniel Paul Schreber in der Anstalt Leipzig-Dösen. Begleitet von allmählichem körperlichen Verfall hatte er seinen dritten Anstaltsaufenthalt in äußerst gestörtem und fast unzugänglichem Zustand verlebt. Die in den folgenden Jahren völlig aus den Fugen geratende »Weltordnung« hätte seine schlimmsten Befürchtungen zweifellos bestätigt. Ebenso sähe er seine Hoffnung auf eine »späte Siegespalme« erfüllt, denn es knüpft sich heute tatsächlich eine so große Berühmtheit an seinen Namen, wie sie »Tausenden von Menschen von ungleich größerer geistiger Begabung nicht zu Theil geworden ist«: Paul Schreber gilt als der »am häufigsten zitierte Patient«.[4] Schon 1903 erregte eine Flut positiver Rezensionen enormes Interesse an seiner Autobiographie, so dass es seinen entsetzten Angehörigen nicht gelang, die erschienen Exemplare rechtzeitig aufzukaufen.[5] Die *Denkwürdigkeiten eines Nervenkranken* sind noch heute eine uner-

---

bei mir kommen müsse, namentlich solange ich die übrige Menschheit untergegangen glaubte, schien mir diese Lösung als Vorbereitung einer Erneuerung der Menschheit unbedingt geboten.« (Ebd.: 198)

[3] *Denkwürdigkeiten*: 199.

[4] Vgl. Niederlands Hinweis auf Macalpine und Hunter (1955) in: Niederland 1978: 19.

[5] Vgl. Israëls 1991: 3.

schöpfliche Fundgrube zahlreicher psychiatrischer Schulen und sozialwissenschaftlicher Forschungen.

Eine biographische Übersicht

Daniel Paul Schreber wurde am ***25. Juli 1842*** in Leipzig geboren. Als mittleres von fünf Geschwistern war er der zweitälteste Sohn des seinerzeit berühmten Arztes Daniel Gottlob Moritz Schreber.[6] Von seinen drei Schwestern hatte offenbar die jüngste, Klara, ein besonders herzliches Verhältnis zu ihm. Sie stand später, so recherchiert es Baumeyer, in ständigem Briefwechsel mit der Anstaltsleitung, um über sein Befinden informiert zu sein. In einem dieser Briefe nimmt sie Bezug auf Schrebers »nervöses Wesen«:

> »Seine Liebenswürdigkeit, sein reiches Wesen zeigten sich ganz in alter Weise, so daß es uns schwer wurde, als die von Ihnen gesetzte Frist um war und wir ihn fortlassen mußten. Nicht verhehlen will ich, daß meines Bruders hastiges, unruhiges nervöses Wesen uns natürlich noch sehr bemerkbar war; etwas hatte er das aber von Jugend auf an sich.« (Baumeyer 1955: 522)

Die von der Schwester beobachtete Nervosität und Unruhe, die er *von Jugend auf an sich* hatte, wird man später auf die besonderen Erziehungsmethoden seines Vaters, Moritz Schreber, zurückführen. Die Fachwelt zumindest zeigt sich einig in der Ansicht, dass dieser *charismatische* Vater für Paul Schrebers unglückliche Entwicklung von höchster Bedeutung war.[7]

---

[6] Vgl. den Stammbaum Daniel Paul Schrebers im Anhang zu dieser Arbeit, S. 190.

[7] Moritz Schreber agierte am Körper seines Sohnes seine erzieherischen Ideen und orthopädischen Techniken aus. »Möglich ist« dennoch, so Niederland, »daß der mit einem fühllos überheblichen Vater konfrontierte junge Schreber einen inneren Halt aus seinen Gefühlen der Identifikation und Zugehörigkeit erhielt.« Erikson hat hierzu Parallelen in seinen Studien über Martin Luther freigelegt. Auch dessen gestrenger Vater hatte »geistigen und körperlichen« Terror auf seinen Sohn ausgeübt. (Vgl. Niederland 1978: 146)

Der Vater

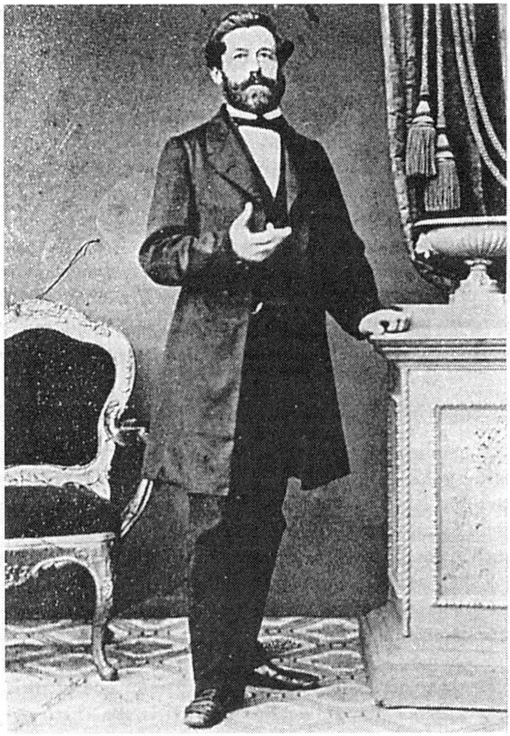

Abb. 3: Moritz Schreber (1808-1861) (Han Israëls 1989: 93)

Moritz Schreber war Mitte des 19. Jahrhunderts ein berühmter Spezialist in der Behandlung von Rückgratverkrümmungen bei Kindern, und eng mit dieser Tätigkeit verbunden war sein Engagement um das allgemeine Gesundheitswesen. Er gründete den Leipziger Turnverein und schrieb einen Bestseller über Zimmergymnastik[8]. Am bekanntesten wurde er jedoch durch die nach ihm benannte *Schrebergartenbewegung*[9].

---

[8] Für Niederland erklärt sich ein Teil des missionarischen Eifers daraus, »daß Dr. Schrebers lebenslanger und leidenschaftlicher Einsatz für die Förderung der physischen Ge-

Heute erinnert man sich nur noch in orthopädischen Fachkreisen an Moritz Schreber, während seine erziehungswissenschaftlichen Schriften weitestgehend unbekannt sind. Lediglich als Protagonist der so genannten Schwarzen Pädagogik[10] findet er in der historischen Erziehungswissenschaft Beachtung — dort allerdings unter weniger rühmlichen Vorzeichen.

Nach Abschluss seiner Dissertation über Medikamente bei Entzündungen der Atemwege machte Moritz Schreber Karriere als Leibarzt eines russischen Adligen, mit dem er große Reisen unternahm.

> »Zu weiterer Ausbildung, namentlich an den größten ärztlichen Bildungsstätten, wie Berlin, Prag, Wien etc., übernahm er eine Reisearztstelle, welche ihn durch die Hauptorte Deutschlands, sowie auch durch verschiedene Theile Rußlands führte.« (Israëls 1991: 30)[11]

Sein *Buch der Gesundheit*, worin er das »Geständnis eines wahnsinnig Gewesenen« erzählt, erschien im Jahre 1839. Der Psychiater Niederland fasst diese Geschichte als autobiographische Erzählung auf und bringt sie in Verbindung mit einer Eintragung in den Krankenblättern Paul Schrebers vom Sonnenstein:

---

sundheit seine Wurzeln in der Tatsache hatte, daß er ein kränkliches Kind gewesen war, unterwüchsig und von zarter Gesundheit. Selbst in seiner Gymnasialzeit soll er von ›dürftiger Gestalt‹ gewesen sein und möglicherweise als Jugendlicher an Lungentuberkulose gelitten haben.« (Niederland 1978: 20)

9 Vereine, die sich methodisch der Kultivierung von Freiluftaktivitäten, Gymnastik, Gartenbau und Sport widmen.

10 1977 erschien Katharina Rutschkys Monografie *Schwarze Pädagogik*. Angelegt als »tendenziöser Versuch« dokumentiert das Werk die Folgen und Begleiterscheinungen erzieherischer Aufmerksamkeit seit dem 18. Jahrhundert, denen die Heranwachsenden ausgesetzt waren.

11 »Während dieses Umherreisens war das Turnen unterblieben, und als er endlich mit seinem Patienten auf den Gütern desselben in Süd-Rußland ankam, hatten sich seine Glieder so schön gerundet, daß sich am Arme bereits Fett-Falten zeigten. Noch gegen 25 Jahre später schilderte er mir mit den lebhaftesten Farben das Entsetzen, welches ihn bei dieser Entdeckung ergriff. Sofort ließ er im Garten Barren und Reck bauen und turnte täglich, zum sprachlosen Erstaunen der umstehenden Landbewohner.« (Aus einer Erzählung Schildbachs, in: Israëls 1991: 31).

»Der Vater (Schöpfer der Schrebergärten zu Leipzig) litt an Zwangsvorstellungen mit Mordtrieb.«[12]

Moritz Schreber war bereits Hausarzt, Privatdozent und Autor, als er von Carus im Jahre 1844 die Leitung der orthopädischen Heilanstalt in Leipzig übernahm. 1847 konnte er mit seiner Anstalt sogar ein eigens zu diesem Zweck erbautes Haus vor dem Zeitzer Thore beziehen. Seine Erfolge fanden jedoch schon bald ein jähes Ende: Im Jahre 1851 fiel ihm im Turnsaal eine eiserne Leiter auf den Kopf. Dieser Unfall verursachte ihm offenbar ein jahrelanges *Kopfleiden*[13], so dass er sah sich gezwungen sah, alle öffentlichen Ämter aufzugeben. Auch das Familienleben litt schwer unter den Folgen des Unfalles, denn ab jenem Zeitpunkt bis zu seinem Tode zog er sich merklich von seinen Angehörigen zurück. Dr. Moritz Schreber starb am ***10. November 1861*** im Alter von 53 Jahren.[14]

Schrebers Tochter Anna berichtet später, die Mutter habe in ihrem Schmerz nach dem Tode des Vaters alles vernichtet, was an ihn erinnerte.

---

[12] Schrebers Schwester Klara nimmt in einem Brief vom 21. März 1900 auf diese Eintragung Bezug. Sie legt darin nahe, dass jene Aussage im Zuge der Familieanamnese durch Befragung ihres Bruders zustande gekommen sei: »Unbegreiflich ist mir auch, wie er (Paul Schreber, U.G.) Falsches in Tatsachen und Unklares hineinbringt, z.B. in den Berichten über die Krankheit unseres guten Vaters und Bruders, nur weil es mit seinen Wahnanschauungen jetzt harmoniert und Dinge, die er doch früher gewußt hat in gesunden Zeiten, in dieser Niederschrift nicht erwähnt. So dieses, daß bei ersterem der Fall einer eisernen Leiter auf den Kopf in dem Turnsaal – einige Monate vor Eintritt seines merkwürdigen Kopfleidens – mit für die Ursache desselben gehalten wurde...«. (Baumeyer 1955: 522f.)

[13] »Sein Gesicht trug zwar in der etwas gepressten Umgebung der Augen die Spuren der ausgestandenen schweren Körperleiden und ließ Fülle und gesunde Farbe vermissen, [...] manche Gemüthsverstimmungen und Reizbarkeit, manches körperliche Unbehagen und Unwohlsein hat er sich hinweggeturnt [...] Die Gehirncongestionen aber, welche ihm die letzten zehn Jahre seines Lebens verbittert haben, waren vermutlich die Folgen einer äußeren Verletzung, welche er ein halbes Jahr vor Ausbruch des Leidens durch einen ihm auf den Kopf fallenden schweren Gegenstand erlitten hatte.« (Schildbach (1862) schildert das Kopfleiden Moritz Schrebers, in: Israëls 1991: 60).

[14] »Schreber ist auf seinen Wunsch seziert worden; man hat den Darm von einem Geschwür durchfressen gefunden. Die Ärzte hatten auf Darmverschlingung kuriert.« (Anna, die älteste Schwester Paul Schrebers, in einem Brief (1935) an den Schrebervereinvorsitzenden, in: Israëls 1991: 122).

Die Mutter

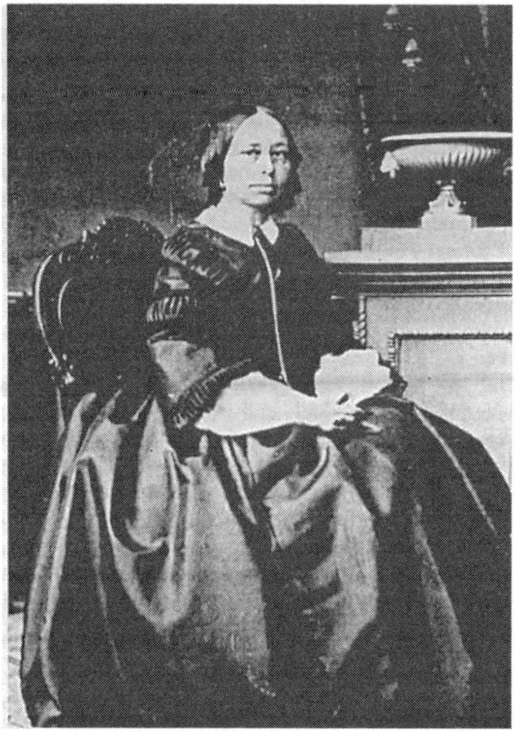

Abb. 4: Pauline Schreber, geb. Haase (1815-1907) (Han Israëls 1989: 92)

Die Mutter selbst, ***Pauline Schreber*** geb. Haase, bleibt eher im Dunkel der Geschichte, im Bereich der Vermutungen und Hypothesen. Ihre Herkunftsfamilie war weit angesehener als die ihres Mannes. Die vornehmen Eltern hatten zwei Rittergüter geerbt, und Pauline Schreber sprach mit großem Stolz von ihrer adligen Abstammung. Paul Schreber hebt die Herkunft seiner Mutter in einem Gedicht zu ihrem 90. Geburtstag deutlich hervor:

»Kein Zufall war's wo man die Wohnung nahm:
Meist nur die Professoren waren Mieter.
Das Fürstenhaus! Wie hallt der stolze Nam'
Erinn'rungsvoll in Deiner Seele wieder [...]

Gelehrte Männer gingen ein und aus;
Sich heiter und gesellig mitzuteilen,
War Freud' der Eltern; einen guten Schmaus
Beim Glase Wein verschmähte nicht der Vater [...]

Die Schule ward verschmäht, für vornehm galt's:
Man hielt an Ihrer statt sich den Magister,
Er lobte, tadelte gegeb'nenfalls
Er lehrte Dich und mit Dir die Geschwister,
Mit allem, was zur Bildung so gehört,
Mit Welt-, Naturgeschichte, fremden Sprachen
Ward mehr als billig fast Dein Kopf beschwert;
Man merkt's noch jetzt in Deinen alten Tagen.«[15]

Am ***22. Oktober 1838*** heiratete sie den jungen mittellosen Arzt Moritz Gottlob Schreber. Bedingt durch eine Erbschaft Paulines konnte das junge Paar schon nach wenigen Jahren ein großes Gebäude in der Zeitzer Straße in Leipzig beziehen, in dem auch die orthopädische Anstalt untergebracht war.[16] Paul Schreber erwähnt auch dies in seinem Gedicht, denn das große Haus wurde zentraler Treffpunkt der Schreberfamilie:

»So war der Haushalt groß und größer worden,
Mit ihm die Zahl der dienenden Personen,
Man mußte umsehn sich nach andren Orten,

---

[15] Das Gedicht zum 29. Juni 1905 befindet sich im Besitz der Nachfahren von Moritz Schreber; auszugsweise zitiert nach Israëls 1991: 34f.

[16] 1846 wurde mit dem Bau des Hauses begonnen. Schildbach beschreibt die Einteilung des Gebäudes, das so große Bedeutung für die Familie Schreber bekommen sollte. Paul Schreber war zum Zeitpunkt des Einzuges 4 Jahre alt. Alle fünf Kinder lebten dort hin und wieder auch noch als Erwachsene: »Im erhöhten Erdgeschosse befinden sich der sehr geräumige, heizbare Turnsaal mit Garderobenzimmer, im Souterrain das ebenfalls heizbare Badezimmer mit Dusche, Regenbad und schräg aufsteigender Brause. Der zweite Stock enthält gegen Morgen die Zimmer für mich und meine Familie, gegen Mittag das Wohnzimmer und den Schlafsaal für die Pfleglinge, und auf der Westseite zwei kleine Stuben, eine mit Kammer, für diejenigen Pensionäre, welche ein besonderes Zimmer wünschen oder bedürfen. Den dritten Stock bewohnt Herr Dr. Schreber. Unmittelbar an das Haus stößt ein großer, schattenreicher Garten.« (Israëls 1991: 45)

> Wo man auf Eig'nem künftig könnte wohnen [...]
> Beschlossen war ein Heim auf eigner Scholle;«[17]

Pauline Schreber lebte dort bis zu ihrem Tode im Jahre 1907.

In der Familienhierarchie hatte die Mutter gleich hinter dem Vater gestanden. Ihre Töchter überliefern, dass der Vater jede Entscheidung mit der Mutter besprach. Dennoch sind die Informationen zu ihrer Person und den Beziehungen zu ihren Kindern eher spärlich. Baumeyer beschreibt Pauline Schreber als depressive und passive Frau, offenbar sehr launisch und nervös.[18] Dieses passive Bild entwirft auch Kohut, wenn er bedauert, wie sehr Pauls Mutter »der überwältigendenden Persönlichkeit des Vaters und seinen Bestrebungen unterworfen war, davon unterdrückt und vereinnahmt wurde, so daß sie dem Sohne keinen Schutz vor dem Einfluß der Pathologie des Vaters bieten konnte«[19].

William G. Niederland rekonstruiert die vermutliche Mutter-Sohn-Beziehung an Hand einer Wahnphantasie aus dem 2. Kapitel der *Denkwürdigkeiten*[20], während der amerikanische Psychoanalytiker Robert B. White einem oralen Konflikt zwischen Paul Schreber und der Mutter nachforscht.[21] Ihren letzten Lebensjahren widmet Israëls ein eigenes Kapitel, in dem er Paulines geistige Aktivität hervorhebt, die sie bis ins hohe Alter beibehalten habe.[22] Er stellt heraus, dass Paul stets versuchte, in ihrer Nähe zu wohnen, wenn er in Leipzig war, und er zitiert aus ihrer Grabrede vom 17. Mai 1907:

---

[17] Gedicht zum 90. Geburtstag der Mutter 1905, in: Israëls 1991: 44.

[18] Vgl. Baumeyer 1955: 524, 527; in den *Denkwürdigkeiten*: 366.

[19] Kohut zitiert nach Israëls 1991: 94.

[20] Diese sogenannte Markgrafen-Phantasie Schrebers wird im 3. Kapitel dieser Arbeit erläutert (S. 69). In ihr fand Niederland Hinweise auf Schrebers positiven Ödipuskomplex.

[21] Es ist Whites grundlegende Hypothese, »daß gegen eine Mutter-Figur gerichtete primitive orale, destruktiv-abhängige Impulse eine entscheidende Komponente in Schrebers psychotischem Konflikt darstellen« (White 1961: 197). Schrebers Mutter-Imago sei mit der des Vaters verschmolzen, da die Mutter weitgehend ein Werkzeug des Vaters gewesen sei. Vor diesem Hintergrund interpretiert er Schrebers Entmannungsphantasie als Ausdruck des Wunsches, »die primitivste und undifferenzierteste Beziehung des Kindes zur Mutter, wie sie der Foetus genießt, wieder zu erlangen« (White 1961: 201).

[22] Vgl. Israëls 1991: 170-176.

»Sie ließ sich wohl auch gerne einmal schelten, daß sie das Leben so gar ernst und so gar schwer ansah, als hätte sie Augen vor allem für das, was dunkel war um sie her.«

Der Bruder

Als Paul Schreber 19 Jahre alt war, starb sein Vater, und ***Daniel Gustav,*** sein älterer Bruder, wurde *Pater familias*. Er hatte bis 1858 in Leipzig Chemie studiert, war dann aber unter dem Einfluss seines Bruders Paul ab 1867 als Jurastudent eingeschrieben. Nach seinem Examen im Juni 1869 begann er eine ähnliche Karriere wie sein jüngerer Bruder. Als er sich umbrachte, war er Gerichtsrat beim Bezirksgericht Bautzen.

»Am 7. Mai 1877 schrieb er seiner Mutter eine Karte:
›L.M.! Ich nehme an, daß die beabsichtigte Partie aufgegeben ist, bin damit ganz einverstanden und fahre also Mittwoch Abend nach Leipzig. Da ich möglicherweise erst in der Nacht eintreffe, bitte ich mir den Hausschlüssel zu schicken. Mit bestem Gruß dein G.‹
Noch in derselben Nacht schoß er sich eine Kugel durch den Kopf.«[23]

Gustav Schreber war bei seinem Selbstmord 38 Jahre alt und stand kurz vor der Berufung in ein hohes Amt in Berlin. Die Chemnitzer Zeitung berichtete von *Melancholie* als Ursache des Suizides, der im Grunde aber völlig ungeklärt blieb.[24] In Paul Schrebers Krankenblättern erscheint der Vermerk: »1 Bruder paralytisch, starb durch Suicid«[25], was unter Umständen ein Hinweis auf Gehirnerweichung als syphilitisches Spätsymptom sein könnte.

Nach dem Selbstmord des Bruders war Paul Schreber das Familienoberhaupt, und ihm als einzigem männlichen Nachkommen oblag es, den Erhalt der Familie Schreber zu sichern. Kurz nach dem Tode seines Bruders, am 5. Februar 1878, heiratete er Sabine Behr.

Die Ehefrau

Sabine Behr war 20 Jahre alt, als sie den 15 Jahre älteren Paul Schreber heiratete. Das neue Heim des Ehepaares lag nur 100 Meter vom Elternhaus Schrebers entfernt, der bis dahin bei seiner Mutter gelebt hatte. Ihr Vater war

---

[23] Israëls 1991: 129.

[24] Vgl. Israëls 1991: 131.

[25] Baumeyer 1955: 515.

Opernsänger und künstlerischer Leiter des städtischen Theaters in Leipzig. In der Familie Schreber war sie deshalb niemals wirklich akzeptiert.

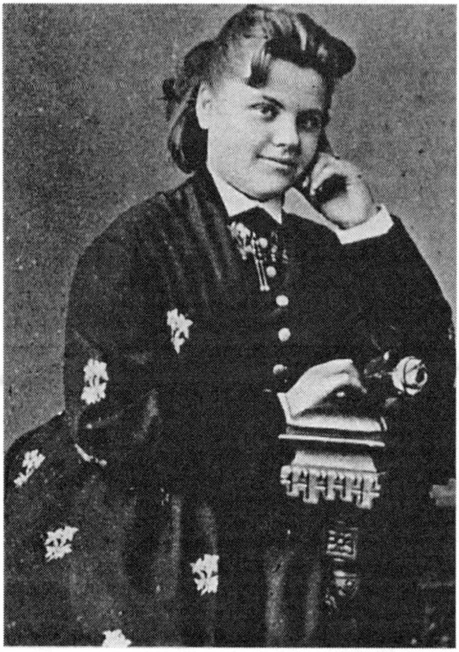

Abb. 5: (wahrscheinlich) Ottilie Sabine Behr (Han Israëls 1989: 134)

An Stelle eines akademischen Stammbaumes, wie die Mutter, brachte Sabine Behr eine Herkunft aus dem *»Zirkusmilieu«* mit in die Ehe.[26] Tatsächlich schienen sich einige Ressentiments der Familie zu bestätigen. Paul Schrebers Ehe mit Sabine blieb nach sechs spontanen Fehlgeburten kinderlos, und sie schien über die Jahre auch disharmonisch geworden zu sein. Baumeyer vermerkt, wie despektierlich sich die Äußerungen der Ehefrau im Vergleich zu den verständnisvollen Briefe der Schwester lesen:

»Schon die etwas primitive, beinahe kindliche Schrift der Ehefrau ist auffallend. Inhaltlich läßt sich aus ihren Briefen entnehmen, daß sie ihr Schicksal — Frau eines hochbegabten, aber geisteskranken Mannes zu sein — nicht bewältigte, sondern mit Ratlosigkeit und Verwirrung antwortete. [...] In zahlreichen Briefen erkundigt sie

[26] Vgl. Israëls 1991: 132.

> sich nach seinem Befinden, verschiebt aber angekündigte Besuche mehrfach unter Hinweis auf äußere Gründe. [...] Im Oktober 1900 schreibt die Ehefrau sehr beunruhigt an den Anstaltsdirektor, da ihr Mann seinen Besuch angekündigt hatte.«[27]

Vorwurfsvoll fragt sie, wie er sich den Besuch ihres Mannes denn eigentlich vorstelle; zu Hause habe sie keinen Schutz vor ihm wie in der Anstalt, wenn sie ihn besuche.

> »Meine Person hindert meinen Mann nicht im geringsten zu brüllen, was soll ich tun, wenn er in der Wohnung, in der Stadt, wohin er vielleicht zu gehen wünscht, anfängt zu schreien?«[28]

In einem anderen Brief vom März 1902:

> »Ich habe keine Ahnung, ob meine Schwiegermutter sein Kommen wünscht, ich werde mich auch um nichts kümmern, da es mir ja immer falsch ausgelegt wird und da ich meinen Mann bei dieser Reise auch nicht begleiten kann, da ich nach Wien zu der Entbindung meiner jüngsten Schwester gehe, so möchte ich mir von Ihnen doch etwas Ruhe mir geben lassen. Wollen Sie ihm die Reise überhaupt erlauben?«[29]

Dass Sabine Behr ihrem Mann in geistigen Bereichen keine Partnerin und ihre Ehe schlecht gewesen sei, beruht auf Einschätzungen Außenstehender. Paul Schreber selbst hält jedoch bis zuletzt an seiner Liebe zu Sabine Behr und der Vorstellung von einer harmonischen Ehe fest.

Die Krankengeschichte

Noch im Jahr seiner Eheschließung wurde Schreber für acht Monate nach Berlin versetzt. Nach seiner Rückkehr begann er sein fünfjähriges Amt als *Landgerichtsdirektor* in Chemnitz. So fanden innerhalb kürzester Zeit mehrere wesentliche Veränderungen in seinem Leben statt: Der Tod seines Bruders, seine Eheschließung verbunden mit dem Auszug aus dem Elternhaus, eine kurzfristige berufliche Versetzung nach Berlin und seine Ernennung in ein hohes Amt. Hinzu kamen in den folgenden Jahren zwei Fehlgeburten seiner Frau. Schon zu dieser Zeit litt er unter hypochondrischen Ideen.

Die ***Kandidatur für den Reichstag im Herbst 1884*** soll dann der wesentliche Auslöser für seine erste Erkrankung gewesen sein.

---

[27] Baumeyer 1955: 523f.

[28] Baumeyer 1955: 523f.

[29] Baumeyer 1955: 523f.

»Ich bin zweimal nervenkrank gewesen«, berichtet Schreber am Beginn des 4. Kapitels, »beide Male in Folge von geistiger Ueberanstrengung; das erste Mal (als Landgerichtsdirektor in Chemnitz) aus Anlaß einer Reichstagskandidatur...«[30]

Han Israëls verfolgt jenen Wahlkampf im *Chemnitzer Tagblatt*, einer streng bürgerlichen Zeitung, welche die Wählerschaft mit der Person Paul Schreber und dessen politischem Programm bekannt machte[31]. So erschien am 12.10.1884 die Offerte:

»Die vereinigten Nationalliberalen des XVI. Wahlkreises empfehlen hiermit für die bevorstehende Reichstagswahl HERRN LANDGERICHTSDIRECTOR DR. PAUL SCHREBER IN CHEMNITZ«.

Die Grundzüge seines politischen Glaubensbekenntnisses legt Schreber dort ausführlich dar:

»Unerschütterliche Treue zu Kaiser und Reich, wie zu der verfassungsmäßigen Selbständigkeit unseres Vaterlandes [...] weder Beschränkung der verfassungsmäßigen Volksrechte, noch Unterstützung der auf Einführung der sogenannten parlamentarischen Regierungsform gerichteten Bestrebungen, wie solche neuerdings mehr oder minder offen hervorgetreten sind.«[32]

Schreber erhielt nur 25% der Stimmen. Im Falle eines Sieges aber wäre er mit Bismarck konfrontiert gewesen, der mächtigsten ›Vaterfigur‹ im damaligen Deutschland.[33] Zu Schrebers aktuellen oder reaktivierten Konflikten innerhalb dieser ›Wahlbewegungen‹ gibt es unterschiedliche Aussagen. Während Niederland der Meinung ist, Paul Schreber habe in dieser Wahl zu Bismarck in Opposition treten müssen und sei damit gegen das katholische Königshaus zu Felde gezogen, vertritt Israëls auf der Basis des oben genannten Schreber'schen Wahlprogramms die Ansicht, auch das übrige Programm Paul Schrebers liege »genau auf der politischen Linie Bismarcks«; er zitiert erneut das *Chemnitzer Tagblatt* vom 28.10.1884:

[30] *Denkwürdigkeiten*: 29.

[31] Die erste Biographie Schrebers wurde in diesem Wahlkampf veröffentlicht; s. Anhang, S. 188.

[32] Israëls 1991: 139.

[33] Das protestantische Sachsen hatte ein katholisches Königshaus. Vergeblich hatte das preußische Parlament versucht, eine parlamentarische Regierungsform einzuführen. Bismarck hatte sich stets gegen jede Einmischung unnachgiebig gezeigt, und Schreber unterstützte dessen Position in seiner Wahlrede.

»Wir aber wollen VORWÄRTS; VORWÄRTS MIT BISMARCK, und darum ist DR. SCHREBER unser MANN«.[34]

Für Paul Schreber war der Wahlkampf, ungeachtet dieser Differenzen, in jeder Hinsicht anstrengend und der Wahlausgang enttäuschend. Er begab sich unmittelbar darauf für einige Wochen zur Kur in die Landesheilanstalt Sonnenstein. Von dort wurde er schon am 8. Dezember in die Psychiatrische Universitätsklinik Leipzig verlegt. Seine Krankenblätter aus dieser Zeit belegen das Vorherrschen eines depressiven Zustandes[35] mit mehrfachen Suizidversuchen. Wiederholt lässt er sich fotografieren, was als Hinweis auf die Ahnenreihe verstanden werden kann, die er bislang nicht fortsetzen konnte. Massive Anzeichen von Hypochondrie treten auf: Er kann nicht alleine *gehen*, will getragen werden; obgleich er zugenommen hat, glaubt er 30-40 kg an Gewicht verloren zu haben. Im Vordergrund dieser ersten Einweisung steht eine massive Selbstwertkrise, und bezeichnenderweise erwähnt er in seinen *Denkwürdigkeiten* als einziges Detail jener Zeit die Kliniks-Waage: *Gewogen und zu leicht befunden!*, wie eine Redensweise sagt — ein ziemlich offener Hinweis auf die verlorene Wahl.

Klinikleiter und behandelnder Arzt war derzeit Geh. Rath Prof. Dr. Flechsig, dem neben Gott in Schrebers Wahn eine Hauptrolle zukommen sollte. Schreber schildert ihn trotz anklingender Skepsis zunächst voller Dankbarkeit und Bewunderung:

»Die erste Krankheit verlief ohne jede an das Gebiet des Uebersinnlichen anstreifenden Zwischenfälle. Von der Behandlungsweise des Professor Flechsig habe ich während derselben in der Hauptsache nur günstige Eindrücke empfangen. Einzelne Mißgriffe mögen vorgekommen sein. Ich war schon während meiner damaligen Krankheit und bin noch jetzt der Meinung, daß Nothlügen, die der Nervenarzt zwar vielleicht manchen Geisteskranken gegenüber nicht ganz entbehren kann, aber doch stets mit äußerster Vorsicht anwenden sollte, mir gegenüber wohl kaum jemals am Platze waren, da man in mir doch bald einen geistig hochstehenden Menschen von ungewöhnlich scharfem Verstande und scharfer Beobachtungsgabe erkennen mußte. [...] Die Hauptsache war, daß ich schließlich (nach einer längeren Rekonvalescenzreise) geheilt wurde und ich konnte daher damals nur von Gefühlen lebhaften Dankes gegen Prof. Flechsig erfüllt sein, denen ich auch durch einen späteren Besuch und ein

[34] Israëls 1991 (141, 326f. Fußnote 75) erörtert ausführlich Niederlands Irrtum hinsichtlich der Kandidatur.

[35] Abdruck der Krankenblätter in *Psyche* 9/55: 513ff. und in den *Denkwürdigkeiten* 1985, Anhang C.

nach meinem dafürhalten angemessenen Honorar noch besonderen Ausdruck gegeben habe. Fast noch inniger wurde der Dank von meiner Frau empfunden, die in Professor Flechsig geradezu Denjenigen verehrte, der ihr ihren Mann wiedergeschenkt habe und aus diesem Grunde sein Bildnis Jahrelang auf ihrem Arbeitstische stehen hatte.«[36]

Schreber wurde am 1. Juni 1885 aus diesem Klinikaufenthalt entlassen und trat zum 1. Januar 1886 seinen Posten am Landgericht Leipzig an.

»Nach der Genesung von meiner ersten Krankheit habe ich acht, im Ganzen recht glückliche, auch an äußeren Ehren reiche und nur durch die mehrmalige Vereitelung der Hoffnung auf Kindersegen getrübte Jahre mit meiner Frau verlebt. Im Juni 1893 wurde mir (zunächst durch den Herrn Minister Dr. Schurig persönlich) die Nachricht von meiner bevorstehenden Ernennung zum Senatspräsident beim Oberlandesgericht Dresden zu Theil.«[37]

In die Zeit dieser Mitteilung fallen einige Träume des Inhaltes, seine frühere Nervenkrankheit kehre wieder zurück. Außerdem die so häufig zitierte Phantasie des Morgens im Halbschlaf:

»...eine Empfindung, die mich bei späterem Nachdenken in vollkommen wachem Zustand höchst sonderbar berührte. Es war die Vorstellung, daß es doch eigentlich recht schön sein müsse, ein Weib zu sein, das dem Beischlaf unterliege.— «[38]

Paul Schreber trat am 1. Oktober seine Stellung als Senatspräsident an, in der er sich schon bald überarbeitete, so dass er an Schlaflosigkeit zu leiden begann. Er selbst begründet die Überlast der Arbeit einerseits als vorgefundene, unabänderliche, andrerseits jedoch als seinem Ehrgeiz geschuldete:

»...mir durch unbestreitbare Tüchtigkeit meiner Leistungen zunächst das erforderliche Ansehen bei meinen Kollegen und den sonst beteiligten Kreisen (Rechtsanwälten u.s.w.) zu verschaffen. Diese Aufgabe war um so schwerer und stellte auch an den Takt im persönlichen Verkehr um so größere Anforderungen, als die Mitglieder des (Fünfrichter-)Kollegiums, in dem ich den Vorsitz zu führen hatte, mir fast sämtlich im Alter weit (bis zu 20 Jahren) überlegen und obendrein mit der Praxis des Gerichtshofs, in den ich neu eintrat, immerhin in gewisser Beziehung vertrauter waren.«[39]

---

[36] *Denkwürdigkeiten*: 29f.; vgl. auch Brief an Prof. Flechsig, ebd.: 4-7.

[37] *Denkwürdigkeiten*: 30.

[38] *Denkwürdigkeiten*: 30.

[39] *Denkwürdigkeiten*: 31.

Es scheint, dass auch die neue Wohnsituation und die gesellschaftliche Isolation in Dresden eine Rolle spielten. Denn er vermerkt, dass er nach der einzigen Einladung zu einer Abendgesellschaft *ohne* Bromnatrium schlafen konnte.

Anfang November begannen akustische Halluzinationen. In mehreren Nächten hörte er ein charakteristisches Knistern in der Schlafzimmerwand, das ihn am Einschlafen hinderte. Später erkannte er diese Geräusche unzweifelhaft als »göttliche Wunder« und verstand nun,

> »daß von Anfang an die mehr oder minder bestimmte Absicht vorgelegen habe, meinen Schlaf und später meine Genesung von der aus der Schlaflosigkeit hervorgegangenen Krankheit zu einem vorläufig noch nicht näher zu bezeichnenden Zwecke zu verhindern.«

Noch befand er sich in einer praepsychotischen Phase, hatte aber bereits ein neurasthenisches hypochondrisches Syndrom ausgebildet, das ihn völlig erschöpfte. So nahm er einen kurzen Urlaub und konsultierte im November 1893 zum zweiten Male Professor Flechsig. Nach misslungener Schlafkur und einem verhinderten Suizid wurde Schreber am 21. November erneut in Flechsigs Leipziger Anstalt eingewiesen. Die Hoffnungslosigkeit dieser Tage teilt er in den *Denkwürdigkeiten* mit:

> »Irgendeine Beschäftigung konnte ich nicht treiben; auch von meiner Familie sah ich Niemand. Die Tage verliefen daher unendlich traurig; mein Geist war fast nur mit Todesgedanken beschäftigt. [...] Der Gedanke, daß einem Menschen, dem mit allen Mitteln Schlaf nicht mehr zu verschaffen sei, schließlich nichts weiter übrig bleibe, als sich das Leben zu nehmen, beherrschte mich vollständig.«[40]

Aus seinen Krankenblättern geht hervor, dass Schreber glaubte, an Gehirnerweichung zu leiden, nachts sehr unruhig war, Tisch und Stühle umriss und sich in der Isolierzelle zu erhängen versuchte.[41] Im März bereits hielt er sich für ein junges Mädchen und fürchtete unsittliche Attentate, er forderte das ihm zugedachte Cyancali, unternahm Ertränkungsversuche in der Badewanne und bot einem Wärter 500 Mark, wenn er ihm sein Grab schaufele. Seit Juni fühlte er sich von Flechsig verfolgt und erkannte seine Frau nicht mehr als lebendes Wesen, sondern als »hingewunderte« Menschengestalt nach der Art der »flüchtig hingemachten Männer«. Ausschlaggebend für seinen geistigen Zusammenbruch hielt er vor allem

---

[40] *Denkwürdigkeiten*: 34.

[41] Baumeyer 1955: 514.

jene Nacht, in der er »eine ganz ungewöhnliche Anzahl von Pollutionen (wohl ein halbes Dutzend)« hatte. Vor seiner Verlegung nach Lindenhof, am 14. Juni 1894, bezeugt Schreber »die ersten Anzeichen eines Verkehrs mit übersinnlichen Kräften«. Namentlich trat ein Nervenanhang hervor, »den Professor Flechsig mit mir in der Weise unterhielt, daß er zu meinen Nerven sprach, ohne persönlich anwesend zu sein. Von dieser Zeit ab gewann ich auch den Eindruck, daß Professor Flechsig nichts Gutes mit mir im Schilde führe«.[42] Und Schreber fand seinen Eindruck alsbald bestätigt, als ihm nämlich Flechsig bei einem der nächsten Besuche *nicht mehr in die Augen sehen konnte.*

Nach nur 12 Tagen Aufenthalt in der Pierson'schen Heilanstalt Lindenhof kam Schreber am 29. Juni 1894 in die Anstalt auf dem Sonnenstein. Schon im August desselben Jahres war sein Wahn voll ausgeprägt, und er blieb stationär bis zum 20. Dezember 1902. Prof. Flechsig schildert Schrebers Befinden zum Zeitpunkt dieser Verlegung in einem Bericht vom 25. Juni 1894:

> »Auffallend war, daß ihm ständig Schweißtropfen auf der Stirn standen, sowie häufige fibrilläre Zuckungen der Gesichtsmuskulatur und starker Tremor der Hände. Er war in beträchtlicher psychischer Erregung, anfangs ganz unzugänglich, mürrisch, fast finster. Jede Unterhaltung war ihm unangenehm. Er halluzinierte stark, nahm an seiner Umgebung wenig Anteil, sondern er stand starr mit ängstlichem Blick in derselben Haltung in die Weite starrend lange Zeit herum.«[43]

Während dieses Aufenthaltes auf dem Sonnenstein, nach dem Abklingen seiner akut psychotischen Symptomatologie, verfasst Schreber in den Jahren 1900-1902 seine *Denkwürdigkeiten.* Der ausführlichen Darstellung seines Wahnerlebens schickt er eine »Einschränkung« voraus:

> »Auch kann ich von mir selbst nicht einmal behaupten, daß Alles dabei für mich unumstößliche Gewißheit sei; Manches bleibt auch für mich nur Vermuthung und Wahrscheinlichkeit. Ich bin eben auch nur ein Mensch und daher an die Grenzen menschlicher Erkenntniß gebunden; nur soviel beruht für mich außer Zweifel, daß ich der Wahrheit unendlich viel näher gekommen bin, als alle anderen Menschen, denen göttliche Offenbarungen nicht zu Theil geworden sind.«[44]

---

[42] Auszüge aus den *Denkwürdigkeiten*: 35f.

[43] Baumeyer 1955: 516.

[44] *Denkwürdigkeiten*: 8.

Der Wahn

Im Folgenden wird der Versuch unternommen, Schrebers Wahngebäude inhaltlich zusammenfassend darzustellen: Aus seiner Annahme, dass die menschliche Seele in den Nerven des Körpers enthalten sei, schließt Schreber, dass auf ihrer Erregbarkeit durch *äußere* Eindrücke das gesamte geistige Leben des Menschen beruhe. In diesem Vorgang gibt es keine funktionelle Gliederung, vielmehr glaubt Schreber,

> »daß jeder einzelne Verstandesnerv die gesammte geistige Individualität des Menschen repräsentiert,..«[45]

Er schildert den ewigen Kreislauf der »Weltordnung«, wie sie sich ihm als einzigem Menschen offenbart: Gott bezieht aus den geläuterten Seelen Verstorbener seine Kraft, wodurch er Dinge auf der Erde schaffen kann, die später wiederum in die »Vorhöfe des Himmels« eingehen und ihm neue Kraft zuführen. In einem Prozess, der bis zu tausend Jahren dauern kann, durchlaufen die Nerven eines jeden Menschen ein Läuterungsverfahren und werden dadurch als »Vorhöfe des Himmels« zu Teilen Gottes. Daraus ergibt sich, »daß Gott nach der Weltordnung den lebenden Menschen eigentlich nicht kannte und nicht zu kennen brauchte, sondern weltordnungsmäßig nur mit Leichen zu verkehren hatte«[46].

Gelänge es allerdings einem *lebenden Menschen* im Zustande hochgradiger Erregung, Gott an sich zu ziehen, dann wäre dessen Macht in äußerster Gefahr und die Zerstörung der »Weltordnung« unausweichlich. Für diesen Fall war es vorgesehen, dass Gott die gesamte Menschheit bis auf einen Einzigen zerstörte. Jener sollte dann in ein Weib verwandelt werden und eine neue Menschheit begründen. Schrebers Erregungszustand im März 1894 war so außergewöhnlich, dass Gott bei ihm »Nervenanhang« nahm und der kosmische Notstand eintrat. Mittels der *Sonne* trat Gott in ständigen Kontakt zu Schreber. Als Beleg dieser Beziehung führt er die »Thatsache« an, »daß die Sonne seit Jahren in menschlichen Worten mit mir spricht und sich damit als belebtes Wesen oder als Organ eines noch hinter ihr stehenden höheren Wesens zu erkennen giebt«[47]. Wesentliche Folgeerscheinung und

[45] *Denkwürdigkeiten*: 11.

[46] *Denkwürdigkeiten*: 43.

[47] *Denkwürdigkeiten*: 13.

weiteres Indiz für die Existenz dieses Verhältnisses ist Schrebers neue Verantwortung für das Wetter:

»Gott macht auch das Wetter... Insbesondere entsteht Wind oder Sturm dadurch, daß sich Gott in größere Entfernung von der Erde zurückzieht; unter denen jetzt eingetreten weltordnungswidrigen Umständen hat sich das Verhältnis, um dies gleich im Voraus zu erwähnen, dahin verschoben, daß das Wetter in gewißem Maaße von meinem Thun und Denken abhängig ist; sobald ich mich dem Nichtsdenken hingebe [...] erhebt sich sofort der Wind [...]. Der Grund liegt eben darin, daß sich Gott, sobald ich mich dem Nichtsdenken hingebe, von mir als einer vermeintlich blödsinnigen Person zurückziehen zu können glaubt.«[48]

Als Schreber die zu erwartenden ersten Anzeichen der Verweiblichung an seinem Körper bemerkte, sträubte er sich heftig dagegen. Monatelang litt er unter der Angst, den Wärtern als Dirne vorgeworfen zu werden.[49] Sein behandelnder Nervenarzt, Professor Flechsig, der notgedrungen Kenntnis von alledem besaß, begann dieses Wissen für seine Zwecke zu nutzen:

»Von dieser der Weltordnung innewohnenden Tendenz, wonach unter gewissen Voraussetzungen die Entmannung eines Menschen vorgesehen ist, muß nun nach meiner Auffassung Professor Flechsig irgendwelche Ahnung gehabt haben...«, denn er hatte es verstanden, »sich mit seiner ganzen Seele oder einem Theile derselben zum Himmel aufzuschwingen und sich damit selbst — ohne Tod und vorgängige Reinigung — zum Strahlenführer zu machen. Auf diese Weise wurde ein gegen mich gerichtetes Komplott fertig (etwa im März oder April 1894), welches dahinging, nach einmal erkannter oder angenommener Unheilbarkeit meiner Nervenkrankheit mich einem Menschen in der Weise auszuliefern, daß meine Seele demselben überlassen, mein Körper aber — in mißverständlicher Auffassung der obenbezeichneten, der Weltordnung zu Grunde liegenden Tendenz — in einen weiblichen Körper verwandelt, als solcher dem betreffenden Menschen zum geschlechtlichen Mißbrauch überlassen und dann einfach ›liegengelassen‹, also wohl der Verwesung anheimgegeben werden sollte.«[50]

---

[48] *Denkwürdigkeiten*: 13.

[49] »Es wird wenig Menschen geben, die in so strengen sittlichen Grundsätzen aufgewachsen sind wie ich und die sich ihr ganzes Leben hindurch, namentlich auch in geschlechtlicher Beziehung, eine diesen Grundsätzen entsprechende Zurückhaltung in dem Maße auferlegt haben, wie ich es von mir behaupten darf.« (*Denkwürdigkeiten* 1985: 193)

[50] *Denkwürdigkeiten*: 43f. Später entlarvt Schreber Gott selbst als den eigentlichen Drahtzieher dieser Verschwörung: »Daß Gott selbst der Mitwisser, wenn nicht gar der

Im großangelegten Kampf um Schrebers Seele — je mehr man an ihm zu »wundern« anfing, desto unlöslicher wurde die Verbindung zu Gott — kam es zur Zerstörung der jenseitigen Ordnung. Eine Läuterung fand nicht mehr statt, infolgedessen konnte kein Mensch mehr ewige Seligkeit erlangen. Dadurch erlitt Gott eine empfindliche Einbuße an Kraftzufuhr von der Erde, worauf er — wenn auch vergeblich — sein Bemühen, von Schreber loszukommen, steigerte.

Schreber verursachte der Konflikt mit Gott erschreckende »Körperwunder« und Weltuntergangs-Visionen. Stimmen berichteten ihm, dass die Welt verloren sei, aber es gelang ihm nicht, Flechsigs störende Einflüsse zu beseitigen. Erhebliche Veränderungen gingen in Schrebers Körper vor: Ganze Seelen-Armeen wurden gegen ihn gesandt und träufelten als »kleine Männer« auf seinen Kopf herab. Zur Verhinderung der »Seelenwollust« verfolgten ihn ununterbrochen beleidigende Redensarten und Schimpfworte. Sie verhinderten seinen Schlaf und reizten ihn zu lautem Sprechen. Ein »Aufschreibesystem« kontrollierte alle seine Gedanken:

> »Man glaubte mit dem Aufschreiben den bei mir möglichen Gedankenvorrath erschöpfen zu können«; dabei wurde ein Kunstgriff angewandt, der darin bestand, dass, »sobald ein bereits früher einmal in mir entstandener und daher schon aufgeschriebener Gedanke wiederkehrte [...] man nach Wahrnehmung des betreffenden Gedankenkeimes den heranziehenden Strahlen ein ›Das haben wir schon‹ (gesprochen: ›hammirschon‹) scil. aufgeschrieben, mit auf den Weg gab...«[51]

Das ständige »Gewäsch« der Stimmen, das »hammirschon« bei jedem wiederholten Gedankengang wurde Paul Schreber jahrelang zur geistigen Tortur, von der er sich nur durch lautes Sprechen oder Brüllen Erleichterung verschaffen konnte. In all der Zeit hatte sein Körper sukzessive weibliche Formen angenommen, und er spürte deutlich, wie er für seine große Aufgabe vorbereitet wurde:

> »Etwas der Empfängnis Jesu Christi von Seiten einer unbefleckten Jungfrau — das heißt von einer solchen, die niemals Umgang mit einem Manne gepflogen hat —

Anstifter des auf den an mir zu verübenden Seelenmord und die Preisgabe meines Körpers als weibliche Dirne gerichteten Plans gewesen sei, ist ein Gedanke, der sich mir erst sehr viel später aufgedrängt hat, ja zum Theil, wie ich sagen darf, mir erst während der Niederschrift des gegenwärtigen Aufsatzes zu klarem Bewußtsein gekommen ist.« (*Denkwürdigkeiten*: 45f.)

[51] *Denkwürdigkeiten*: 93f.

Ähnliches ist in meinem eigenen Leibe vorgegangen. Ich habe [...] zu zwei verschiedenen Malen bereits einen, wenn auch etwas mangelhaft entwickelten weiblichen Geschlechtsteil gehabt und in meinem Leibe hüpfende Bewegungen, wie sie den ersten Lebensregungen des menschlichen Embryo entsprechen, empfunden: durch göttliches Wunder waren dem männlichen Samen entsprechende Gottesnerven in meinen Leib geworfen worden, es hatte also eine Befruchtung stattgefunden.«

Und er erkannte nun mit nicht geringem Stolz, dass seine Weiblichkeit nichts »weltordnungswidriges« war, sondern unter den gegebenen Umständen die einzig mögliche Rettung der Menschheit bedeutete. Jetzt übernahm er gerne die Verpflichtung, mittels weiblicher Wollust Gott an seine Person zu binden. Einige Tage, nachdem er seine Verwandlung in ein Weib akzeptiert hatte, bemerkte er, dass die reale Welt nicht untergegangen war, er konnte sich der physischen Realität wieder offener zuwenden. Dr. Weber betont in seinem Gutachten vom 28. November 1900,

»daß bei dem Patienten, wie so häufig bei Paranoikern, die Intelligenz und die formal logische Gedankenknüpfung eine *erhebliche* Beeinträchtigung nicht erlitten zu haben scheinen, der Kranke über einen großen Besitz von Vorstellungen verfügt und sie in geordneter Weise zu äußern vermag, ebenso durch seine Besonnenheit ungetrübt ist. Der Unterzeichnete hat seit 3/4 Jahren bei Einnahme der täglichen Mahlzeiten am Familientisch ausgiebigste Gelegenheit gehabt, mit Herrn Präsidenten Schreber über alle möglichen Gegenstände sich zu unterhalten. Welche Dinge nun auch — von seinen Wahnideen natürlich abgesehen — zur Sprache gekommen sind, mochten die Vorgänge im Bereiche der Staatsverwaltung und Justiz, der Politik, der Kunst und Literatur, des gesellschaftlichen Lebens oder was sonst berühren, überall bekundete Dr. Schreber reges Interesse, eingehende Kenntnisse, gutes Gedächtniß und zutreffendes Urtheil und auch in ethischer Beziehung eine Auffassung, der nur beigetreten werden konnte. Ebenso zeigte er sich in leichter Plauderei mit den anwesenden Damen nett und liebenswürdig und bei humoristischer Behandlung mancher Dinge immer tactvoll und decent, niemals hat er in die harmlose Tischunterhaltung die Erörterung von Angelegenheiten hineingezogen, die nicht dort, sondern bei der ärztlichen Visite zu erledigen gewesen wären.«[52]

Die Rückkehr

Das Oberlandesgericht hob die Entmündigung am 14. Juli 1902 wieder auf, und am 20. Dezember wurde Paul Schreber entlassen. Zunächst wohnte er bei seiner Mutter, unternahm als Genesener ›Antrittsbesuche‹ bei seiner

[52] *Denkwürdigkeiten*: 275.

Verwandtschaft, beschäftigte sich mit der Häuserverwaltung und kehrte 1903 zu seiner Frau nach Dresden zurück. Das Ehepaar adoptierte ein Mädchen, das Sabine Behr in Pflegschaft genommen hatte. Zu ihr entwickelte Schreber ein sehr herzliches Verhältnis. Baumeyer schildert aus einem Gespräch mit ihr:[53]

> »Er versuchte vergebens, Arbeit vom Justizministerium zu bekommen, spielte viel Schach und Klavier und beschäftigte sich mit seiner Adoptivtochter. Er half ihr bei den Schulaufgaben und wanderte viel mit ihr, unter anderem in der Sächsischen Schweiz.«[54]

Im Jahre 1903 war es zur Veröffentlichung der ›***Denkwürdigkeiten eines Nervenkranken*** nebst Nachträgen von Dr. jur. Daniel Paul Schreber Senatspräsident beim Kgl. Oberlandesgericht Dresden a.D.‹ gekommen.[55] Die meisten Exemplare der *Denkwürdigkeiten* wurden vermutlich umgehend von

---

[53] Vgl. Israëls 1989: 158. Gegenüber William G. Niederland erklärte sie, ihr Pflegevater sei mütterlicher zu ihr gewesen als ihre Mutter. Sie übergab ihm Briefe und Gedichte Paul Schrebers. Vgl. Israëls 1989: 168.

[54] Baumeyer 1955: 519.

[55] *Denkwürdigkeiten*: 28. Zum Stil der *Denkwürdigkeiten* bemerkte Freud: »In allen Stücken der Theorie fällt die merkwürdige Mischung von Plattem und Geistreichem, von geborgten und originellen Elementen auf.« (Freud VII: 149) Und er sah darin einen Ausdruck des besonders widersprüchlichen Verhältnisses, das Schreber zu seinem Gott hatte. Meines Erachtens spiegeln Paul Schrebers förmlicher Stil und die komplizierte Grammatik darüber hinaus die typische Stilistik seiner Zeit und vor allem eine spezifisch juristische Verwickeltheit der Gedankengänge. Sein Versuch, durch Überpräzision des Ausdruckes den Unklarheiten verworrener Erlebnisse Herr zu werden, produziert ein geschäftsmäßiges Plädieren, das sich zur Pseudopräzision auswächst. Er wiederholt darin, was die gesamte Justiz unternimmt, die es in ihrer Praxis mit unendlich komplizierten Einzelfällen zu tun hat. Um trotz der individuellen Vielfalt urteilsfähig zu bleiben, entwickelt sie höchst formale Begriffe, die einem Gitter gleich über das Unfassbare der einzelnen Vorkommnisse geworfen werden. In der Entwicklung jener Raster entsteht die spezifisch grammatikalische Figur der Juristensprache, in der das Individuelle möglichst nicht mehr vorkommt. Scharfetter generalisiert diese Spezifität der Juristensprache als anthropologisches Merkmal: »Wir erleben nicht ein Ding an sich, sondern angeregt durch ein Wahrnehmbares werfen wir gleichsam das Netz unserer semantischen Muster darüber. So fangen wir das ›Ding‹ kognitiv ein, indem wir das Gehege des kognitiven Realitätskonstruktes darum stellen.« (Scharfetter 1990: 47)

Carl Jung, Annas Mann, aufgekauft und vernichtet.[56] Auch das sicherlich wertvolle 3. Kapitel fiel der familiären Zensur zum Opfer. Es beginnt und endet mit seiner Ankündigung:

»Ich behandle nun zunächst einige Vorkommnisse an andern Mitgliedern meiner Familie, die denkbarer Weise in Beziehung zu dem vorausgesetzten Seelenmord stehen könnten, und die jedenfalls alle ein mehr oder weniger rätselhaftes, nach sonstigen menschlichen Erfahrungen schwer zu erklärendes Gepränge an sich tragen. (Der weitere Inhalt des Kapitels kommt als zur Veröffentlichung ungeeignet für den Druck in Wegfall.)«

1905 ließ sich Schreber dann ein neues Haus in Dresden bauen, das noch heute in der Angelikastraße 15a existiert.[57] Inwiefern sich Schreber damals noch als Frau fühlte, bleibt ungeklärt, die Fotos dokumentieren ihn allerdings wieder mit Bart. Aus den psychiatrischen Berichten weiß man, dass er seine akustischen Halluzinationen nie ganz verlor.

Als seine Mutter im Mai 1907 im Alter von 92 Jahren verstarb und seine Frau am 14. November des gleichen Jahres einen Schlaganfall erlitt, erkrankte er erneut. Sofort litt er an Schlaflosigkeit, hörte Geräusche, und sein Zustand verschlechterte sich rasch. Seine Adoptivtochter berichtet:

»Er hatte damals volle Einsicht in seinen Zustand, was sich besonders bewies, als die Mutter [Sabine Schreber, U.G.] infolge eines leichten Schlaganfalls vorübergehend die Sprache verlor. Er war stark erregt und besorgt und fürchtete infolge der Aufregung wieder krank zu werden. Er trug mir auf deshalb, wenn er mir sage, es sei Gefahr bei ihm vorhanden, so solle ich gleich den Hausarzt benachrichtigen, daß er ihn sofort mit einem Pfleger abholen und vorerst nach Leipzig zu seinen Geschwistern bringen solle. Das geschah dann so.«[58]

---

[56] Carl Jung fühlte sich seinerzeit als Haupt der Familie Schreber und sah sich für alle Familienangelegenheiten verantwortlich. Israëls zitiert Carl Jung (1901) aus einem Brief an den Verleger Moritz Schrebers: »Daß Sie durch meine Hand & nicht durch einen [... unleserlich] des Verstorbenen bedient werden, ist damit begründet, daß nur weibliche Nachkommen & und ein leider unzurechnungsfähiger, kinderloser Sohn noch vorhanden sind.« (Israëls 1991: 156)

[57] Ein interessantes Detail ist die Notenfolge über der Eingangstür: Das Siegfriedmotiv aus der Wagneroper. Es ertönt kurz vor dem Kampf, in dem der Held das Ungeheuer besiegt. Foto in Israëls 1991: 163.

[58] Israëls 1991: 177.

Am 27. November 1907 erfolgte seine Einweisung in die Anstalt Leipzig-Dösen, wo er nach drei weiteren Jahren Klinikaufenthalt verstarb. Nur wenige Monate vor seiner dritten Einweisung schrieb er zum 50. Geburtstag seinem »lieben Sabchen zum neunzehnten Juni 1907 gewidmet von ihrem Paul«:

»Verstört, zum zweiten Male,
War mir der Geist in schwerer Krankheit Banden;
Der Trennung und des Kummers bitt're Schaale,
Voll Sorg' und Leid, war wieder Dir erstanden.
Neun schwere Jahre gingen so dahin. [...]
Und wie der Herbst, mit milder Wärme labend,
Durch manche sonn'ge Tage noch erfreut,
So sei uns auf dem Weg am Lebensabend
Ein Körnlein Freude ab und zu gestreut.

Wenn aber sonst nichts nach den Wünschen bliebe,
So steh' doch Eines *über* aller Zeit:
Erhalte Du mir Deine alte Liebe,
Wie sie Dir treulich wird von mir geweiht.«[59]

[59] Zitiert nach Israëls 1989: 168f.

2. Kapitel: Sigmund Freud

Der Wahn, ein Versuch der Selbstheilung?

»Weh! weh!
du hast sie zerstört,
die schöne Welt,
mit mächtiger Faust;
sie stürzt, sie zerfällt!
Ein Halbgott hat sie
zerschlagen!

Mächtiger
der Erdensöhne,
Prächtiger
baue sie wieder,
in deinem Busen baue sie auf!
(*Faust,* I. Teil, 4.Szene)

Und der Paranoiker baut sie wieder auf, nicht prächtiger zwar, aber wenigstens so, daß er wieder in ihr leben kann. Er baut sie auf durch die Arbeit seines Wahnes. *Was wir für die Krankheitsproduktion halten, die Wahnbildung, ist in Wirklichkeit der Heilungsversuch, die Rekonstruktion.*« (Freud VII: 193)

Es klingt zunächst paradox, wenn Freud gerade die klassische Verrücktheit[1] als *Versuch der Selbstheilung* ausgibt: Ein Wahn, der die Welt opfern muss, um das Ich festzuhalten. Was Freud uns hier aber vermittelt, ist die menschliche Erfahrung eines desintegrierten Ichs, das die Beziehungen zu den geliebten Personen in seinen ›Verfolgern‹ wiedergewinnt. Kaum ein Dokument schildert in dieser Eindringlichkeit die hermetisch abgeriegelte *Welt des Paranoikers* wie die *Denkwürdigkeiten* des Daniel Paul Schreber. Er hatte die Kontrolle über sein Leben verloren, sein *Realitätsprinzip* hatte versagt, lebendigen Leibes durchlitt er den Weltuntergang, überlebte ihn als einziger, und es gelang ihm dennoch die Konstruktion eines völlig neuen Beziehungsgefüges. In dieser Grenzsituation des katastrophalen Verlustes all seiner sozialen Bezüge und umgeben von den Heerscharen der Seelen Ver-

[1] Paranoia, griech. Verrücktheit, Unordnung des Geistes.

storbener, bewies sein Selbst eine ungeahnte Fähigkeit zur Neuordnung. Paul Schreber wechselte seine geschlechtliche Identität. In aussichtsloser Lage wurde er zum Weib, das Gott durch seine Wollust unausweichlich an sich bindet, um mit ihm eine neue Menschheit zu zeugen. So hatte Schreber einerseits ein kunstvolles Wahngebäude errichtet, während sich andrerseits seine Persönlichkeit rekonstruieren konnte und er sich den sozialen Anforderungen weitgehend gewachsen zeigte.[2]

Wie lässt sich diese Katastrophe und ihr Ausgang *psychoanalytisch* begreifen? Da stellen sich viele Fragen: Handelt es sich bei der Paranoia um eine individuelle Notlösung, oder ist die Anlage zum Wahn eine anthropologische Spezifität, die sich aufgrund zufälliger Auslöser gerade in Schrebers Leben ereignete? War die Katastrophe durch Schrebers Erziehung — seine frühen Bindungen — vorprogrammiert, oder könnte sie sich grundsätzlich im Leben eines jeden Menschen ereignen? Wie lässt sich konkret eine Psychodynamik vorstellen, die so unausweichlich innere Standorte *ver*-rückt? Gibt es eine *paranoische Persönlichkeitsstruktur?* Wären im Falle Schrebers andere Wege der Heilung denkbar gewesen? Was berechtigt Freud zu der Annahme, der Wahn sei die ›Heilung‹? Und wenn der Wahn aber die Heilung ist, was ist dann die eigentliche ›Krankheit‹?

Die Reihe der Fragen ließe sich noch fortsetzen, denn offenkundig ist der Wahn nicht allein Gegenstand der psychologischen Forschung, sondern beschäftigt auch eine Anzahl angrenzender Wissenschaften (Sozialpsychologie, Anthropologie, Erziehungswissenschaft etc.). Auch Freud selbst stand zum Zeitpunkt der Schreber-Analyse noch am Beginn seiner Theoriebildung. Ich befasse mich deshalb zunächst mit jenem theoretischen Instrumentarium, über das Freud im Jahre 1910 bereits verfügte. Es waren

---

[2] Hierin bestätigt das Gutachten von Dr. Weber aus dem Jahr 1899 Freuds These: »So erscheint zur Zeit Herr Senatspräsident Dr. Schreber, abgesehen von den selbst für den flüchtigen Beobachter unmittelbar als krankhaft sich aufdrängenden psychomotorischen Symptomen, weder verwirrt noch psychisch gehemmt, noch in seiner Intelligenz merklich beeinträchtigt — er ist besonnen, sein Gedächtnis vorzüglich, er verfügt über ein erhebliches Maß von Wissen, nicht nur in juristischen Dingen, sondern auch auf vielen anderen Gebieten, und vermag es in geordnetem Gedankengange wiederzugeben [...] Bei alledem ist der Patient von krankhaft bedingten Vorstellungen erfüllt, die sich zu einem vollständigen System geschlossen haben, mehr oder weniger fixiert sind und einer Korrektur durch objektive Auffassung und Beurteilung der tatsächlichen Verhältnisse nicht zugänglich erscheinen.« (*Denkwürdigkeiten*: 268)

vor allem zwei zentrale Thesen, die er in einer ersten Theorie der Paranoia hypostasierte: Erstens, die Paranoia sei eine *Abwehrneurose*, und zweitens, ihr hauptsächlicher Mechanismus sei die *Projektion.*[3] In der seinerzeit bedeutsamen Debatte, ob der Wahn zum Syndrom der Schizophrenien gehöre oder als Paranoia eine eigene Gruppe spezifischer Krankheitsbilder darstelle, schloss er sich weitestgehend der Kraepelinschen Neuorientierung an.[4] Nach deren Kriterien wurde eine paranoide Form mit einem wenig systematisierten Wahn der Dementia praecox unter dem Namen *Dementia paranoides* zugeordnet, während alle systematisierten chronischen Wahnformen der *Paranoia* subsumiert blieben. Für Freud war das entscheidende Kriterium jedoch nicht die graduell unterschiedliche Geordnetheit des Wahns, sondern lag im verborgenen Abwehrcharakter. In dieser tiefer liegenden Schicht des Wahngeschehens fand er den zureichenden Grund für eine Klassifizierung: Das Spezifikum der Paranoia liege präzise in der *Abwehr gegen die passive Homosexualität.* Jeder Wahn, auch der völlig unsystematisierte, der eine Abwehr gegen Homosexualität aufwies, galt ihm als untrügliches Zeichen der Paranoia. Eben diese Ausprägung stellte er am *Fall Schreber* in aller Deutlichkeit heraus:

> »Ein Vorstoß homosexueller Libido war also die Veranlassung dieser Erkrankung, das Objekt derselben war wahrscheinlich von Anfang an der Arzt Flechsig, und das Sträuben gegen diese libidinöse Regung erzeugte den Konflikt, aus dem die Krankheitserscheinungen entsprangen.« (Freud VII: 169)

Bereits im Jahre 1908 hatte er in Briefen an Jung und Ferenczi die These vorgetragen, dass eine Verbindung zwischen Paranoia und verdrängter passiver Homosexualität bestehe.[5]

---

[3] Ein Brief an Fließ im Dezember 1899 enthält bereits als Vermutung, die Paranoia schließe eine Rückkehr zum frühen Autoerotismus ein.

[4] »Wir wissen, daß Kraepelin neben den hebephrenen und katatonen Formen der Dementia praecox eine paranoide Form mit einem wenig systematisierten Wahn anerkannte, die mit fehlender Affektivität einhergeht und in schizophrener Demenz endet. So wird Freud veranlaßt, die in einer seiner ersten Arbeiten (1896) erwähnte Diagnose einer ›chronischen Paranoia‹ in Dementia paranoides umzuändern.« (Laplanche/Pontalis 1973: 366)

[5] Sowohl Jung als auch Ferenczi pflichteten ihm darin bei (vgl. Freud VII: 136, Edit. Vorbemerkungen). Zur Erläuterung der »passiven Homosexualität« sei an die *Drei Abhandlungen zur Sexualtheorie* von 1905 erinnert: Über den eigenen Körper (Autoero-

Schrebers *Denkwürdigkeiten*, deren Veröffentlichung nun bereits 10 Jahre zurücklag, drängten sich also geradezu auf, um Freuds frühere Prämissen zu verifizieren. Dabei widerspricht es der Bedeutung jener Hypothese keineswegs, wenn auch soziale Kränkungen und Zurücksetzungen Schrebers in Freuds Analyse große Beachtung finden. Schrebers Wahlniederlage, der Tod des Bruders, seine soziale Überforderung in der Position des Senatspräsidenten — Schreber war der Jüngste unter den Richtern und zugleich ihr Vorgesetzter — und vor allem der Tatbestand seiner kinderlosen Ehe waren Auslöser der Erkrankung, die zudem den Kern der Wahnbildung verschleierten. Für Freud besitzen diese Anlässe allerdings eine Art Pförtnerfunktion:

> »Von zwei Seiten könnte man den Versuch machen, zum Verständnis dieser paranoischen Krankengeschichte vorzudringen, die bekannten Komplexe und Triebkräfte des Seelenlebens in ihr aufzudecken. Von den wahnhaften Äußerungen des Kranken selbst und von den Anlässen seiner Erkrankung.« (Freud VII: 162)

In Freuds Theorie begegnet uns ein sogenanntes *Grundstörungsmodell*, was besagt, dass der Wahn lediglich Ausdruck einer ihm zugrundeliegenden Erkrankung ist. Der Wahn selbst ist die wahrnehmbare Reaktion auf die im Verborgenen erfolgte Persönlichkeitsstörung. Nach Freuds Ansicht bedarf es nur geringer Vertiefung, um in den ›sichtbaren‹ sozialen Schädigungen die Beteiligung der homosexuellen Komponente des Gefühlslebens als das eigentlich Wirksame zu erkennen. Der Wahn, so postuliert er, decke diese Beziehungen regelmäßig auf und führe das soziale Gefühl bis auf seine Wurzeln im grobsinnlichen sexuellen Wunsch zurück.[6] Ja, Paul Schreber selbst führe den Betrachter dorthin, falls dieser fähig sei, dessen Hinweisen geduldig zu folgen:

> »Gar nicht so selten drückt er uns den Schlüssel selbst in die Hand, indem er zu einem wahnhaften Satz eine Erläuterung, ein Zitat oder Beispiel, wie beiläufig, hinzufügt oder eine ihm selbst auftauchende Ähnlichkeit ausdrücklich bestreitet. Man

---

tismus) und die Wahl eines Objektes mit ähnlichen Genitalien führe die psychosexuelle Entwicklung generell von der Homosexualität zur Heterosexualität.

[6] Nach Erreichung der heterosexuellen Objektwahl konstituieren die homosexuellen Strebungen gemeinsam mit Anteilen der Ichtriebe die »sozialen Triebe«. Gemeint ist damit der Beitrag der Sexualität zur Freundschaft, zum Gemeinsinn (Solidarität) und zur allgemeinen Menschenliebe. D.h., die frühkindlichen homosexuellen Strebungen werden nicht etwa aufgehoben oder eingestellt, sondern von ihrem Sexualziel lediglich abgedrängt und einer neuen Verwendung zugeführt (vgl. auch Freud VII: 184f.).

braucht dann nur im letzten Falle die negative Einkleidung wegzulassen, wie man es in der psychoanalytischen Technik zu tun gewohnt ist, das Beispiel für das Eigentliche, das Zitat oder die Bestätigung für die Quelle zu nehmen, und befindet sich im Besitze der gesuchten Übersetzung aus der paranoischen Ausdrucksweise ins Normale.« (Freud VII: 162)

Und an anderer Stelle:

»Die psychoanalytische Untersuchung der Paranoia wäre überhaupt unmöglich, wenn die Kranken nicht die Eigentümlichkeit besäßen, allerdings in entstellter Form, gerade das zu verraten, was die anderen Neurotiker als Geheimnis verbergen.« (Freud VII: 139)

Was genau verrät der ›wahnhafte Ausdruck‹ Paul Schrebers vom Wesen der Paranoia? Und wie geht Freud in der Deutung des wahnhaften Ausdrucks vor? Zunächst einmal ist es wichtig, dass sich Freud ganz auf Schrebers schriftliche Darlegungen verlässt. Er sieht Paul Schreber so, wie dieser sich selbst charakterisierte: als einen geistig hochstehenden Menschen von ungewöhnlich scharfem Verstand und scharfer Beobachtungsgabe. Und nichts kommt ihm mehr entgegen als Schrebers Anliegen, mit seinem Werk wissenschaftliches Interesse wecken zu wollen.[7]

Zwei *Hauptpunkte* treten in den *Denkwürdigkeiten* und den ärztlichen Gutachten auffällig hervor: Die *›Erlöserrolle‹* und die *›Verwandlung in ein Weib‹*. Während die Erlöserrolle recht häufig den Kern einer religiösen Paranoia bildet und deshalb als vertrautes Phänomen kaum überrascht, gibt die Geschlechtsverwandlung in diesem Zusammenhang ein Rätsel auf. Warum und wie war Dr. Schrebers Erlöserfunktion daran gebunden, eine Frau zu werden? Einige Textpassagen der *Denkwürdigkeiten* tragen dazu bei, dieses Geheimnis zu lüften.[8] Schreber berichtet im 5. Kapitel von dem gegen ihn geschmiedeten Komplott im März/April 1894. Es habe die Absicht verfolgt, ihn angesichts seiner Unheilbarkeit in einen weiblichen Körper zu verwan-

---

[7] Gleich zu Beginn seiner Abhandlung formuliert Schreber die Überzeugung, »daß es für die Wissenschaft und für die Erkenntnis religiöser Wahrheiten von Werth sein könnte, wenn noch bei meinen Lebzeiten irgendwelche Beobachtungen von berufener Seite an meinem Körper und meinen persönlichen Schicksalen zu ermöglichen wären«. (*Denkwürdigkeiten*: 3)

[8] Freud zitiert die angegebenen Textpassagen vollständig im Abschnitt zur Krankengeschichte, Bd. VII: 147f. Denn aufgrund der Abwehr des homosexuellen Impulses (Angst vor der homosexuellen Wunschphantasie) wird der Inhalt der Wunschphantasie zum Inhalt des Verfolgungswahnes.

deln und diesen dem Dr. Flechsig zum geschlechtlichen Missbrauch zu überlassen.[9]

»Dabei war es vom menschlichen Gesichtspunkte aus, der mich damals noch vorzugsweise beherrschte, wohl durchaus natürlich, daß ich meinen eigentlichen Feind immer nur in Professor Flechsig oder dessen Seele erblickte [...] und Gottes Allmacht als meine natürliche Bundesgenossin betrachtete [...]. Daß Gott selbst der Mitwisser, wenn nicht gar der Anstifter des auf den an mir zu verübenden Seelenmord und die Preisgabe meines Körpers als weibliche Dirne gerichteten Planes gewesen sei, ist ein Gedanke, der sich mir erst sehr viel später aufgedrängt hat [...] Alle auf Verübung eines Seelenmords, auf Entmannung zu *weltordnungswidrigen* Zwecken (das heißt zur Befriedigung der geschlechtlichen Begierde eines Menschen) und später auf Zerstörung meines Verstandes gerichteten Versuche sind gescheitert.«[10]

Schrebers Entmannungsphantasien, wie er sie hier mitteilt, stützen unmittelbar Freuds These, dass die Verwandlung in ein Weib der *primäre Wahn* war. In den Aufzeichnungen zeigt sich deutlich, dass die Geschlechtsumwandlung zunächst nur zum Zweck des »sexuellen Missbrauchs« und nicht im Dienste höherer Absichten erfolgen sollte.

»Ein sexueller Verfolgungswahn«, so drückt es Freud formal aus, »hat sich dem Patienten *nachträglich* zum religiösen Größenwahn umgebildet. [...] Die Verwandlung in ein Weib war das *punctum saliens*, der erste Keim der Wahnbildung gewesen.« (Freud VII: 147, 149, Kursivierung U.G.)[11]

Die beiden *Hauptstücke* des Wahns, die *Wandlung zum Weib* und die persönliche *Beziehung zu Gott*, verknüpfen sich in einer *femininen Haltung gegenüber Gott*. Es ist daher für jeden Erklärungsversuch des Falles Schreber unerlässlich, den Besonderheiten seiner ambivalenten Gottesvorstellung nachzugehen. Aus den einander widersprechenden Bestimmungen in Schrebers Verhältnis zu Gott schließt Freud auf eine *Übertragungsbeziehung*:

»Die infantile Einstellung des Knaben zu seinem Vater ist uns genau bekannt; sie enthält die nämliche Vereinigung von verehrungsvoller Unterwerfung und rebelli-

---

[9] Vgl. *Denkwürdigkeiten*: 43.

[10] *Denkwürdigkeiten*: 45, 47. Darin Schrebers Anmerkung Nr. 34: »Daß eine Entmannung zu einem anderen weltordnungsmäßigen Zweck im Bereiche der Möglichkeit liegt, ja sogar vielleicht die wahrscheinliche Lösung des Konfliktes enthält, wird später noch ausgeführt werden.«

[11] Darauf weist auch bereits die im Halbschlaf aufgetretene Vorstellung hin, dass es schön sein müsse, ein Weib zu sein, das im Beischlaf unterliege. (Vgl. *Denkwürdigkeiten*: 30)

scher Auflehnung, die wir im Verhältnis Schrebers zu seinem Gott gefunden haben, sie ist das unverkennbare, getreulich kopierte Vorbild dieses letzteren.« (Freud VII: 177)

Damit, so stellt er fest, befinden wir uns auch im Falle Schreber auf dem wohlvertrauten Boden des *Vaterkomplexes*. Der Konflikt mit Gott ist zu lesen als der infantile Konflikt mit dem geliebten Vater, der aber zugleich auch Störer autoerotischer Kindheitserlebnisse ist. Die Erinnerungsspuren werden später unter der Kastrationsdrohung auf die Stufe der Objektliebe gehoben, um das Andenken an die autoerotische Betätigung zu verwischen. Es liegt deshalb für den Analytiker die Richtigkeit der Deutung meist dadurch nahe, dass Szenen sexueller Verführung in mehr als einer Version in den unbewussten Phantasien der Patienten auftauchen.

»Im Ausgang des Schreberschen Wahnes feiert die infantile Sexualstrebung einen großartigen Triumph; die Wollust wird gottesfürchtig, Gott selbst (der Vater) läßt nicht ab, sie von dem Kranken zu fordern.« (Freud VII: 180)

Tatsächlich war Schreber in seinen gesunden Tagen ein religiöser Zweifler. Und so beweisen ihm Gottes Wollustforderungen einmal mehr, dass diese Beziehung nicht Ausdruck eines Wahnes, sondern der Realität ist. Nach Freuds Ausführungen in der *Teufelsneurose*[12] gilt die Faustregel: Je ambiva-

[12] Die Übertragungsbeziehung und besonders die emotionale Ambivalenz im Verhältnis zum Vater wird später von Freud in der Teufelsneurose des Malers Heitzmann noch einmal ausführlich dargestellt. Die Übergänge von der Neurose zur Besessenheit seien fließend, denn die Neurosen der Kindheit würden durch Dämonen verraten. Eine blockierte Trauerreaktion sei jeweils der Auslöser. Die abgewehrte passive Homosexualität stellte sich bei Heitzmann im Verlauf von neun Jahren als neunmalige Versuchung durch den Teufel dar. Der Tod des Vaters hatte eine Melancholie mit schwerer Arbeitsstörung ausgelöst. Die Arbeitshemmung stellt in diesem Falle das spezifische Symptom dar; d.h. der Maler wandte nun den Hass, der einstmals dem Vater galt, gegen sich selbst und sabotierte dadurch seine Kreativität. Das Problem des Vaterkomplexes bei Heitzmann wird im Akt seiner Verschreibung als des Teufels Sohn fassbar (vgl. Freud VII: 296). Jener Pakt mit dem Teufel muss im psychoanalytischen Sinne als Kompensationsversuch gedeutet werden: als Konfliktlösung in Form einer Rationalisierung. (»ex morto parentes« meint: die Wirkung der Eltern durch deren Tod, wörtlich aus dem Tod heraus. In *Totem und Tabu* vermerkt Freud, dass sich der Tote je in einen »Geist« verwandle; so kann auch der Maler Heitzmann im Teufel seinen verstorbenen Vater behalten.) Am Beispiel der Teufelsneurose zeigt sich das Phänomen des nachträglichen Gehorsams besonders eindrücklich. Zwar in diesem Fall als Melancholie,

lenter das Beziehungsverhältnis, desto eher ist mit der Reaktion des »nachträglichen Gehorsams« zu rechnen.

Der ermittelte Vaterkomplex allein und die zentrale feminine Wunschphantasie Schrebers sind jedoch noch nicht als Spezifika des Wahns zu begreifen. Sie könnten sich ebenso auch in anderen Neurosen darstellen. Das Charakteristische der Paranoia findet sich nach Freud erst in der besonderen Erscheinungsform der Symptome, genauer, im *Mechanismus der Symptombildung* selbst. Dieser Weg soll im folgenden detaillierter betrachtet werden:

Ausgangspunkt der Freudschen Überlegungen ist Schrebers Bewunderung für den Arzt Flechsig, wie er sie im Anschluss an dessen erste Konsultation nach gutem Behandlungserfolg empfunden hatte. In dieser Bewunderung für den großen Arzt und Helfer lag grundsätzlich die Möglichkeit der Übertragungsliebe: Eine spezifische Gefühlsbesetzung, durch die Flechsig zum Surrogat für eine andere Person werden konnte; das heißt, Schreber erinnerte sich durch ihn an das Wesen seines Vaters oder Bruders — belebte sozusagen seine Beziehung zu den beiden Verstorbenen in sich wieder neu. Die Wahnphantasien Paul Schrebers, in deren Verlauf Flechsig zu seinem Verfolger wird, bestätigen diese These.

> »Die Person, welcher der Wahn so große Macht und Einfluß zuschreibt, in deren Hand alle Fäden des Komplottes zusammenlaufen, sei, wenn sie bestimmt genannt wird, die nämliche, der vor der Erkrankung eine ähnlich große Bedeutung für das Gefühlsleben der Patienten zukam, oder eine leicht kenntliche Ersatzperson derselben.«[13] (Freud VII: 167)

---

aber, wie auch im Falle Schreber, auf der Basis eines ambivalenten Verhältnisses zum Vater.

[13] Der Form der Paranoia persecutoria, bei der die zuerst geliebte Person später zum gehassten Verfolger wird, fügt Freud in seiner späteren Arbeit *Neurotische Mechanismen bei Eifersucht, Paranoia und Homosexualität* (1922) eine entgegengesetzte Entwicklung hinzu, bei der sich die gehassten Rivalen in Liebesobjekte verwandeln. Sie beruht auf einer homosexuellen Objektwahl aufgrund von Eifersucht gegen meist ältere Brüder. Die aus dem Mutterkomplex beim Knaben sich entwickelnden Rivalitätsgefühle gegen die Geschwister können sich bis zum Todeswunsch steigern. Durch soziale Einflüsse kommt es zur Verdrängung und Gefühlsumwandlung, so dass die gehassten Rivalen in späteren Übertragungsbeziehungen als Liebesobjekte wichtig werden. (Vgl. Freud VII: 226ff.)

Unter der Prämisse, dass zu Dr. Flechsig eine väterliche Übertragungsbeziehung bestand, erwägt Freud im nächsten Schritt zwei alternative Hypothesen:

1. Durch die Erinnerung an seine erste Krankheit wurde auch die an den Arzt geweckt. Dem Arzt galt von Anfang an die feminine Einstellung. Sie wurde wieder geweckt, als Schreber mit der Ernennung zum Senatspräsidenten und der damit verbundenen Überforderung erneut erkrankte.

2. Der Traum Schrebers, seine Erkrankung sei wiedergekehrt, hatte überhaupt den Sinn einer *Sehnsucht*: Ich möchte Flechsig wieder einmal sehen. Die Erinnerung an die erste Krankheit war eine Deckerinnerung, die die Sehnsucht nach dem »Geliebten« verbarg.

Aus unbekannten Gründen steigerte sich jedenfalls in der zweiten Begegnung die erotische Zuneigung dergestalt, dass sich in Paul Schreber »männlicher Protest« erhob.[14]

> »Da wir in unseren Analysen finden, daß die Paranoiker *sich einer solchen Sexualisierung ihrer sozialen Triebbesetzungen zu erwehren suchen,* werden wir zur Annahme gedrängt, daß die schwache Stelle ihrer Entwicklung in dem Stück zwischen Autoerotismus, Narzißmus und Homosexualität zu suchen ist ...« (Freud VII: 186)[15]

---

[14] Alfred Adlers Begriff des »männlichen Protests« stammt aus dem Jahr 1910. Vorausgesetzt wird, nach Fließ, die bisexuelle Konstitution und die Minderwertigkeit des »Weiblichen« in der psychosexuellen Entwicklung. Der Kampf um geschlechtliche I-dentität sei daher das Motiv der Verdrängung: »Beim Mann ist das unbewusste Verdrängte auf weibliche Triebregungen zurückzuführen; umgekehrt beim Weibe.« (Fließ in Freud VII: 251) Adlers These besagt, dass der Mensch sich sträube, auf der soziologisch minderwertigen weiblichen Entwicklungslinie zu verbleiben. Hieraus erklärt er die allgemeine Charakter- und Neurosenbildung. Freud verwendet den Begriff des »männlichen Protestes« ausdrücklich »nach dem Ausdrucke, aber nicht im Sinne Alf. Adlers« (Freud VII: 168). Adlers Lehre vom »männlichen Protest« sei mit der Tatsache der Verdrängung gänzlich unvereinbar. Sie trenne seine Individualpsychologie endgültig von der Analyse. Bei beiden Geschlechtern kommen sowohl weibliche als auch männliche Triebregungen vor, und beide können durch Verdrängung unbewusst werden. Freud nimmt also lediglich an, dass Schreber gegen das fertige Symptom protestiert, nicht, dass der Protest Bestandteil der Entstehung des Symptoms sei. Der »männliche Protest« ist hier also nur Sprungbrett, nicht Motor des seelischen Geschehens. (Vgl. *Ein Kind wird geschlagen*, in: Freud VII: 250ff.)

[15] Freud schreibt der Schizophrenie (»dementia praecox«) eine ähnliche Disposition zu. (Vgl. Freud VI: 168; s. auch Anm.7)

In den *Drei Abhandlungen zur Sexualtheorie* hatte Freud bereits 1905 die Phasen der psychosexuellen Entwicklung rekonstruiert. Auf jeder Stufe wies er die Verquickung sexueller Entwicklung mit der Persönlichkeits- oder Konfliktstruktur nach und zeigte anhand dessen, wie die Folgen der *Fixierung* je nach ihrem Zeitpunkt innerhalb der Entwicklung spezifisch differieren. Fixierungen bilden bleibende *Dispositionsstellen* der psychischen Regression. Für die Paranoia, deren typische Fixierung auf der *narzisstischen Stufe* liegt, bedeutet dies nach Freud:

> »Personen, welche nicht völlig vom Stadium des Narzißmus losgekommen sind, also dort eine Fixierung besitzen, die als Krankheitsdisposition wirken kann, sind der Gefahr ausgesetzt, daß eine Hochflut von Libido, die keinen anderen Ablauf findet, ihre sozialen Triebe der Sexualisierung unterzieht und somit ihre in der Entwicklung gewonnenen Sublimierungen rückgängig macht.« (Freud VII: 185)[16]

Auf der Basis der Übertragungsliebe war nun das Verhältnis zu Flechsig derart libidinös überflutet, dass ihm Schreber im Zuge des »männlichen Protestes« seine Liebe völlig entziehen musste. Die einsetzende Entsublimierung, das heißt erneute Sexualisierung der sozialen Triebe, die erotische Färbung des Verhältnisses also, hatte einen Verdrängungsmechanismus in Gang gesetzt. Der Aussage: *»Ich liebe ihn«* musste mit aller Energie widersprochen werden.

Jeder Hauptform der Paranoia, so Freud, liegt der Widerspruch gegen den Satz *»Ich* (ein Mann) *liebe ihn* (einen Mann)« zugrunde.

> »›Ich *liebe* ihn nicht — ich *hasse* ihn ja.‹ Dieser Widerspruch, der im Unbewußten nicht anders lauten könnte, kann aber beim Paranoiker nicht in dieser Form bewußt werden. Der Mechanismus der Symptombildung bei der Paranoia fordert, daß die innere Wahrnehmung, das Gefühl, durch eine Wahrnehmung von außen ersetzt werde. Somit verwandelt sich der Satz ›Ich hasse ihn ja‹ durch *Projektion* in den anderen: ›*Er* haßt (verfolgt) mich, was mich dann berechtigen wird, ihn zu hassen.‹ Das trei-

[16] Freuds damalige Triebtheorie war die Lehre von den Ich- und Sexualtrieben. Der Ich-Trieb, von Freud als Begriff der Selbsterhaltung verstanden, kristallisiert sich in der Aussage »Ich bin das Wichtigste auf der Welt!«. Diese Aussage interferiert mit dem Sexualtrieb, der über das eigene Selbst hinausweist. Freud konfrontiert also seine damalige Triebkonzeption, d.h. die biologische Determinante in seiner Theorie, mit der Einführung eines Narzissmuskonzeptes. In der modernen psychoanalytischen Theorie von Mentzos entsprechen die Ich- und Sexualtriebe den Polaritäten narzisstische versus objektbezogener Tendenzen. Mentzos' Modell der Bipolarität führt diesen Gedanken fort.

bende unbewußte Gefühl erscheint so als Folgerung aus einer äußeren Wahrnehmung: ›Ich liebe ihn ja nicht — ich hasse ihn ja — weil er mich verfolgt.‹ Die Beobachtung läßt keinen Zweifel darüber, daß der Verfolger kein anderer ist als der einst Geliebte.« (Freud VII:186f.)

Das Entscheidende am Verfolgungswahn ist demnach die Entstellung eines Gefühls. Das, was im Innern als Liebe hätte gespürt werden ›sollen‹, wird nun in sein Gegenteil verkehrt, nach außen projiziert, und von dort schlägt es dann dem ehemals Liebenden als Hass entgegen.[17] Die Liebe, die dem vormaligen Liebesobjekt jetzt entzogen ist, wird einer neuen und zwar für die Paranoia eigentümlichen Verwendung zugeführt. Im Vokabular der Freudschen Trieblehre müsste man sagen: Die freigewordene Libido steht nun völlig im Dienste der Ich-Triebe. Sie wird ganz ins Ich zurückgenommen, wo sie einen enormen Spannungszustand verursacht. Die Libido wirkt sozusagen autoerotisch und wird in dieser Form zur »Vergrößerung« des Selbst verwendet.

Freud gewann seine Hypothese zur Psychodynamik aus der Beobachtung, dass die meisten Fälle von Paranoia einen *Größenwahn* zeigen. Nach dem Rückzug von den äußeren Objekten nimmt sich das Ich zum eigenen Sexualobjekt und regrediert zu einer sehr frühen Stufe der Sexualentwicklung, der Stufe des *Narzissmus*. Auf dieser Prämisse beruht Freuds These zur Disposition der Paranoia: Es mag zwar keine ›paranoische Persönlichkeitsstruktur‹ geben, aber eine *Fixierung im Narzissmus* bringen alle Paranoiker mit, denn »der *Rückschritt von der sublimierten Homosexualität bis*

[17] An dieser Stelle ist auf die Unterscheidung zwischen Paranoia und Schizophrenie zurückzukommen. Während beiden Erkrankungen eine Libidoablösung von den Objekten der Außenwelt zugrunde liegt und in beiden Fällen eine Rücknahme der Libido ins eigene Ich stattfindet, unterscheiden sie sich doch in der Art des Heilungsversuchs. Der Paranoiker bedient sich zu diesem Zwecke der Projektion, schizophrene Patienten dagegen der Halluzination, weil ihre zentral disponierende Fixierung entwicklungspsychologisch in einer früheren Phase verortet werden muss. Freud hält es für wichtig, »die Paranoia als selbständigen klinischen Typus aufrechtzuerhalten, auch wenn ihr Bild noch so häufig durch schizophrene Züge kompliziert wird, denn vom Standpunkt der Libidotheorie ließe sie sich durch eine andere Lokalisation der disponierenden Fixierung und einen anderen Mechanismus der Wiederkehr (Symptombildung) von der Dementia praecox sondern, mit welcher sie den Hauptcharakter der eigentlichen Verdrängung, die Libidoablösung mit Regression zum Ich, gemeinsam hätte.« (Freud VII: 197)

zum Narzißmus« gibt »den Betrag der für die Paranoia charakteristischen *Regression*« an.[18]

Schrebers Wahn verleiht dieser modellhaften Konstruktion unmittelbar ihren vollendeten bildlichen Ausdruck. Seine Schilderungen klingen in den Ohren Freuds geradezu wie ein Zeugnis »endopsychischer Wahrnehmungen« der von ihm postulierten Psychodynamik:

> »Die durch Verdichtung von Sonnenstrahlen, Nervenfasern und Samenfäden komponierten ›Gottesstrahlen‹ Schrebers sind eigentlich nichts anderes als die dinglich dargestellten, nach außen projizierten Libidobesetzungen und verleihen seinem Wahn eine auffällige Übereinstimmung mit unserer Theorie. Daß die Welt untergehen muß, weil das Ich des Kranken alle Strahlen an sich zieht, daß er später während des Rekonstruktionsvorganges ängstlich besorgt sein muß, daß Gott nicht die Strahlenverbindung mit ihm löse, diese und manche andere Einzelheiten der Schreberschen Wahnbildungen klingen fast wie endopsychische Wahrnehmungen der Vorgänge, deren Annahme ich hier einem Verständnis der Paranoia zugrunde gelegt habe [...] Es bleibt aber der Zukunft überlassen, ob in der Theorie mehr Wahn enthalten ist, als ich möchte, oder in dem Wahn mehr Wahrheit, als andere heute glaublich finden.« (Freud VII: 200)

Auswertung

Abstrahiert man vom konkreten Fall Schreber, so lässt sich als *psychoanalytisches Fazit* der strukturellen Aspekte der Paranoia folgendes festhalten: Das gemeinsame Kriterium verschiedener Formen des Wahns ist die Abwehrfunktion gegen passive Homosexualität. Ihr Zutagetreten in sublimierten Formen leitet einen Verdrängungsmechanismus ein, für den eine Regression bis zum Narzissmus[19] spezifisch ist. In der zweiten Phase, dem

---

[18] Vgl. Freud VII: 195.

[19] Im Zusammenhang der zwei zentralen Aspekte Fixierung und Narzissmus unterscheidet Freud drei Phasen: erstens den Autoerotismus als objekt-loses Stadium; zweitens den Narzissmus mit dem »Als-ob«-Objekt des eigenen Selbst und des eigenen Körpers; und drittens die echte Objektbeziehung, die zeigt, dass der Übergang zu fremden Personen gelungen ist. Diese Differenzierung ist deshalb wichtig, weil sich im Übergangsstadium die Objektrepräsentanz entwickeln muss. Sie ist quasi die Vorstellung eines Objektes als zentrale Voraussetzung, ein Objekt überhaupt finden zu können. Als narzisstischer Typus liebt ein Individuum, was es selbst ist, selbst war oder selbst gerne sein möchte; sowie die Person, die einst Teil des eigenen Selbst war. In der Sprache der Triebtheorie: Die narzisstische Phase der Entwicklung ist durch die autoerotische Be-

aktiven Verdrängungsvorgang, folgt eine stumme Ablösung der Libido von den vorher geliebten Personen — was dem Untergang einer subjektiven Welt gleich kommt. Aber erst die Wiederkehr des Verdrängten, infolge misslungener Verdrängung, ist unserer Wahrnehmung zugänglich. Es ist der Wahn, der nun laut und schillernd den Heilungsverlauf in Gang setzt. Ein Heilungsprozess, der mit Hilfe früher Abwehrmechanismen — charakteristischerweise der *Projektion* und der *Spaltung*[20] — die Libido wieder zu ihren Objekten zurückführt.

Diese geliebten Personen werden nun jedoch als Verfolger gehasst und gefürchtet — der Effekt der Projektion. Die im Innern »aufgehobene« Liebe kehrt als Hass von außen zurück, und das steigert schließlich die Angst bis zur Panik. Zur Angst-Abwehr werden nunmehr die Verfolger in unzählige kleine, weniger mächtige *Partialobjekte* gespalten. Mit der Unterstützung solcher Abwehrmechanismen gestaltet sich der Paranoiker einen neuen Lebensraum.[21] Nach einer Frist der ›Eingewöhnung‹ gewinnt er, zunehmend ruhiger werdend, durch das Medium des Wahns seine Beziehungen zu den Personen und Dingen der Welt zurück.

> »Das also war das Fazit der Krankheitsveränderung bei Schreber nach den beiden Hauptrichtungen seines Wahnes. Er war vorher ein zur sexuellen Askese Geneigter

---

setzung der Sexualtriebe gekennzeichnet, die, als Einheit zusammengefasst, zunächst den eigenen Körper, das eigene Selbst des Individuums zum Liebesobjekt nehmen. Eine Fixierung auf dieser Stufe verhindert oder stört den Übergang zu fremden Personen, bzw. führt zu einer Objektwahl, die sich am eigenen Geschlecht oder an Merkmalen der eigenen Person orientiert.

[20] »Die Paranoia zerlegt, wie die Hysterie verdichtet. Oder vielmehr, die Paranoia bringt die in der unbewußten Phantasie vorgenommenen Verdichtungen und Identifizierungen wieder zur Auflösung. Daß diese Zerlegung bei Schreber mehrmals wiederholt wird, ist nach C.G. Jung Ausdruck der Bedeutsamkeit der betreffenden Person. [...] Wie der Verfolger sich, wenn wir das Ganze des Wahnes überblicken, in Flechsig und Gott zerlegt, so spaltet sich Flechsig selbst später in zwei Persönlichkeiten, in den ›oberen‹ und den ›mittleren‹ Flechsig und Gott in den ›niederen‹ und den ›oberen‹ Gott. Bei Flechsig geht die Zerlegung in späten Stadien der Krankheit noch weiter.« (Freud VII: 174)

[21] Als Paul Schreber nach der Entlassung seine Auffassung des Weltunterganges revidieren musste, schrieb er: »... kann ich mich der Anerkennung nicht entziehen, daß äußerlich betrachtet alles beim alten geblieben ist. Ob nicht gleichwohl eine tiefgreifende innere Veränderung sich vollzogen hat ...« (*Denkwürdigkeiten*: 62)

und ein Zweifler an Gott gewesen, er war nach Ablauf der Krankheit ein Gottesgläubiger und der Wollust Beflissener.«[22] (Freud VII: 158 f.)

Mit seiner Interpretation des Falles Schreber folgt Freud einem psychoanalytischen Erkenntnisinteresse, das sich deutlich von den psychiatrischen und neurologischen Forschungen unterscheidet. Obwohl der gemeinsame empirische Erkenntnisgegenstand, die beobachtbaren psychischen Vorgänge, auch in der Psychoanalyse einen hohen Stellenwert besitzt, stellt Freud gleich zu Beginn seiner Schreberanalyse klar heraus, dass die Psychoanalyse dabei nicht stehen bleiben kann:

»Das Interesse des praktischen Psychiaters an solchen Wahnbildungen ist in der Regel erschöpft, wenn er die Leistung des Wahns festgestellt und seinen Einfluß auf die Lebensführung des Kranken beurteilt hat; seine Verwunderung ist nicht der Anfang seines Verständnisses.« (Freud VII: 146)

Freud hingegen versucht auf der Basis seines Wissens von der Psychodynamik und den Neurosen auch die Paranoia zu *verstehen*. Grundsätzlich ist er der Ansicht, dass auch die absonderlichsten Gedankenbildungen, wie beispielsweise die des Schreberschen Wahnes, aus allgemein begreiflichen Motiven des menschlichen Seelenlebens hervorgehen. Für den Psychoanalytiker ist es darum unerlässlich, sich in die Entwicklungsgeschichte ebenso wie in die Einzelheiten des Wahnes zu vertiefen, um die Wege der paranoischen Umbildungen und wahnhaften Neugestaltung des Beziehungsgefüges kennen zu lernen. Der spezifisch *psychoanalytische Erkenntnisgegenstand*, in Differenz zu den beiden anderen Perspektiven, ist demnach, neben den beobachtbaren psychischen Vorgängen, vor allem das *Unbewusste* und dessen innere Dynamik.

---

[22] Gott verlangt »ein den weltordnungsmäßigen Daseinsbedingungen der Seelen entsprechendes beständiges Genießen; es ist meine Aufgabe, ihm dasselbe, [...] in der Form ausgiebigster Entwicklung der Seelenwollust zu verschaffen; [...]. Ich bin mir bewußt, daß ich damit keine sittliche Pflicht verletze, sondern einfach dasjenige thue, was unter den gegebenen regelwidrigen Umständen durch die Vernunft geboten ist [...]. Nicht unerwähnt will ich lassen, daß die Richtigkeit der bezeichneten Auffassung auch von dem niederen Gott (Ariman) ausdrücklich anerkannt worden ist, daß er seiner Zeit eine Anzahl von Redensarten, durch die mir ein entsprechendes Verhalten empfohlen wurde, in das von ihm zum Sprechen der Strahlen verwendete Aufschreibematerial aufnahm. Namentlich die Redensarten ›Die Wollust ist gottesfürchtig geworden‹ und ›Regen Sie sich nur geschlechtlich auf‹...« (*Denkwürdigkeiten*: 194-196)

»Die auf Beobachtung gestützte psychoanalytische Theorie hält fest daran, daß die Motive der Verdrängung nicht sexualisiert werden dürfen. Den Kern des seelisch Unbewußten bildet die archaische Erbschaft des Menschen, und dem Verdrängungsprozeß verfällt, was immer davon beim Fortschritt zu späteren Entwicklungsphasen als unbrauchbar, als mit dem Neuen unvereinbar und ihm schädlich zurückgelassen werden soll [...] die Sexualtriebe vermögen es, kraft besonderer Verhältnisse, die schon oftmals aufgezeigt worden sind, die Absicht der Verdrängung zu vereiteln und sich die Vertretung durch störende Ersatzbildungen zu erzwingen. Daher ist die der Verdrängung unterliegende infantile Sexualität die Haupttriebkraft der Symptombildung, und das wesentliche Stück ihres Inhalts, der Ödipuskomplex, der Kernkomplex der Neurose.« (Freud VII: 254)

Das Unbewusste entfaltet sich vermittels der grundlegenden psychischen Fähigkeiten zu *Übertragung* und *Widerstand.*[23] Die angemessene Arbeitshaltung des Analytikers ist deshalb die freischwebende Aufmerksamkeit, das heißt ein kontemplativer Bezug, der auf Seiten des Klienten die *freie Assoziation* ermöglicht und auf diesem Wege unbewusste Inhalte hervortreten lässt.[24]

Kritik

Im Zusammenhang mit der Analyse des Falles Schreber klingt in der Freud-Rezeption wiederholt der Vorwurf wissenschaftlicher Unredlichkeit an. Kritisch verweist man Freud insbesondere auf seinen eigenen Anspruch, dem zufolge in einer angemessenen Deutung wesentlich mehr biographische Informationen berücksichtigt werden müssten. Vor allem die Person und den Einfluss des Vaters habe er zu wenig beachtet. Es wird bezweifelt, dass Schrebers schriftliche Autobiographie allein als hinreichende Grundlage derart weit reichender analytischer Folgerungen gelten könnte. Die zentralen

[23] Freud selbst betonte immer wieder, wie befremdlich ihm das Phänomen der Übertragungsäußerungen sei. Seine psychoanalytische Praxis brachte ihn zu der Erklärung, dass es eine menschliche Eigenschaft sei, unbewusste Wünsche *verschieben* zu können. Im Widerstand, der Freud zunächst als Arbeitshindernis begegnete, erkannte er bald die gleichen Kräfte, die auch bei der Verdrängung am Werke sind. Insofern können diese beiden zentralen Elemente der analytischen Theorie anthropologisch als *psychische Universalien* bezeichnet werden.

[24] Darin liegt zugleich die Besonderheit, dass die wissenschaftliche Methode der Behandlungsmethode immanent ist. Eine Differenzierung zwischen Forschungs- und Behandlungsmethode findet sich bei Freud nur in den Technischen Schriften.

Elemente der psychoanalytischen Methode, die Übertragung und der Widerstand, entfalteten sich schließlich nur in der Übertragungssituation. Freud aber hatte Paul Schreber niemals persönlich kennen gelernt.

Der Mangel an biographischem Material ist tatsächlich evident. Ein großer Verlust, den Freud selbst auch erwähnt, ist in dieser Hinsicht vor allem das dritte Kapitel der *Denkwürdigkeiten*. Der Einwand, dass Freud die Rolle des Vaters zu wenig beachtet habe bzw. ihn nur in positiver Hinsicht schildert, scheint also berechtigt. Die Schriften Moritz Schrebers, von welchen Freud offenbar nur die *Ärztliche Zimmergymnastik* bekannt war, hätten ihm biographische Einblicke gewähren können. Allerdings, so kann zu Freuds Ehrenrettung im nachhinein gesagt werden, hätten diese Informationen seine Theorie der Paranoia zusätzlich gestützt. Das heißt, er hätte die Thesen seiner Abhandlung über den »paranoischen Mechanismus« wohl kaum modifizieren müssen, wohl aber wären ihm konkretere Ausführungen in den ›Deutungsversuchen‹ gelungen. Den zweiten Einwand hatte Freud schon vorausgesehen und demgemäss in seiner Einleitung zur Schreberanalyse die Ergebnisse durch die Erläuterung einer Eigentümlichkeit des Wahnes selbst gerechtfertigt:

> »Da die Paranoiker nicht zur Überwindung ihrer inneren Widerstände gezwungen werden können und ohnedies nur sagen, was sie sagen wollen, darf gerade bei dieser Affektion der schriftliche Bericht oder die gedruckte Krankengeschichte als Ersatz für die persönliche Bekanntschaft mit dem Kranken eintreten.« (Freud VII: 139)

Am häufigsten wird jedoch Freuds Homosexualitäts-These zum Anstoß der Kritik an seiner Theorie der Paranoia. Bereits zwei Jahre vor seiner Arbeit über Schreber hatte er die entsprechenden Theoreme aufgestellt. So spricht er in einem Brief an Ferenczi aus dem Jahre 1908 auch von weiblicher Homosexualität: Er habe gerade eine Patientin mit einer »ausgewachsenen Paranoia« gesehen, die nach seiner Ansicht zwar »jenseits der Grenzen therapeutischer Beeinflussung«, deren Analyse aber für das wissenschaftliche Verständnis der Neurosen unverzichtbar sei.[25]

Seine Überlegungen zum Agens der Homosexualität in der Paranoia lösten eine ganze Reihe *empirischer Studien* aus, die einen derartigen Zusam-

---

[25] Vgl. Gay 1989: 315. Einen anderen Fall weiblicher Paranoia veröffentlichte Freud 1920: *Über die Psychogenese eines Falles von weiblicher Homosexualität* (s. Freud VII: 255).

menhang nachzuweisen versuchten.[26] Nun ist es schwierig, Freuds These von der abzuwehrenden *passiven Homosexualität* empirisch zu verifizieren, weil diese sich ja durchaus nicht in manifester, verhaltensrelevanter Homosexualität darstellt. Es wäre allerdings eine Überlegung wert, ob die Gegenprobe Freuds Theorie beeinträchtigt: Wäre die Paranoia mit einer homosexuellen Lebensweise vereinbar? Ist eine Form der Paranoia denkbar, die trotz homosexueller Lebensweise auftritt?

Freud selbst war in diesem Punkt der Schreberanalyse von größter Skepsis erfüllt, dennoch aber, wie Peter Gay berichtet, »geradezu manisch« mit Schreber beschäftigt.[27] Fiel diese Studie doch in seiner Eigenanalyse zeitlich mit der Durcharbeitung der verlorenen Freundschaft mit Wilhelm Fließ zusammen: »Mein einstiger Freund Fließ«, hatte er Jung schon 1908 geschrieben, »›hat eine schöne Paranoia entwickelt, nachdem er sich der gewiß nicht geringen Neigung zu mir entledigt‹. Immer bereit, persönlichen Aufruhr in analytische Theorie zu übersetzen, schrieb Freud es Fließ' Benehmen zu, daß er diese Einsicht gewonnen habe, eine Einsicht, die mehrere seiner Patienten reichlich bestätigt hatten.«[28]

Freud sah Wilhelm Fließ überall in anderen verkörpert.[29] Als er bereits am Fall Schreber arbeitete, beantwortete er Ferenczis Forderung nach größerer Nähe in einem Brief vom 6. Oktober 1910:

> »Seit dem Fall Fließ, mit dessen Überwindung Sie mich gerade beschäftigt sehen, ist dieses Bedürfnis bei mir erloschen. Ein Stück homosexueller Besetzung ist eingezogen und zur Vergrößerung des eigenen Ich verwendet worden.« (Freud, zitiert nach Gay 1989: 312)

---

[26] Vgl. Spitzer 1989: 79ff.

[27] Wie *Leonardo*, den Freud 1910 beendete, »war Schreber eine Quelle wahren Vergnügens. Liebevoll nannte ihn Freud ›wunderbar‹ und schlug im Scherz vor, daß man ihn ›zum Professor der Psychiatrie und Anstaltsdirektor hätte machen sollen‹. Durch die Arbeit an Schreber habe Freud viel ›spaßhafte Erleichterung‹ gefunden; er streute sogar Neologismen aus Schrebers Buch in seine intimen Briefe ein. Das waren die berühmten Schreberismen«. (Gay 1989: 315f.)

[28] Gay 1989: 312.

[29] So bestätigt er am 26. Dezember 1912 auch in einem Brief an Jones: »Sie haben recht mit der Annahme, daß ich auf Jung homosexuelle Gefühle von einer anderen Seite übertragen hatte.«

Vor allem hatte Adler die »Wunden der Fließaffäre aufgerissen«, gestand er in einem Brief an Jung vom 22. Dezember 1910. Adler erwecke in ihm das Andenken an Fließ, »eine Oktave tiefer. Dasselbe Paranoid«.

> »Ich freue mich sehr, daß Sie Adler so sehen wie ich. Mir geht die Sache nur darum nahe, weil sie die Wunden der Fließaffäre aufgerissen hat. Dasselbe hat mir das sonstige ruhige Gefühl bei der Paranoiaarbeit gestört; ich bin diesmal nicht sicher, wieweit ich meine Eigenkomplexe fernehalten konnte, und will mich auch gerne kritisieren lassen.« (Freud 1991: 170)

Schreber studieren hieß, sich an Fließ erinnern, kommentiert Gay, aber sich an Fließ erinnern hieß auch, Schreber zu verstehen! Eine abschließende Stellungnahme gibt Freud in gewisser Weise 1920 in der Studie zur *Psychogenese eines Falles von weiblicher Homosexualität*:

> »Die Psychoanalyse ist nicht dazu berufen, das Problem der Homosexualität zu lösen. Sie muß sich damit begnügen, die psychischen Mechanismen zu enthüllen, die zur Entscheidung in der Objektwahl geführt haben, und die Wege von ihnen zu den Triebanlagen zu verfolgen. Dann bricht sie ab und überläßt das Übrige der biologischen Forschung, [...] Sie steht auf gemeinsamem Boden mit der Biologie, indem sie eine ursprüngliche Bisexualität des menschlichen (wie des tierischen) Individuums zur Voraussetzung nimmt. Aber das Wesen dessen, was man im konventionellen oder im biologischen Sinne ›männlich‹ und ›weiblich‹ nennt, kann die Psychoanalyse nicht aufklären, sie übernimmt die beiden Begriffe und legt sie ihren Arbeiten zugrunde.« (Freud VII: 280)

In einem erst spät entdeckten Beitrag zur Paranoia[30], der aber gleichwohl Freuds Tendenz zur Biologie und die Bedeutung der Vererbung in seinen Überlegungen deutlich werden lässt, befasst er sich mit der Herkunft der konstitutionellen, das heißt, phylogenetischen Disposition der Fixierungen. In den Ausführungen zu Freuds Erkenntnisinteresse wurde bereits auf diese »archaische Erbschaft« hingewiesen:

> »Den Kern des seelisch Unbewußten bildet die archaische Erbschaft des Menschen, und dem Verdrängungsprozeß verfällt, was immer davon beim Fortschritt zu späteren Entwicklungsphasen als unbrauchbar, als mit dem Neuen unvereinbar und ihm schädlich zurückgelassen werden soll.« (Freud VII: 254)

Im Entwurf der verlorenen zwölften metapsychologischen Abhandlung hypostasiert Freud: »Was jetzt Neurosen sind, waren Zustandsphasen der

---

[30] Freud, Sigmund (1985): *Übersicht der Übertragungsneurosen. Ein bisher unbekanntes Manuskript.* Mit einem Essay von Ilse Grubrich-Simitis, Frankfurt am Main.

Menschheit«, wie er es im Brief an Ferenczi vom 12. Juli 1915 ankündigte. Unter dem Vorbehalt, dass der Leser Nachsicht übe, wenn ausnahmsweise die Kritik vor der Phantasie zurücktrete, entwickelt Freud seine Theorie der Reihung:

> »Es existiert nun eine Reihe, an welche man verschiedene weitgehende Gedanken anknüpfen kann. Sie entsteht, wenn man die Psychoneurosen (nicht die Übertragungsneurosen[31] allein) nach dem Zeitpunkt anordnet, zu welchem sie im individuellen Leben aufzutreten pflegen. [...] Die Reihe lautet also: Angsthysterie — Konversionshysterie — Zwangsneurose — Dementia praecox — Paranoia — Melancholie — Manie.
>
> Die Fixierungsdispositionen dieser Affektionen scheinen auch eine Reihe zu ergeben, die aber gegenläufig ist, besonders, wenn man libidinöse Dispositionen in Betracht zieht. Es ergäbe sich also, je später die Neurose auftritt, auf desto frühere Libidophase muß sie regredieren.«[32]

Seine ersten Überlegungen zu dieser 12. Abhandlung fasste Freud bereits in einem Brief an Ferenczi zusammen.[33] Was ihm dabei vorschwebt, ist nichts Geringeres als eine phylogenetische Entwicklungsgeschichte des Ichs. Von dieser Entwicklungsgeschichte sollen die Neurosen durch den Zeitpunkt ihres Auftretens jetzt Zeugnis abgeben: Je später eine Neurose auftritt, desto früher muss die Disposition zur Fixierung liegen, das heißt, auf eine desto frühere Libidophase muss sie regredieren.[34] Freud kann bei seinen Ausführungen zu den Übertragungsneurosen zunächst noch an Ferenczis Programm der *Entwicklungsstufen des Wirklichkeitssinnes* von 1913 anknüpfen. Sie reichen von der Entwicklung der Angsthysterie in der Eiszeit bis zur Urhorde. Für die narzisstischen Neurosen jedoch fehlten im Grunde solche Anhaltspunkte,

---

[31] Die Einteilung »Übertragungsneurosen« umfasst in dieser Studie die Zwangsneurose, die Angst- und die Konversionshysterie. Die narzisstischen Neurosen sind diejenigen, die »der Kindheit fehlen«: Dementia praecox, Paranoia, Melancholie und Manie. (Vgl. Freud 1985: 72)

[32] Vgl. Freud 1985: 72.

[33] Der Brief an Sandor Ferenczi vom 12. Juli 1915 ist im Anhang wiedergegeben: S. 189.

[34] Die Entwicklung der Libido geschah nach Freuds metapsychologischen Überlegungen schon vor aller Menschengeschichte im Wirbeltierstamm.

»wenn uns nicht die Annahme zu Hilfe käme, daß die Disposition zu ihnen von der zweiten Generation erworben ist, deren Entwicklung in eine neue Phase menschlicher Kultur hinüberleitet.«

Nicht nur, dass der eifersüchtige Urvater die Söhne vertreibe, nein, er kastriere sie auch. Dem entspreche nun ontogenetisch das jugendliche Individuum: Es verhalte sich so, als ob es die Kastration erlitten hätte. Die Dementia praecox wiederholt diesen Zustand in der Hebephrenie! Die jetzt folgende Wandlung — die zur Paranoia führte — bestand nach Freuds Spekulation darin, dass die Söhne sich wehrten, indem sie sich der drohenden Kastration durch die Flucht vor dem Urvater entzogen und fortan in homosexuellen Organisationen zusammenlebten.

»Es ist sehr möglich, daß in der Vererbung dieser Zustandsphase die lange gesuchte hereditäre Disposition der Homosexualität zu erblicken ist. Die hier entstandenen, aus der Homosexualität sublimierten sozialen Gefühle wurden aber zum dauernden Menschheitsbesitz und zur Grundlage jeder späteren Gesellschaft. Diese Zustandsphase bringt aber ersichtlich die Paranoia wieder; richtiger, gegen die Wiederkehr derselben wehrt sich die Paranoia, bei der die geheimen Bündnisse nicht fehlen und der Verfolger eine großartige Rolle spielt. Die Paranoia sucht die Homosexualität abzuwehren, welche die Grundlage der Brüderorganisation war, und muß dabei den Befallenen aus der Gesellschaft treiben und seine sozialen Sublimierungen zerstören.« (Freud 1985: 78)

Freud selbst hatte sich entschlossen, diesen fragmentarischen Entwurf nicht an die Öffentlichkeit zu bringen. Der sporadische Charakter seiner Einfälle und die unsystematische Bearbeitung gestatteten dies nicht.[35] Ilse Grubrich-Simitis würdigt daran aber gerade den spielerischen Aspekt Freudscher Schaffenskraft. Sie sieht in Freuds theoretischem Versuch — im Rahmen der Freundschaft mit Ferenczi — ein einzigartiges Zeugnis menschlicher und dialogischer Kultur, das geradezu ein Vorbild wissenschaftlicher Zusammenarbeit abgebe. Freuds Abhandlung sollte Anregung zu einer produktiven Kritik der Metapsychologie werden.

Der Gedanke, »ob das, was heute in der neurotischen und psychotischen Innenwelt als krankhaft und lebenseinschränkend imponiert, in seinen evolutionären Anfängen überlebensnotwendige Anpassungsreaktionen der Spezies auf bedrohliche Verän-

[35] Vgl. Grubrich-Simitis, in: Freud 1985: 93.

derungen der äußeren Lebensumstände und traumatische Ereignisse gewesen sein könnte«, bleibt unvermindert aktuell. »Der Entwurf ist also nicht bloß als historische Kuriosität zu lesen.« (Grubrich-Simitis, in: Freud 1985: 119)

3. Kapitel: William G. Niederland

Der Wahn, ein biographisches Rätsel?

In scheinbar krassem Gegensatz zu Freuds rein strukturellem Interesse macht Niederland die Realitätssättigung der *Denkwürdigkeiten* zum hauptsächlichen Gegenstand seiner Untersuchungen. Was Freud 1911 in seiner Monographie hypostasierte, soll jetzt von Niederland auf empirischer Ebene bestätigt werden.

Die heuristische Arbeitsweise Niederlands lässt sich am besten zeigen, wenn man sie an einer ausgewählten Textstelle expliziert. Dabei wird deutlich, wie sehr er in Schrebers reichhaltigem Material tatsächlich von einer *Realitätssättigung* ausgehen konnte. Die Differenz zu Freuds psychodynamischer Argumentationsfigur der reinen ›Innenansicht‹ tritt hier in aller Schärfe hervor. Die im folgenden zitierte Passage der »Markgrafen von Tuscien und Tasmanien« aus den *Denkwürdigkeiten* erweist sich für mein Vorhaben besonders geeignet. Sie bietet die Möglichkeit, Schrebers Problem der Kinderlosigkeit und des »Seelenmordes« zu erforschen und ist zugleich eine der wenigen Passagen, in der Schrebers Mutterbeziehung anklingt. Darüber hinaus ist die psychodynamische Deutung der »Markgrafen-Phantasie« höchst originell. Niederland interpretiert sie im Sinne des positiven Schreberschen Ödipuskomplexes, nachdem sich Freud ja vor allem für dessen negative Seite interessiert hatte.

> »Da nun die mit mir redenden Stimmen seit den ersten Anfängen meiner Verbindung mit Gott (Mitte März 1894) bis jetzt tagtäglich die Thatsache, daß von irgendeiner Seite *›Seelenmord‹* getrieben worden sei, als die Ursache der über die Gottesreiche hereingebrochenen Krisis bezeichnen, wobei in früherer Zeit Flechsig als Urheber des Seelenmords genannt wurde, während man jetzt schon seit längerer Zeit in beabsichtigter Umkehr des Verhältnisses mich selbst als denjenigen, der Seelenmord getrieben habe, ›darstellen‹ will, so gelange ich zu der Annahme, daß irgendeinmal, vielleicht schon in früheren Generationen, ein als Seelenmord zu bezeichnender Vorgang zwischen den Familien Flechsig und Schreber stattgefunden habe, wie ich denn auf Grund weiterer Vorgänge der Ueberzeugung bin, daß zu der Zeit, als meine Nervenkrankheit einen schwer heilbaren Charakter anzunehmen schien, ein Seelenmord von irgend einer Seite, wenn auch erfolglos, an mir versucht worden ist [...].

Möglicherweise hat es sich zuerst um einen der Eifersucht entsprungenen Kampf bereits aus dem Leben abgeschiedener Seelen gehandelt. Die Flechsig's und Schreber's gehörten nämlich beide, wie der Ausdruck lautet, ›dem höchsten himmlischen Adel‹ an; die Schreber's führten insbesondere den Titel ›Markgrafen von Tuscien und Tasmanien‹, entsprechend einer Gewohnheit der Seelen, sich, einer Art persönlicher Eitelkeit folgend, mit etwas hochtrabenden irdischen Titeln zu schmücken. Aus beiden Familien kommen verschiedene Namen in Betracht, aus der Familie Flechsig insbesondere außer dem Professor Paul Theodor Flechsig auch ein Abraham Fürchtegott Flechsig und ein Daniel Fürchtegott Flechsig, welcher letzterer Ausgangs des 18.Jahrhunderts gelebt haben und wegen eines seelenmordartigen Vorganges ›Hülfsteufel‹ gewesen sein soll.« (*Denkwürdigkeiten* 1985: 22)

Dieser kurze Auszug, weniger als eine Seite der *Denkwürdigkeiten*, mag Niederlands Unterfangen ins rechte Licht rücken. In jahrelanger Kleinarbeit suchte er den biographischen *Wahrheitskern* in Schrebers Aufzeichnungen herauszupräparieren, um seine These stark zu machen, Schrebers Phantasien seien *entstellte Erinnerungen* realer Erlebnisse.

Im Textabschnitt mit der sog. *»Markgrafen-Phantasie«* beklagt Schreber eine *»Krisis der Gottesreiche«,* ausgelöst durch einen *»von irgendeiner Seite [betriebenen] Seelenmord«*. Die Ursache der Krisis — und hier ist das Kausalitätsbedürfnis des Paranoikers zu beachten — sieht Schreber in einem *»Seelenmord«*, als dessen Urheber ihm zunächst Flechsig genannt wurde. Nun aber wird er selbst dieses Verbrechens bezichtigt. Die Kontroverse in der Urheberschaft: Flechsig oder Schreber, führt ihn schließlich zu der Annahme, dass irgendwann einmal, vielleicht schon in früheren Generationen, ein Seelenmord aus Eifersucht stattgefunden haben müsse. *»Die Flechsig's und Schreber's gehörten nämlich beide dem höchsten himmlischen Adel an«*. Insbesondere führten die Schrebers den Titel der *»Markgrafen von Tuscien und Tasmanien«*; während die Ahnenreihe der Flechsigs durch einen *»Daniel Fürchtegott Flechsig«* gekrönt ist, *»welcher letzterer Ausgangs des 18. Jahrhunderts gelebt haben und wegen eines seelenmordartigen Vorganges ›Hülfsteufel‹ gewesen sein soll.«*

Zwei Elemente dieser Wahnphantasie sind recht unmittelbar zugänglich. Da ist zunächst der hochbesetzte *Stammbaum* der Familie[1]: Die adligen Vor-

---

[1] Im Falle Schrebers sind die Vorfahren von besonderer Wichtigkeit. Einer der Gründe dafür, warum Schreber über seinen Stammbaum sehr genau im Bilde war, war das »Schrebersche Familienstipendium« das über 250 Jahre existierte (ausführlich be-

fahren mütterlicherseits fanden in der biographischen Übersicht bereits Erwähnung. Es war aber auch einer der Vorfahren Moritz Schrebers, der Arzt und Botaniker Johann Christian Daniel von Schreber (1739-1810), im Jahre 1791 in den Adelsstand erhoben worden. Schrebers Wissen über seine Abstammung hat deutliche Spuren in seinem Wahnsystem hinterlassen. So stellte schon Freud einen Zusammenhang her zwischen der Familienehre und Schrebers *Kinderlosigkeit*, die das Ende der Dynastie markierte[2].

Ein zweiter Aspekt, an der Oberfläche der Deutung, sind die geographischen Gebiete: *»Tuscien und Tasmanien«*. Tasmanien, die ehemals britische Strafkolonie, bedeutet mit großer Wahrscheinlichkeit Gefängnis und *Bestrafung*. Es liegt dann auch nahe, Tuscien im Sinne von Verbrechen zu verstehen. Niederland begründet diese Interpretation mit der historischen Bedeutung des Ortes:

> »Die historische Toscana mit ihrer Hauptstadt Florenz hatte stets den gleichen Ruf wie in biblischen Zeiten die Städte Sodom und Gomorrha, Ninive u.ä.— nämlich Stätten der Sünde, des Haders, des Inzests und der Homosexualität.« (Niederland 1978: 121)

Eine wesentliche Voraussetzung zum tieferen Verständnis der *»Markgrafen-Phantasie«* erhielt Niederland durch einen Hinweis von Baumeyer: die Phantasie der »Markgrafen« könne mit dem *Gang nach Canossa* verknüpft sein: Nach drei Tagen des Wartens, auf der Burg von Canossa, war die persönliche Erniedrigung Heinrich des IV. schließlich belohnt worden. Am 28. Januar 1077 gewann er seine politische Handlungsfreiheit zurück. Wesentlich ermöglicht wurde dies durch Vermittlung der damals mächtigsten Frau Europas: Mathilde *Markgräfin von Tuscien*, die Burgherrin von Canossa, hatte die Lossprechung vom Bann des Papstes bewirkt. Ihr ›Bündnis‹ mit

---

schrieben von Israëls 1991: 21). Der Stammbaum, den Niederland seiner Arbeit voranstellt, findet sich im Anhang zu dieser Arbeit, S. 190.

[2] Freud stellt dabei der edlen Schreberschen Abstammung den großen Napoleon zur Seite, der sich sogar »von seiner Josephine scheiden [ließ], weil sie die Dynastie nicht fortsetzen konnte; Dr. Schreber mochte die Phantasie gebildet haben, wenn er ein Weib wäre, würde er das Kinderbekommen besser treffen, und fand so den Weg, sich in die feminine Einstellung zum Vater in den ersten Kinderjahre zurückzuversetzen.« (Freud VII: 182) Zum weiteren Beleg erinnert er uns daran, »daß Schreber in seiner Krankheit seinen Familienstolz frei äußert (›Die Schrebers gehören dem höchsten himmlischen Adel an‹, daß wir ein menschliches Motiv für seine Erkrankung an einer femininen Wunschphantasie in seiner Kinderlosigkeit gefunden haben...«. (Freud VII: 202f.)

Papst Gregor VII. hatte den Ausschlag gegeben. Den Papst beschuldigte man »wegen intimer Beziehungen zu Mathilde«[3].

Niederland analysiert die brisante *Canossa-Episode* und erörtert mit ihrer Hilfe den Seelenmord aus Eifersucht. Er stellt eine Verbindung her zwischen Schrebers Mutterbeziehung und der Demütigung des Königs in Canossa: Den Bittgang Heinrich des IV. zum Hof von Canossa hatte Bismarck 1872 in einer Rede vor dem Reichstag in Erinnerung gerufen: »Nach Canossa gehen wir nicht!« Der von Schreber so häufig erwähnte *Kulturkampf* stelle deshalb die unbewusste Verbindung her. Wie zu Schrebers Zeit war auch die damalige Auseinandersetzung Heinrich des IV. mit Gregor dem VII. wesentlich ein Kampf um die politische und kulturelle Vorherrschaft. Paul Schrebers Beteiligung am Kulturkampf, nämlich seine Reichstagskandidatur von 1884, »hatte offenbar seine unbewußten Konflikte reaktiviert und dann eine wahnhafte Verarbeitung der Ereignisse, der Namensgebung einiger der wichtigsten Protagonisten etc. ausgelöst«[4].

Der zentrale »unbewußte Konflikt« — nach Niederland kein geringerer als die Angst vor dem *»Vatermord«* — löste, bedingt durch die Kandidatur gegen Bismarck, Schrebers erste Erkrankung aus.[5] Als Schreber später in seiner hohen Position als Senatspräsident wiederum mit Vaterfiguren konkurrieren musste, erlebte er denselben Konflikt, und die Angst vor dem Vatermord wurde erneut virulent[6]. Es ist eine wichtige Prämisse Niederlands,

---

[3] Niederland 1978: 121.

[4] Niederland 1978: 118.

[5] Als einer der drei Kandidaten des Wahlbezirks Chemnitz war Schreber auch den innerhalb eines Wahlkampfes üblichen Angriffen ausgesetzt. Han Israëls zitiert eine Annonce der freisinnig-demokratischen Partei im Chemnitzer Tagblatt, von der vermutlich eine wesentliche narzisstische Kränkung Schrebers ihren Ausgang nahm: »WÄHLT NICHT DEN UNBEKANNTEN SCHREBER! Wer hat jemals von Herrn Schreber's Verdiensten ums Allgemeine was gehört?« u.a.m. Die Wahlen fanden am 28.Okt. 1884 statt und brachten einen Sieg für den sozialistischen Kandidaten. Schreber, der nur 25% der Stimmen erhielt, wurde am 8. Dezember in die Nervenklinik von Prof. Flechsig in Leipzig eingeliefert, wo er zwei Selbstmordversuche unternahm. (Vgl. Israëls 199: 137-143)

[6] Die angesprochenen reaktivierten »unbewußten Konflikte« waren Gegenstand der Freudschen Analyse, die hier von Niederland fortgesetzt wird. Gemeint sind der somatische Faktor des »männlichen Klimakteriums« und die passiv-femininen Phantasien, der »Vaterkomplex«. Israëls bezieht genau darauf seine Kritik an Niederland: Schreber

dass für beide Krankheitsphasen Schrebers ein identischer Auslöser verantwortlich ist. Dieser Auslöser liegt in der Angst, den *Platz des Vaters* einnehmen zu müssen. Eine Annahme, die zugleich, die Problembereiche Kinderlosigkeit, männliches Klimakterium und Vaterkomplex miteinander verknüpft. Schreber war damals 51 Jahre alt, also relativ jung für ein so hohes Amt; alle ihm nachgeordneten Richter waren älter als er. Der Amtsantritt mit seinen Folgen muss dann die Regression ausgelöst haben[7]. Niederland vermutet, dass ihn die Bedrohung, nun selbst ein *Vater* in voller Eigenständigkeit zu werden, auf die libidinös besetzte Unterwerfung unter den vergotteten Vater seiner frühen Kindheit zurückwarf.

Setzt man mit Niederland voraus, dass die Reichstagskandidatur 1884 und der Amtsantritt in Dresden 1893 entscheidende Hinweise auf den *Zeitpunkt* der Erkrankung geben, so gilt es weiter zu belegen, weshalb gerade diese historischen Figuren, Orte, Daten und Ereignisse als unbewusste Ausdrucksformen jener Konflikte fungieren konnten. Welche Bestätigung findet Niederland für seine Deutungen? Eine spekulative Betrachtung »Tasmaniens« bahnt den Weg zu diesen tieferen Schichten der Deutung; das heißt zu einer Stufe, auf der die biographischen Elemente nicht mehr unmittelbar zuhanden sind, so dass die hypothetischen Voraussetzungen das ganze Gewicht der Interpretation tragen.

Über Tasmanien, das im 19. Jahrhundert ohnehin als Ort des Schreckens bekannt war, berichtet ein Chronist: *»Hic homines patricidiae habitant* (Hier leben Mörder ihrer Väter).«[8] Diesen Hinweis auf einen Verbannungsort für Vatermörder illustriert Niederland durch die Analyse einer Fehlleistung aus den *Denkwürdigkeiten*: Schreber stellt im 7. Kapitel einen Mann Namens *Casati* in eine Reihe mit katholischen Würdenträgern, unter anderen den Kardinälen Rampolla und Galimberti. Niederland eruiert, dass kein Kardinal

hätte über den Wahlausgang (25% der Stimmen) »unbewußtes Glück empfinden müssen, denn er ersparte ihm ja, Bismarck Auge in Auge gegenüberzutreten. Warum mußte er sich dann noch in einen psychotischen Zustand flüchten?« (Israëls 1991: 327, Anm.75)

[7] Die Strapazen des Amtsantrittes als Senatspräsident am Oberlandesgericht in Dresden, dem damals höchsten Gericht Sachsens, werden in den *Denkwürdigkeiten* (S. 31) beschrieben. Schrebers »Neffe Felix Jung, geb. 1882, später selbst Jurist, schrieb 1955: ›Auch beruflich hat mein Onkel in hohem Ansehen gestanden, und manche Kollegen erblickten in ihm den künftigen sächsischen Justizminister‹«. (Israëls 1991: 145)

[8] Niederland 1978: 119

Casati existierte, jedoch ein Geograph und Zeitgenosse Paul Schrebers mit Namen Gaetano Casati (1838-1902), der mit Emin Pascha Afrika-Expeditionen unternommen hatte. Schreber, der italienisch las — auch in der Anstalt schrieb er italienische Briefe — kannte vermutlich Casatis Buch *Dieci Anni in Equatoria.*

»Diese Reisebeschreibungen, so darf man vermuten, wurden mit Schrebers Erinnerungen an die Erzählungen des Vaters von seinen früheren Reisen in Rußland und anderen Ländern vermischt.« (Niederland 1978:120) Emin Pascha war »ein Arzt deutsch-jüdischer Abstammung namens Eduard Schnitzer«, der im Deutschland jener Tage »wegen seiner aufsehenerregenden Karriere, seines Ruhms, seiner Reisen und seiner unermüdlichen Reformbestrebungen zu einer Sensation wurde.« (Niederland 1978: 120)

Niederland erörtert in diesem Zusammenhang eine Reihe verblüffender biographischer Parallelen zwischen Eduard Schnitzer (Pascha) und Moritz Schreber (Gott), Gaetano Casati (Assistent) und Paul Schreber (Sohn). Weil all jene Fakten und Zusammenhänge bei Paul Schreber zweifellos als bekannt vorausgesetzt werden können, drängt sich Niederland die erstaunliche Hypothese auf: Die *Ermordung Emin Paschas* im Jahre *1892*, also während Schrebers präpsychotischer Phase, habe eine Wiederbelebung seines *ödipalen Verbrechens* ausgelöst. Statt aber für den *Vatermord* bestraft und nach Tasmanien verbannt worden zu sein, hatte man ihn, den Mörder, paradoxerweise zum *obersten Richter* ernannt. Im November 1893 verbannte er sich dann selbst auf sein eigenes »Tasmanien«, in die Nervenheilanstalt.[9]

Zur Begründung steht nun noch der »Seelenmord« aus, der zur Krisis der Gottesreiche geführt hatte. Hier muss als Vorannahme zunächst noch einmal der Zusammenhang zwischen »Seelenmord« und Homosexualität ins Gedächtnis gerufen werden. Wie schon Freud vermerkte, erscheint der »Seelenmord« in den Denkwürdigkeiten als sexuelle Kastration mit der Folge des Verstandesverlustes. Freud und Niederland gelangen zu der Kastrationshypothese durch einen Rückschluss: Wenn Paul ein Weib sein will, muss er auf seinen Penis verzichten und erkennen, dass er als kastrierter Mann *dumm* wird. Wesentliche Teile der *Denkwürdigkeiten* befassen sich mit diesem Konflikt, in dem er, sich in ein Weib verwandelnd, ständig gegen den Verlust seines Verstandes ankämpfen muss. Paul Schreber hatte zunächst das Negativ-Bild der Dirne (*Luder)* übernommen; Frauen sind schwach und schmut-

[9] Vgl. Niederland 1978: 120f.

zig. Durch *Verkehrung ins Gegenteil* wehrte er dies jedoch ab und wurde so zur Heiligen, zur *Maria*, einer erhöhten weiblichen Figur. Die komplexe Darstellung des Seelenmordes aus Eifersucht zitiere ich vollständig in Niederlands Worten, denn die hohe Wahrscheinlichkeit seiner Hypothese kann nur aus der lückenlosen Verknüpfung sämtlicher Details nachvollzogen werden. Er nimmt dabei Bezug auf die Behauptung Schrebers aus dem 7. Kapitel, dass *»nach dem Tode des jetzigen Papstes und eines Zwischenpapstes Honorius [...] ein weiteres Konklave nicht mehr zu Stande gekommen«* sei.

»Da es nur einen Zwischen- oder Gegenpapst Honorius in der Geschichte der Päpste gibt, kann sich dies nur auf den Gegenpapst Honorius II. (1061-1071) beziehen, dessen Nachfolger Gregor VII., der Sieger von Canossa, war. Somit muß mit der Formulierung *›nach dem Tode des jetzigen Papstes‹* Honorius' Vorgänger, Papst Nikolaus, gemeint sein, der 1061 starb (1861 ist das Todesjahr von Schrebers Vater), und damit sich die Erwähnung des Zwischenpapstes Honorius auf das *›Interregnum‹* von Schrebers Bruder Gustav beziehen, das ›nach dem Tode des jetzigen Papstes‹ — das heißt nach dem Tod von Schrebers Vater 1861 — eingesetzt wurde. Der Gang nach Canossa ereignete sich 1077 (Schrebers Bruder starb 1877). Das Jahr 1877 markiert demnach das Ende des ›Interregnums‹ des Bruders. Nunmehr war Schreber an der Reihe, zum männlichen Oberhaupt der Familie aufzurücken. Wenn meine vorhergehende Interpretation der Sequenz *›Kardinäle Rampolla, Galimberti, Casati‹* zutreffen sollte, so gilt die gleiche Chronologie auch für diese Behauptung: Rampolla und Galimberti, seinerzeit päpstlicher Staatssekretär bzw. apostolischer Gesandter, repräsentieren Schrebers Vater und Bruder, während Casati, der an einen Baum gefesselt wurde, für den Patienten selbst steht. Schrebers prekäre Situation deutet sich in der Bemerkung an *›...ein weiteres Konklave konnte nicht mehr zu Stande kommen, weil die Katholiken ihren Glauben verloren hatten‹*. Die Intensität seines Konflikts wird deutlich an der Projektion seiner Unsicherheit und Verwirrtheit auf die Katholiken, möglicherweise auch an seiner Eheschließung, die 1878 nach dem Suicid des Bruders in auffälliger Eile erfolgte. Schreber konnte 1877 die aktive männliche Rolle nicht akzeptieren, denn er wäre hiermit nicht allein zum Nachfolger des Bruders geworden, sondern zugleich zum Ursurpator der väterlichen Position; oder in Begriffen der Canossa-Episode von 1077 ausgedrückt: er wäre Gregor, der Nachfolger des Honorius, der Triumphator über den Kaiser (Vater) und der vermeintliche Geliebte Mathildes (Mutter) geworden.« (Niederland 1978: 122f.)

Aus dieser Deutung spricht erstmals der Charakter des positiven Ödipuskomplexes im Falle Schrebers. Nach dem Tode seines Vaters und Bruders wäre Paul Schreber in der neuen Position des Familienoberhauptes zugleich zum »Geliebten« seiner Mutter avanciert. Die *Mutter* schien in Pauls Phantasie die Rebellion ihrer Söhne gegen den Vater zu unterstützen. Jedenfalls war es so in der historischen Canossa-Episode:

»Der älteste Sohn des Kaisers, Konrad, rebellierte gegen den Vater, bekriegte ihn und krönte sich selbst zum König. Einige Jahre nach Konrads Tod lehnte sich der zweite Sohn des Kaisers, Heinrich (er hatte wie unser Patient den Namen seines Vaters erhalten und war der zweite Sohn!) gegen den Vater auf, setzte ihn gefangen und zwang ihn zur Abdankung. Die Rebellion beider Söhne wurde von der Markgräfin Mathilde von Toscana aktiv unterstützt.« (Niederland 1978: 123)

Nach Erscheinen der Freudschen Monographie wurden inzwischen Erweiterungen bestimmter analytischer Beobachtungen möglich, vor allem durch die Verwertung der Publikationen des Vaters, die Auswertung der Krankenblätter Schrebers durch Baumeyer, neue Resultate aus der Schizophrenieforschung und Veränderungen in der Theorie der Paranoia. Den von Freud hypostasierten Mechanismus der Symptombildung aber setzt Niederland in seinen Deutungen weiterhin voraus: Abzug der Libido von den Repräsentanten der Außenwelt, Hinwendung zum eigenen Ich mit dem Erfolg der Selbstvergrößerung und die Rückkehr der Libido zu den Objekten in der restitutiven Phase — vor allem mittels der *Projektion.*

Schon Freuds Schüler Bleuler ordnete die Paranoia der Gruppe der Schizophrenien zu, und Niederland schloss sich dem an. An dieser Stelle zeigt sich exemplarisch, in welcher Weise die sterilen Ordnungsschemata der klassischen Psychiatrie das Verständnis des Einzelfalles beeinflussen. So betont er denn auch in der Auswertung der Canossa-Episode die typische Hypermnesie der Schizophrenen und die Bedeutung der *Wortvorstellungen*, die bei Menschen mit schizophrenen Störungen häufig die Rolle von *Ersatzobjekten* annehmen können. Auf der erweiterten theoretischen Basis erklärt sich für Niederland, dass Schreber die Details der Canossa-Episode mit den Namen der dazugehörigen Protagonisten sehr gut wieder erinnern konnte: Er übertrug die emotionale Bedeutung dieser historischen Personen und Ereignisse intuitiv auf seine eigene ödipale Konstellation, weil sie für ihn den Charakter von Ersatzobjekten hatten. Die Rückkehr der Libido zu den verlorenen Objekten, wie Freud den Mechanismus der Selbstheilung beschrieben hatte, wird nun von Niederland durch einen Zusatz präzisiert: Sie sei im Falle Schreber zum einen über die *Wörter als Ersatzobjekte*[10] und zum anderen über die *universary-reactio*[11], oder »Jahrestagsreaktion«, verlaufen.

---

[10] Vgl. Niederland 1978: 72-74; Ausführungen und Graphik Niederlands zur Wortrepräsentanz des Vaters im Anhang dieser Arbeit, S. 191.

[11] Die universary-reactio erklärt sich aus Freuds Annahme eines Primärprozesses, dessen Dynamik und Organisation das System Ubw definiert. Charakteristisch für den Primär-

Eine charakteristische Manifestation des Restitutionsversuchs »besteht in dem Bemühen, die verlorenen libidinösen Objekte (denen die Besetzung entzogen wurde) dadurch zurückzugewinnen, daß die Besetzung der für das verlorene Objekt stehenden Wortrepräsentanzen verstärkt wird. Hierauf beruht die hervorragende Rolle, die den verbalen Produktionen wie Neologismen, Verbigerationen, Wortsalat etc. in der Schizophrenie zukommt.« (Niederland 1978: 72)

Die Regression auf die Stufe des *Narzissmus* erforderte offenbar eine Konkretisierung des Ödipuskomplexes in einem großen historischen Ereignis. Die Wiedererinnerung, die Auswahl gerade jenes Ereignisses auf der Burg Canossa, wurde durch Schrebers Teilnahme am *aktuellen* Kulturkampf bewirkt. Gustav und Paul Schreber waren die »Markgrafen«, die im Einvernehmen mit der Mutter (»Markgräfin«) den Vater (»Heinrich IV.«) stürzten. Die Toskana (»Tuscien«) wurde zum Ort der väterlichen Niederlage, Paul Schreber als »Gregor VII.« der Geliebte der Mutter, und die Verbannung nach »Tasmanien« wäre die zu erwartende Bestrafung für das ödipale Verbrechen gewesen.

Der von Schreber gewählte Titel der *»Markgrafen von Tuscien und Tasmanien«* klärt sich somit als Ausdruck extremer Verdichtung persönlicher und historischer Konnotationen auf. Der wahnhafte Titel ist eine Legierung von Spuren jener Elemente des *»der Eifersucht entsprungenen Kampfes«*, »in dem Vergangenheit und Gegenwart, historisches und individuelles Schicksal, ödipale und praeödipale Komponenten« Eingang gefunden haben.[12]

Die *universary-reactio*, die eine wegweisende Rolle in Niederlands Deutungen spielt, hatte sich vor allem in zwei zentralen Parallelen gezeigt: Papst Nikolaus starb 1061, Schrebers Vater 1861. Der Gang nach Canossa bedeutete zugleich das Ende der Zwischenherrschaft von Honorius II. im Jahre 1077, Gustav Schreber starb 1877, was das Ende seiner Zwischenherrschaft als Familienoberhaupt bedeutete. Diese Jahrestagsreaktion hebt Niederland noch an weiteren Beispielen hervor:

»Vergleicht man die Daten der Erkrankungen, an denen Vater und Sohn zu Beginn ihres sechsten Lebensjahrzehnts gelitten hatten, und ferner die Charakteristika gewis-

---

prozess ist die freie, nicht an Vorstellungen gebundene Triebenergie. Dadurch kann sie »ohne Hindernisse nach den Mechanismen der Verschiebung und der Kondensation von einer Vorstellung zur anderen« übergehen. (Laplanche/Pontalis 1973: 397)

[12] Niederland 1978: 124.

ser geistiger Produktionen beider Männer, dann fällt es nicht schwer, bemerkenswerte Ähnlichkeiten zwischen beiden festzustellen.« (Niederland 1978: 82)

Der Leiterunfall des Vaters ereignete sich in dessen 51. Lebensjahr. In seiner Folge, so überliefert es Ritter, litt Moritz Schreber an einem »merkwürdiges Kopfleiden«. Paul Schreber erkrankte ebenfalls im 51. Lebensjahr mit den Hauptsymptomen des Kopfschmerzes und der Angst vor »Gehirnerweichung«. Der Vater starb im Alter von 53 Jahren im Monat November. Der Sohn berichtet im Alter von 53 Jahren:

»Ein wichtiger Abschnitt in der Geschichte meines Lebens ... ist durch den Monat *November* 1895 bezeichnet [...]. In dieser Zeit traten die Zeichen der Verweiblichung an meinem Körper so stark hervor, daß ich mich der Erkenntnis des immanenten Zieles, auf welches die ganze Entwicklung hinstrebte, nicht länger entziehen konnte ...« (Schreber, zitiert nach Niederland 1978: 83, Hervorhebung U.G.)

Das Ziel der Entwicklung meint die Vereinigung Paul Schrebers als Frau mit dem vergotteten Vater. In den zahlreichen Paralleldaten, von denen hier nur eine geringe Auswahl präsentiert wurde, sieht Niederland ein wesentliches Indiz für Schrebers ambivalente Vaterbeziehung. Sie seien Ausdruck ebenso seines Wunsches nach Identifikation mit dem Vater wie des Kampfes dagegen.

»Mit dieser Prämisse können wir versuchen, zu einem tieferen Verständnis der bizarren Vorstellungen im Wahnsystem des Sohnes zu gelangen, das direkt oder indirekt sich aus der introjizierten Vater-Imago herleitete und aus archaischen Verarbeitungen gewisser Charakteristika und Prozeduren des Vaters gebildet wurde, die der Sohn schon früh als Erlebnisse introjizierte und später in den *Denkwürdigkeiten* wieder ›freisetzte‹. Die Introjektionen der Methoden seines autokratischen Vaters tauchen als wahnhafte oder halluzinatorische Entitäten in der archaischen Regression wieder auf.« (Niederland 1978: 85)

Auswertung

Es existiert wohl keine Arbeit über Schrebers *Denkwürdigkeiten*, die diesen Kampf um Identität mit dem Vater bestreitet. Wenn Niederland jedoch die starke These vertritt, das Wahnsystem des Sohnes sei direkter oder indirekter Ausdruck der introjizierten Vaterimago, so muss geklärt werden, *auf welche Weise* sie aus den Charakteristika des Vaters und dessen Prozeduren gebildet wurde. Eine allgemeine Klärung dieser Frage liegt zweifellos im pädagogischen Interesse. Jene Antwort aber allein aus dem Falle Schreber herzuleiten, verbietet dessen Spezifikum: die pädagogischen Schriften des Vaters.

So sehr sie einerseits die biographische Szene erhellen und unschätzbare Einblicke in die historische Situation der Pädagogik gewähren, sind sie doch andererseits Ursache jener erzieherischen Dichte von Theorie und Praxis, die zu exklusiv ist, als dass sie allgemeingültige Aussagen zuließe: Die bekannte Klage paranoider Patienten über Angriffe auf ihr *Willenszentrum* sind im Falle Schreber mit Bezug auf einen Vater zu deuten, der explizit eine Pädagogik formulierte, die den Willen des Kindes brechen soll. Wie lässt sich dann mit einiger Wahrscheinlichkeit feststellen, ob die wahnhaft erlebten Eingriffe allgemeines Symptom der Paranoia oder introjizierte Erziehungsmethode sind? Ließe sich die These formulieren, dass jeder Wahn Ausdruck der Eltern-Imago und eines spezifischen Erziehungssystems ist?

Allerdings findet sich an anderer Stelle der umfangreichen Darstellung Niederlands zu Person und Werk Moritz Schrebers ein struktureller Aspekt, der meines Erachtens allgemeingültige Schlüsse zulässt. Es handelt sich hierbei um die Auswirkungen der väterlichen *Zwangsneurose* im Erziehungssystem. Ihr Kernstück kristallisiert sich in der oft zitierten Anweisung Moritz Schrebers: Dem Kinde sei während der ersten Lebensjahre ein Maximum an Zwang und Einschränkung aufzuerlegen!

Die Art und Weise Moritz Schrebers, sich zwanghaft mit der Körperhaltung kleiner Kinder zu befassen[13], führt Niederland nicht zuletzt auf dessen eigene schwache Konstitution zurück: biographisches Material gibt Hinweise auf Schrebers Kleinwüchsigkeit und dessen labilen Gesundheitszustand in der Jugend[14]. Zum anderen berücksichtigt er den Zeitgeist: Während der zweiten Hälfte des 19. Jahrhunderts befürworteten viele maßgebende Ärzte körperliche Züchtigung und mechanische Zwangsmaßnahmen gegen kindliche Lebhaftigkeit und vor allem gegen die Masturbation. Die Kindheitsmasturbation sah man medizinisch als Ursache von Perversionen, Dementia und anderen Geisteskrankheiten sowie als Grund von Gewalttaten an. In jenen Kreisen galt Moritz Schreber durchaus als fortschrittlicher

[13] »Viele Bücher Dr. Schrebers sind angefüllt mit anatomischen Illustrationen und zahlreichen gezeichneten Figuren, die den menschlichen Körper in einer Vielzahl von Stellungen, bei gymnastischen Übungen usw. zeigen. Hat der Körper in diesen Zeichnungen eine horizontale Lage, so wird die Figur meist steif dargestellt.« (Niederland 1978: 78)

[14] Es stellt sich die Frage, ob die kleinen Männer in Schrebers *Denkwürdigkeiten* nicht auch ein Hinweis auf die Kleinwüchsigkeit des Vaters sind (z.B. als Aggression, die sich in Verachtung ausdrückt).

Mann. Er war ein hoch angesehener Orthopäde und Turner, vertrat eine enge Beziehung zur Natur und war religiös gebunden. Kurz, wie wir es heute ausdrücken würden: er war ein *›Gesundheitsapostel‹*. Diese Bezeichnung, der neben einer gewissen Harmlosigkeit bereits etwas Indoktrinäres und Zwanghaftes eignet, verweist auf die Kehrseite des Dr. Schreber, der mit seinem spezifischen orthopädischen Instrumentarium auch die pädagogische Maxime verfolgte, *den Eigenwillen des Kindes zu brechen.*

> »Auch wenn man den Zeitgeist berücksichtigt, muß man annehmen, daß die in diesen Schriften deutlich hervortretende Psychopathologie des Vaters einen direkten und sehr starken Einfluß [...] auf die eigene Familie ausgeübt haben muß [...]. Wenn auch die autoritäre Reglementierung der Kinder unter nachdrücklicher Berufung auf Zwang und Disziplin wahrscheinlich für das Land und die Zeit, in der Dr. Schreber lebte, typisch war, so ist es doch eine verbürgte Tatsache, daß Riemen, Gurte und andere Formen mechanischer Einengung seine persönlichen Erfindungen waren. Sie entstammten eindeutig seiner eigenen Pathologie und wurden — zwar als erzieherische Reform rationalisiert — von ihm empfohlen und angewandt. Fest steht, daß einige seiner Kinder diesem ›heiligen‹ Zweck geopfert wurden.« (Niederland 1978: 80)

Niederlands Hypothese reicht bis zur Beschreibung einer sadomasochistischen Beziehung heran. Ja, von einem *Kreuzzug* ist die Rede, den Schreber gegen die Masturbation und andere »gefährliche, stille Verirrungen« führte. So dass sich Paul Schreber schon lange vor seiner Erkrankung wegen seiner Masturbation für krank und impotent gehalten haben musste.

> »Mit Unermüdlichkeit führt er [Moritz Schreber, U.G.] seinen Feldzug gegen die Masturbation, die ›ständige Wachsamkeit‹ der Eltern und Erzieher erfordere, da ›diese schleichende Pest der Jugend [...] die Unglücklichen (Jugendlichen) dumm und stumpfsinnig, lebensmüde, für Erkrankungen weit empfänglicher, namentlich zu zahllosen Unterleibsleiden und Nervenkrankheiten geneigt, sowie gar bald zeugungsunfähig‹ mache.« (Niederland 1978: 100f.)

Das Neue an Moritz Schrebers Pädagogik kündigt sich in der Forderung nach ›ständiger Wachsamkeit‹ der Eltern an. Nicht durch körperliche Züchtigung, sondern durch *Beobachtung* (»Intrusion«) sollte der eigene Wille des Kindes gebrochen werden. Wie heute aus der Entwicklungspsychologie bekannt, braucht jedes Kind einen unbeobachteten Freiraum, in dem es seine Ideen und Fähigkeiten gemäß seines eigenen Willens und seiner Phantasie entfalten und erproben kann. Paul Schreber hatte diesen Freiraum vermutlich nicht. Die Intrusion stellt somit eine Erziehungsmethode dar, wie sie sich zur Verstärkung einer paranoiden Disposition kaum effizienter denken lässt.[15]

Zudem hatte Paul Schreber durch die orthopädischen Präventivmaßnahmen des Vaters offensichtlich ein traumatisches »Apparate-Erlebnis«. Sylvester beschreibt die Ich-zerstörenden Erlebnisse des »gadget experience« infolge einer Anwendung mechanischer Apparaturen am kindlichen Körper.[16] Moritz Schreber hatte aus orthopädischen und anderen Gründen diese Erlebnisse am Körper des Kindes induziert. Nach den Ausführungen Sylvesters verursachte er dadurch grobe Entstellungen der Körper-Imago, der Ich-Struktur, sowie Störungen der Realitätsprüfung und der Objektbeziehungen. Nach Niederlands Recherchen dürfte dies bereits ab dem dritten oder vierten Lebensjahr der Fall gewesen sein. Die detaillierten Nachweise im Zusammenhang mit den *Denkwürdigkeiten* lassen kaum einen Zweifel daran, dass der Vater auf diese Weise seine sadistischen Neigungen in den Kindern bekämpfte. Auch Baumeyer weist auf diese Folgen verdrängter Aggression bei Menschen mit einer Zwangsneurose hin:

> »Wir wissen heute, daß bei Zwangsneurosen die Verdrängung aggressiver Impulse die Hauptrolle spielt und daß zwangsneurotische Väter die Entfaltung aggressiver Impulse bei ihren Kindern in der Regel aufs schwerste beeinträchtigen.« (Baumeyer 1955: 526)

Setzt man diese Veranlagung bei Moritz Schreber voraus, wofür es triftige Hinweise gibt, so erschließt sich ein weiterer Grund für die passiv-feminine Entwicklung Paul Schrebers.

---

[15] An anderer Stelle führt Niederland zur Genese des paranoiden Verfolgungsgefühls eine allgemeine entwicklungspsychologische Realität an: »Zu den Überwachungstätigkeiten oder der Überzeugung, überwacht zu sein — eine regelmäßige Begleiterscheinung paranoiden Denkens und eine bittere Realität in jedem totalitären oder quasi-totalitären Staat —, ist es wichtig zu wissen, daß es zu den aufregendesten Beschäftigungen der Kindheit gehört, Eltern oder Geschwistern nachzuspionieren. Die Beobachtung des elterlichen Geschlechtsverkehrs weckt beim Kinde blühende Phantasiebildungen wie auch übertriebene Geheimniskrämerei.« (Niederland 1978: 58)

[16] Vgl. Niederland 1978: 100; E. Sylvester 1959, Psychological Consequences of Physical Illness in Childhood, in: J. Amer. Psychoanal. Assn. 7: 156-162.

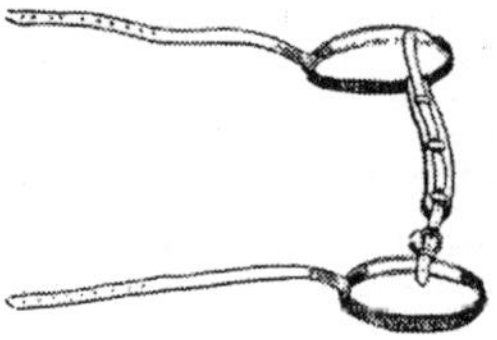

Abb. 6: Gürtel mit ringförmigen Schultertaschen für das schlafende Kind (Schatzman 1982: 47)

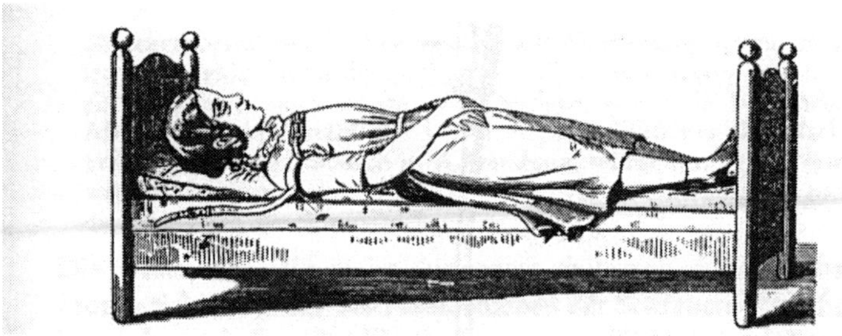

Abb. 7: Der Apparat (Abb.6) in Gebrauch (Schatzman 1982: 47, Han Israëls 1989: 83)

Kritik

Aus der Art und Weise, wie Moritz Schreber seine Erziehungsmethoden und selbstkonstruierten Apparate an den eigenen Kindern rücksichtslos erprobte, gewinnen wir aus heutiger Sicht den Eindruck, dass er aus seinen Kindern *lebendige Leichen* machte. Offenbar brachte er keinerlei Empathie für sie auf. Durch Schrebers gesamtes Buch, so betonte es auch Freud bereits, »zieht sich die bittere Anklage, daß Gott, nur an den Verkehr mit Verstorbenen gewöhnt, *den lebenden Menschen nicht versteht*«[17]. Um so bedeutsamer ist die Tatsache, dass Niederland trotz des so hassenswert erscheinenden Vaters die konfliktpsychologischen Dimensionen beachtet. Im Gegensatz zu Schatzman — wie sich später zeigen wird — setzt Niederland immer eine *Gefühlsambivalenz* Paul Schrebers voraus. Er liebte und hasste diesen

---

[17] Freud VII: 152.

starken, charismatischen Vater[18], der ihm Vorbild, vielleicht sogar Idol war — obwohl dieser seinen Sohn durch ständige Überwachungsmaßnahmen und körperliches Reglement quälte. Es darf sogar vermutet werden, dass er die kindliche Lebendigkeit und Leidenschaft Paul Schrebers schon im Keim erstickte.

Niederlands intensive Detailforschungen, angeregt durch die *Realitätssättigung* der *Denkwürdigkeiten*, brachten die Frage nach dem Verhältnis zwischen intrapsychischer Dynamik und extrapsychischen Vorgängen im Falle Schreber wesentlich voran. Inwiefern aber grundsätzlich von dem Zeitpunkt einer Erkrankung auf deren spezifisch biographischen Auslöser zu schließen ist, bleibt weiterhin offen. Die Zusammenfassung der Ergebnisse macht dies noch einmal deutlich:

Vor seiner Erkrankung war Paul Schreber im realen Leben ein tatkräftiger Mann. Zielstrebig und mit großem Erfolg hatte er die Karriereleiter bestiegen. Als er jedoch deren obere Sprossen erreicht hatte, erkrankte er. *Etwas* verbot ihm, die Position des Senatspräsidenten einzunehmen. Auf der Suche nach den Gründen sieht Niederland die intrapsychische Grenze des Erlaubten an genau der Stelle überschritten, wo der *Vatermord* beginnt.

Das Wahnsystem fungierte in Schrebers Biographie ganz offenbar in der Abwehr einer *Lebensstellung* als Senatspräsident. Niederlands Deutung der »*Markgrafen von Tuscien und Tasmanien*« zeigt, dass dieser Aufstieg die endgültige Einnahme der Position des Vaters bedeutet hätte. Schreber musste den beruflichen Aufstieg als schuldhaft erleben und erlag auf dem Boden des ödipalen Konfliktes einem Akt der Selbstsabotage.

Auch das Bedürfnis Schrebers, ein *Weib zu sein,* gehört in diese Abwehrstrategie. Es ist in diesem Zusammenhang gleichzusetzen mit dem Gefühl, *schwach sein zu dürfen*, nicht konkurrieren zu müssen. So steckt in der von Freud hypostasierten homosexuellen Komponente zugleich der Kampf gegen sie: Er will nicht als Mann vom Manne geliebt werden, sondern als Frau. Er wird zur ›*Maria*‹ und von Gott geschwängert; seine Heiligsprechung ermöglicht die Annahme des Weiblichen und stützt die Abwehr der Maskulinität.

---

[18] So macht Paul Schreber seinem realen Vater niemals Vorwürfe, im Wahn dagegen wirft er Gott sehr deutliche Unzulänglichkeiten vor, ein Zeichen der ambivalenten Vater-Imago.

Paul Schreber unterwarf sich dem Willen seiner Eltern in einem Ausmaß, das ihm den Weg zu ausreichender Autonomie des Ichs versperrte[19]. Dieser Nachweis wird von Niederland schlüssig erbracht, indem er zeigt, wie Moritz Schreber, seiner Ideologie gemäß und mit Hilfe orthopädischer Apparate, eine weitestgehende Kontrolle über Körper und Geist seines Sohnes ausübte. Die Ambivalenz in der Bindung Paul Schrebers zu seinem Vater scheint so groß gewesen zu sein, dass ihm eine Triebverschmelzung unmöglich war und er nicht zur Ausbildung einer Objektkonstanz gelangen konnte.

Gemäß seinem Erkenntnisinteresse erweiterte Niederland Freuds Studie zum Fall Schreber, indem er vor allem die *Versagungssituationen*[20] detailliert recherchiert und biographisch ausleuchtet. Er sucht, wie auch Schatzman und Busse, nach realen Auslösern, die den Wahn erklären sollen. Grundsätzlich wird in diesem Kontext die Frage gestellt, ob in jedem Einzelfalle überhaupt eine Krankheit vorliegt oder ob das, was als *Wahn* erscheint, unter Umständen die einzig richtige Antwort auf ein pathologisches Umfeld ist.

> »Da jede starre Bezeichnung oder Klassifikation einer Krankheit vom Eigentlichen abzulenken neigt — das heißt den Menschen als einen Leidenden zu sehen —, sollte das Augenmerk auf die Psychologie des solcherart erkrankten Menschen gerichtet werden: auf seine Persönlichkeit, seinen Hintergrund, seine Konflikte, Beziehungen, Erlebnisse und Motivationen. Für das Verständnis der wahnhaften und halluzinatorischen Phänomene, die Patienten wie Schreber erleben, ist eine analytische Tiefenforschung unerläßlich.« (Niederland 1978: 59)

---

[19] Auf der Suche nach den verallgemeinerbaren Mechanismen an und in diesem Geschehen (z.B. nach der Art und Weise der Verinnerlichung, die dann zu gesundem oder krankem Erleben führt) ist zu fragen, ob Paul Schreber die passiv-feminine Rolle lediglich erduldete oder tatsächlich akzeptierte. Es dürfte ein wesentlicher Unterschied in der psychischen Struktur die Folge sein. Offenbar hat er sie, wie es in seiner Krankheit deutlich wurde, nicht nur akzeptiert, sondern auch idealisiert.

[20] Freud spricht die Sexualisierung sozialer Triebe an, wenn eine Hochflut von Libido keinen anderen Abfluss finden kann. Durch diese Sexualisierung wird ihre Sublimierung aufgehoben: »Zu einem solchen Erfolg kann alles führen, was eine rückläufige Strömung der Libido (›Regression‹) hervorruft, sowohl auf der einen Seite eine kollaterale Verstärkung durch Enttäuschung beim Weibe, eine direkte Rückstauung durch Mißglücken in den sozialen Beziehungen zum Manne — beides Fälle der ›Versagung‹, als auch eine allgemeine Libidosteigerung, die zu gewaltig ist, als daß sie auf den bereits eröffneten Wegen Erledigung finden könnte, und die darum an der schwachen Stelle des Baues den Damm durchbricht.« (Freud VII: 186)

Eine Antwort auf die Frage nach der individuellen Notwendigkeit eines Wahnsystems sucht Niederland in den reale Daten, die als kausale wie auch auslösende Elemente zum Krankheitsverlauf in Bezug gesetzt werden können. Er erklärt die individuelle Ausgestaltung eines Wahns durch Detailanalysen der Erziehungssituation. Jeder Wahn enthält diese realen Elemente, die, mehr oder weniger gut bewältigt und integriert, im Unbewussten überleben und das Innenleben gestalten. Sie sind jedoch biographisch gebundene Wahn*inhalte* und erklären nicht dessen *Struktur*.

Zur Erhellung der Wahnproblematik im Allgemein muss zum einen die Frage nach der strukturellen Genese gestellt werden, zum anderen realitätsangemessenes von *krankhaftem* Wahrnehmen und Erleben unterschieden werden. Wie sein Vater, so fühlte auch Paul Schreber sich berufen, die Welt zu erlösen und ihren verlorengegangenen Zustand der Seligkeit wiederherzustellen — so enthüllt es sein Wahnsystem in den *Denkwürdigkeiten*. Dieser Mission musste der Weltuntergang und seine Verwandlung zum Weibe vorausgehen. Nach gelungener Verwandlung in ein weibliches Wesen würde Schreber, dann als Frau, Gottes Geliebte werden, und aus ihrer Verbindung würde eine bessere, gesündere Menschenrasse hervorgehen.[21]

Die Realität Schrebers, so eruierte Niederland, war die Brechung des kindlichen Willens durch die Erziehungsmethoden eines Zwangsneurotikers. Daraus folge Pauls feminin-passive Haltung dem Vater gegenüber, die ihn im politisch-beruflichen Konkurrenzkampf letztlich versagen ließ. Durch die Kinderlosigkeit seiner Ehe mit Sabine Behr drohte das Ende der Schreberschen Dynastie. Ein intrapsychischer Weltuntergang, dem der Untergang der gesamten »Weltordnung« folgen musste, war die Konsequenz. Nun konnte er im »weltordnungswidrigen« Sinne zu einem Weib werden, das selbst eine neue Menschenrasse *aus Schreberschem Geiste* hervorzubringen vermochte.

Zuletzt sei erwähnt, dass sich in Niederlands Ausführungen auch ein Hinweis auf strukturelle Aspekte der Paranoia findet:

> »Was als paranoide Reaktion bezeichnet wurde, scheint mit wenigstens drei Hauptelementen der menschlichen Psyche verbunden zu sein: mit sexuellem Konflikt, Angst und Kausalitätsbedürfnis.« (Niederland 1978: 55)

Niederland selbst führt diese drei Hauptelemente theoretisch nicht weiter aus. Wegen der Bedeutsamkeit des *Kausalitätsbedürfnisses* möchte ich an

---

[21] Vgl. Niederland 1978: 26.

dieser Stelle aber auf Mahers Theorie verweisen. Sie ist in diesem Zusammenhang die wohl bedeutendste Theorie des Wahns, die das menschliche Kausalitätsbedürfnis ins Zentrum der Überlegungen stellt.[22]

Mit den Hinweisen auf die drei allgemeinen strukturellen Aspekte der Paranoia verlässt Niederland die individuelle Ebene der Wahndeutung und wendet sein Interesse den *kollektiven* (politischen) Folgen wahnhaften Erlebens und paranoiden Denkens zu:

»Die Mechanismen der Projektion manifestieren sich besonders unheilvoll auf nationaler und internationaler Ebene, auf der sie sich meistens in folgender Weise zeigen: *Sie* sind die Besitzgierigen, die Unzuverlässigen, die Verdorbenen — *nicht wir. Sie* sind es [...] die ›Wops‹, ›Krauts‹, ›Gooks‹, ›Japs‹; *sie* sind es, die töten, *nicht wir*. Eine starke Beimischung der Verachtung — eine andere Form der Aggression — begleitet fast regelmäßig solche Emotionen. Der bösartige Aspekt liegt dabei in der Intensität und Affektgeladenheit der Überzeugung.« (Niederland 1978: 58)

Auf die gruppendynamische Situation kann an dieser Stelle nicht weiter eingegangen werden. Sie berührt die grundsätzliche Frage, ob eine Gruppe oder Masse überhaupt ›psychotisch‹ werden kann, und sprengt damit den Rahmen dieser Arbeit und vielleicht den der Psychoanalyse überhaupt. Niederland bezieht sich hier mit seinen Annahmen zur politischen Struktur aber auch auf Zilboorg:

»Zilboorg hält die Hexenverfolgung für eine paranoide Massenpsychose, die aus einem tiefen Konflikt zwischen der traditionellen Autorität der mittelalterlichen Epoche und dem erwachenden Hedonismus der Renaissance resultierte. Bislang bewußt zurückgewiesene sexuelle Leidenschaften wurden auf die Außenwelt projiziert und als Attribute des Teufels dargestellt, einer äußeren satanischen Macht, die alles wollüstige ›Böse‹ auf sich vereinigte, das über die Rückkehr des Verdrängten dann menschlichen Wesen zugeschrieben wurde.« (Niederland 1978: 57)

Seine Ausführungen sind insofern nicht als bloße Analogiebildungen zum individuellen Erleben gemeint. Zweifellos weist die von Niederland benannte politische Struktur paranoide Elemente auf — ohne dass einzelne

---

[22] Eine kurze Darstellung von Mahers Theorie wird im Anhang gegeben, S. 192.

handelnde Subjekte im klinischen Sinne als ›Psychotiker‹ zu bezeichnen wären. Ob jedoch prinzipiell die Möglichkeit eines tragfähigen nicht-individuellen Krankheitsbegriffes besteht, bleibt ungeklärt.[23]

[23] Interessant erscheint in diesem Kontext ebenfalls der Versuch von Jean-Paul Sartre einen »objektiven« Neurosebegriff zu begründen (vgl. *Der Idiot der Familie*, Bd. 5).

4. Kapitel: Morton Schatzman

Der Wahn, ein Spiegel der Erziehung?

»Wer über gewiße Dinge den Verstand nicht verlieret, der hat keinen zu verlieren.«[1] — In Lessings Worten, die Schatzmans Untersuchung einleiten, kristallisiert sich die Kernthese seiner Abhandlung zum Vater-Sohn-Problem: Durch eine Erziehung, wie Paul Schreber sie ›genossen‹ hat, kann man nur den ›Verstand verlieren‹. Es wird sich allerdings zeigen, dass Schatzmans Ergebnisse zu der Annahme nötigen, Paul Schreber habe unter der Knute dieser Erziehung einen ›Verstand‹ gar nicht erst entwickeln können.

Schrebers Wahnsystem beruht aus Schatzmans Sicht keineswegs auf einer Krankheit im eigentlichen Sinne des Wortes. Vielmehr ist sie das unverfälschte Abbild elterlicher Unterdrückung. Zu keiner Zeit konnte Daniel Paul Schreber seinem geistigen Bezwinger entgehen, weil ein wesentliches Moment der Wirksamkeit des Zwangs in dessen Verborgenheit bestand. So erfuhr der Sohn den objektiven Zustand seines *Beherrschtwerdens* durch den Vater subjektiv als einen Akt freiwilliger *Selbst*beherrschung, in der Erlebnisqualität eines starken Über-Ichs. Die folgende Textpassage aus Moritz Schrebers *Kallipädie* illustriert diese bewusst herbeigeführte Verinnerlichung des Zwangs. Sie gibt den Blick frei auf die ›geheimen‹ Mechanismen der Erziehung, die das Phänomen konstituieren:

> »Unsere ganze Einwirkung auf die Willensrichtung des Kindes erstreckt sich zur Zeit auf die Gewöhnung an unbedingten Gehorsam, worauf dasselbe durch Anwendung der bisher aufgestellten Grundsätze schon sehr vorbereitet ist [...]. Es darf in dem Kinde der Gedanke garnicht aufkommen, daß sein Wille herrschen könne, vielmehr muß die Gewohnheit, seinen Willen, dem Willen der Eltern oder Erzieher unterzuordnen, in ihm unwandelbar befestigt werden [...] Mit dem Gefühle des Gesetzes vereinigt sich dann das Gefühl der Unmöglichkeit, dem Gesetz zu widerstreben [...]. Sittliche Willenskraft [ist] das Siegesschwert im dereinstigen Lebenskampfe [...]. Das Kind muß allmählich mehr und mehr erkennen lernen, daß ihm die *physische Möglichkeit* gegeben ist, anders zu wollen und zu handeln, daß es *aber aus freier Selb-*

---

[1] Gotthold Ephraim Lessing, *Emilia Galotti* (1772), IV. 7.

ständigkeit sich zu der moralischen Unmöglichkeit erhebe, anders zu wollen und zu handeln.« (*Kallipädie*: 66, 134f., zitiert nach Schatzman 1982: 26-28)

In seiner Studie über die *Langzeitwirkung einer Erziehungsmethode* erläutert Schatzman die seltsamen Erfahrungen des Daniel Paul Schreber, derentwegen er für verrückt gehalten wurde, in ihren kausalen Zusammenhängen mit den Erziehungspraktiken Moritz Schrebers. Es ist also keine geringere als die Hauptfrage aller Erziehungswissenschaft, die Schatzman hier beantworten möchte: Wie setzen sich die elterlichen Erziehungspraktiken in Komponenten des Erlebens um, und wie setzen sich diese Erfahrungen als späteres Verhalten des ›Zöglings‹ fort?

In diesem Unternehmen gleicht der Wahn, als Dekodierung ursprünglicher Erziehungsvorschriften, einem späten Dialog mit dem Vater und soll vorwiegend als *kognitives Phänomen* studiert werden. Das heißt, Schatzman interpretiert das *systematische* Verkennen realer Verhältnisse im Wahn in erster Linie als *linguistisches* Problem. Am Beispiel Schrebers will er die Umsetzung gesprochener Rede in andere Modalitäten der Erfahrung und des Erlebens aufzeigen. Der zentrale Vorgang, von dem seine Schrift handelt, ist deshalb die Bildung von *Images*[2]: »Liebe Gott«, »Ehre Deine Eltern«! Derartige Redewendungen — so postuliert Schatzman —, die Schreber in seiner Kindheit in häufiger Wiederholung hörte, haben in seinem Körper *buchstäbliche* Bedeutung angenommen, sind ihm in Fleisch und Blut übergegangen. Als erstes Beispiel dafür steht Schrebers hohe Besetzung der Gottesvorstellung. Sie erklärt sich schlicht aus der Tatsache, dass der Vater für alle Familienmitglieder Gottes Gegenwart regelrecht *verkörperte*.[3]

Aus diesem Grunde beklagt Schatzman wiederholt, dass Psychiater die Analyse der Kommunikation sträflich vernachlässigen und psychopathologische Phänomene noch immer als Krankheit behandeln — obschon doch

---

[2] Vgl. Schatzman 1982: 10, 87-89; ›Image‹ meint die verbildlichte Vorstellung eines psychischen Sachverhaltes, ›Transform‹ bezeichnet die Umsetzung eines psychischen Symptoms in die kognitiv-semantische Seite des psychischen Erlebens.

[3] Schatzman zitiert Niederlands Bericht über den Brief der Schwester Anna: »Sie beschreibt recht ausführlich, wie in Schrebers Haus alles ›gottwärts gerichtet‹ war, wie Gott während ihrer Kindheit allzeit gegenwärtig war, nicht nur im täglichen Gebet, sondern in ihrem ganzen Fühlen, Denken und Tun. Sie beschließt den Brief mit den Worten: ›All dies war mit dem plötzlichen Tod unseres Vaters zu Ende...‹« (Schatzman 1982: 23)

›Psychiatrie‹ nachweislich eher mit der Funktion der Sprache zu tun hat[4]. Schatzmans Überlegungen zum Fall Schreber sind für diesen linguistischen Ansatz exemplarisch, denn sie akzentuieren, dass es hier unverkennbar um Phänomene des *Lernens* statt um Fragen der Ätiologie und Heilung geht:

> »Bei manchen, vielleicht sogar bei allen Menschen ist es wohl so, daß der Körper die von anderen gesprochenen Worte mitvollzieht, die Transforms der Worte registriert, sie speichert und später wiedererlebt.« (Schatzman 1982: 88)

Besonders anschaulich illustrieren an Hypochondrie leidende Menschen den beschriebenen Lernprozess. Explizit sind es die in der Kindheit vernommenen *wertebeladenen* Wörter, die verschlüsselt oder transformiert und gespeichert werden, um später in verschleierter Form wieder aufzutauchen[5]. *»Die Rede des Unbewußten ist wie eine Sprache strukturiert«,* zitiert Schatzman Jacques Lacan.

> »Es ist als hätte der Vater den Sohn eine Sprache sensorischer Reize gelehrt, mit deren Hilfe er Teile seines Körpers erfahren sollte [...] Der Sohn glaubt, die ›Wunder‹ würden an objektiv vorhandenen anatomischen Organen seines Körpers vollführt. Er erkennt nicht, daß er das Verhalten seines Vaters gegen seinen Körper reinszeniert.« (Schatzman 1982: 50)

Demgemäß finden sich in Schrebers Wahn *Images* von Sachverhalten, die wir jetzt auf sprachliche *Transforms* zurückführen können: »kleine Män-

---

[4] Schatzman nimmt hier Bezug auf Thomas Szasz' Ausführungen in *Hysteria*: »Wir glauben, daß Krankheiten ›Ursachen‹ haben und dass es für sie ›Behandlungen‹ und ›Kuren‹ gibt. Tritt uns nun aber ein Mensch gegenüber, der eine andere Sprache spricht als wir, so suchen wir doch wohl nicht nach den ›Ursachen‹ dieses besonderen Sprachverhaltens. Es wäre töricht und fruchtlos dazu, etwa eine ›Ätiologie‹ des Französischsprechens ermitteln zu wollen. Wenn wir ein solches Verhalten verstehen möchten, müssen wir in Begriffen wie Lernen und Bedeutung denken.« (Szasz 1961: 26)

[5] Erläuternd führt Schatzmann hier aus, dass möglicherweise das Überwiegen bestimmter körperlicher Leiden in einer Kultur mit den in ihr gebräuchlichen idiomatischen Redewendungen in Zusammenhang stehe. Als Beispiel nennt er das markant häufige auftreten von Rückenschmerzen und Rückenleiden in den USA und in England. Ja er nennt es sogar ein »endemisches« Phänomen. Den Grund dafür sieht er in den von Amerikanern und Engländern so häufig verwendeten Redewendungen wie z.B. »having someone on one's back«. Amerikaner und Engländer drückten eine große Zahl von zwischenmenschlichen Misshelligkeiten in einer Sprache aus, die, wie Schatzman glaubt, entsprechende Gefühle im Rücken sowohl widerspiegeln als auch auslösen könnten (vgl. Schatzman 1982: 88).

ner«, »Strahlen«, »Gott«, »Ariman«, »Ormuzd«, »Höllenfürst« und viele weitere Begriffe seiner *Grundsprache.* Ähnlich wie in Freuds Analyse findet sich auch bei Schatzman ein Kernsatz, auf den sich Schrebers Wahn konsequent zurückführen lässt. Paul Schreber habe bildliche Vorstellungen erfunden, die beweisen sollten, dass die Feststellung »Mein Vater verfolgt mich« *nicht* zutrifft.[6] Was geschah also demnach in der wahnhaften Verkennung? Schreber tilgte das Subjekt des Satzes: »mein Vater« und ersetzt es durch andere, die oben genannten Subjekte. Vor allem durch »Gott«, aber auch infolge eines Spaltungsvorganges durch eine Vielzahl »kleiner Männer«, Flechsigscher Seelenanteile u.a.m. Warum aber musste Schreber diese zentrale Erkenntnis leugnen? Warum konnte er im Verfolger den Vater nicht erkennen? Schatzman führt das darauf zurück, dass ihn sein Vater gleichzeitig Muster der Verarbeitung von Erfahrungen gelehrt hatte, die es ihm unmöglich machten derartige Zusammenhänge zu sehen. Die Verkennung des Vaters gehört zur Funktion, die die kindliche Seele zum Schutze der Eltern übernehmen muss. Ein äußerst raffinierter Mechanismus also, in dessen Konsequenz Paul Schreber statt klarer Kindheitserinnerungen an die reale Verfolgung ein Wirrwarr von Verleugnungsmechanismen produzierte, die geradezu einem *Mord seiner Kinderseele* gleichkamen[7]. Der Wahn, den auch Schatzman an eine *Regression* gebunden sieht, kehrt nun zu diesem Verwirrspiel zurück. Und weil die Regression immer ein Stück Verdrängung aufdeckt, lesen sich die *Denkwürdigkeiten* wie ein offenes Buch der hingemordeten Seele.

Da ist die jahrelange Beweisnot, in die er Gott gegenüber gerät: Er darf nicht nachlassen, sein Gedächtnis zu prüfen, er muss zeigen, dass er nicht verblödet ist. Da sind die *sehrenden* Strahlen, die mit Leichengift und Fäulnisstoffen beladen Krankheitskeime in seinen Körper tragen. Da sind die quälenden Wunder an seinem Körper, die ihm nacheinander alle Organe zerstören, schließlich jedoch zu seiner physischen Unsterblichkeit führen. Sie

---

[6] Vgl. Schatzman 1982: 52.

[7] In Analogie zu Freuds Satz »Ich (ein Mann) liebe ihn«, führt Schatzman aus: »Angenommen, jemand ist mit der in dem Satz ›meine Eltern verfolgen mich‹ enthaltenen Behauptung konfrontiert, und er will oder muß deren Richtigkeit leugnen. Er könnte 1. das Subjekt, 2. das Verb und 3. das Objekt des Satzes bestreiten und sagen: ›Meine Eltern verfolgen mich nicht, denn: 1. jemand anderes verfolgt mich; 2. meine Eltern unterstützten mich, halfen mir und liebten mich usw.; 3. meine Eltern verfolgten jemand anderen‹.« (Schatzman 1982: 52)

alle sind der späte Ausdruck des »Seelenmordes«, *verkörpern* sein Wissen über die Wahrheit seiner Kindheit, die nicht erkannt werden durfte.

> »Schreber weiß, was er am dringendsten wissen muß, aber er weiß nicht, daß er es weiß. Wenn er seine Erfahrungen ›Wunder‹ nennt, dann leugnet er, was er weiß, er leugnet, daß er etwas leugnet, und leugnet, daß es etwas zu verleugnen gibt — und er verleugnet auch diese Verleugnungen [...]. Warum verwandelt Schreber Erinnerungen in ›Wunder‹? Ich stelle die Hypothese auf, daß er es tat, weil sein Vater ihm verboten hatte, die Wahrheit über seine Vergangenheit zu erkennen [...] Schreber hätte, um sein Leiden auf seinen Vater zurückführen zu können, das Verhalten seines Vaters ihm gegenüber als ›böse‹ erkennen müssen. Aber gerade dies, behaupte ich, hatte sein Vater ihm verboten. Er war nicht gewillt oder fähig, in der Meinung über seinen Vater gegen die Meinung seines Vaters zu verstoßen. Da es ihm verboten war, die wahre Ursache seiner Qualen zu erkennen, nennt er sie Wunder.«[8] (Schatzman 1982: 50f.)

Wie sah sie aus, die »Wahrheit über Schrebers Vergangenheit«? Welchen ungewöhnlichen Erziehungsmethoden war er ausgesetzt? Schatzman hält es für erwiesen, dass Paul Schreber in eine Verschwörung hineingeboren wurde, an der nicht nur sein Vater, sondern die ganze Familie beteiligt war. Im Vater sieht er allerdings die Schlüsselfigur des Komplotts, das unter seiner Führung zugleich eine Verschwörung aller deutschen Eltern gegen ihre Kinder war. Die Verschwörer, die Paul Schreber umgaben, hielten sich selbst nicht für Verschwörer, sondern reproduzierten möglicherweise unbewusst das Verhalten ihrer Eltern. Konkret gehörten zu Pauls Kinderalltag die väterliche Klinik, darin die Anwesenheit körperbehinderter Kinder, die im Haus der Familie lebten, und die orthopädischen Geräte; so ist es ausführlich bei Han Israëls beschrieben. Der Orthopäde Schreber konstruierte seine Apparate nicht nur zur Heilung orthopädischer Verbiegungen, sondern auch zu deren Vorbeugung im physischen und psychischen Sinne. So trägt etwa ein

---

8 »Der Versuch, mit Hilfe der Seele die Erfahrungen der Seele zu verstehen, ist immer problematisch. Ashby (1956) sagt, daß für einen Menschen, wenn er einige Variablen eines ›Systems‹ nicht zu erkennen vermag, das durch die verbleibenden Variablen repräsentierte System ungewöhnliche, ja sogar wunderartige Eigenschaften annehmen kann. Die sich selbst beobachtende Psyche ist zugleich Beobachter und beobachtetes System; die Variablen, die sie nicht sieht, können gerade diejenigen sein, die sie nicht sehen will — ob sie dies weiß oder nicht. Erfahrungen, die von einer dem Menschen normalerweise nicht bewußten psychischen Region ausgehen, können den Anschein erwecken, als hätten sie übersinnliche Ursachen und Eigenschaften.« (Schatzman 1982: 51)

Kapitel der *Kallipädie* die Überschrift: *»Körper-Form, Haltungen und Gewohnheiten«*. Dort weiß Moritz Schreber über Kinder vom ersten bis zum siebenten Lebensjahr folgende Unsitte zu berichten:

> »Eine gewöhnliche Unsitte ist das Stehen auf einem Fuße, wobei der andere Fuß nur hängend den Boden berührt und der ganze Oberkörper in eine schlaffe und ungleichmäßige Haltung versetzt wird [...]. Die Hüfte wird aus ihrem waagerechten Ebenmaße gebracht, indem diejenige Seite derselben, auf welcher die Körperlast ruht, in die Höhe gedrängt wird, während die andere Seite herabhängt. Damit notwendig zusammenhängend ist eine seitliche S-förmige Ausbiegung des Rückgrates und hieraus wieder hervorgehend eine vorgeschobene ungleiche Haltung des ganzen Oberkörpers [...]. Nur durch konsequentes und erforderlichenfalls mit Strenge verbundenes Abwehren ist dieser üblen Neigung zu steuern.« (*Kallipädie*: 101, zitiert nach Schatzman 1982: 67f.)

›Sieben volle Seiten‹!, so empört sich Schatzman über Schrebers Ausführlichkeit, nur um das allgemeine Prinzip der ›Einseitigkeit‹ zu erläutern. Darin wird deutlich, dass es sich bei der Körpersymmetrie um ein zentrales Anliegen des Orthopäden und Erziehers Schreber handelt. Um der Einseitigkeit Einhalt zu gebieten, verbietet Moritz Schreber nahezu alle Musikinstrumente, das Schreiben im Stehen, das Zeichnen oder Malen an der Staffelei und den Mädchen das Tragen von Unterröcken. Das Nähen und Sticken erlaubt er nur mit langem Faden, und für das Schreiben und Lesen am Tisch erfindet er seinen berühmten *Geradehalter*. Dieser bestand aus einem Eisenkreuz, das so am Tisch befestigt wurde, dass die waagerechte Stange gegen die Schlüsselbeine drückt und das Sitzen mit vorgebeugtem Oberkörper verhindert. Moritz Schreber verließ sich darauf, dass der Schmerz ein allzu langes Abstützen gegen den Stab schon verhindern würde und langfristig bewirke, dass die Kinder von selbst in die ›freie straffe Haltung‹ zurückkehrten.[9]

Derlei Körpererfahrungen waren auch Paul Schreber nicht erspart geblieben. Schatzman sieht sie wiederbelebt in Schrebers beharrlichem ›Stillesitzen‹ im Anstaltsgarten. Regungslos verbrachte er dort täglich mehrere Stunden, gerade sitzend und in die Sonne blickend. Und stets trug er den Kopf ein wenig schief, so überliefert es Schrebers Nichte; eine Eigenart die man wohl als »späten Protest« gegen die väterlichen Methoden bewerten darf.

[9] Vgl. Schatzman 1982: 46.

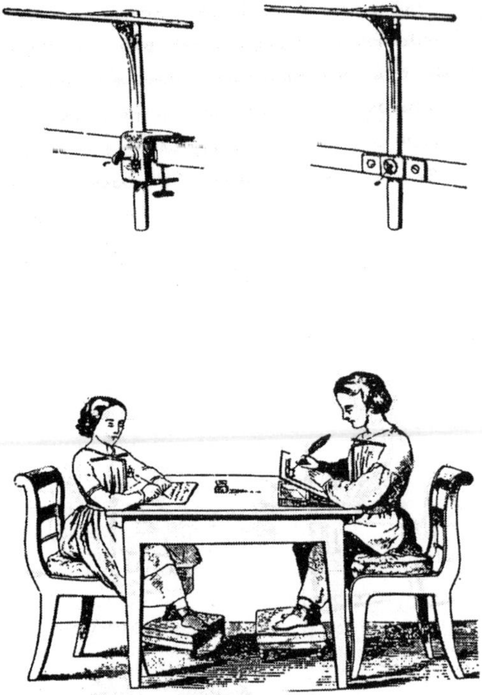

Abb. 8: Geradehalter, eine Vorrichtung zur Sicherung einer straffen aufrechten Sitzhaltung (William G. Niederland 1978, Abb. 3 und 4; Schatzmann 1982: 45f.)

Zwei weitere bekannte Bespiele Schreberscher Gerätschaften sind der *Kopfhalter* und das *Kinnband*. In Schrebers Wahn treten sie als »Kopfzusammenschnürmaschine« auf, sie sind unter Umständen mitverantwortlich für seine ständigen Kopfschmerzen. Nachweislich alle Körperteile waren Gegenstand erzieherischer Kontrolle gewesen, und ebenso wurden sie alle auch Gegenstand »göttlicher Wunder«. Aus dem Reichtum von Niederlands Forschungen zitiert Schatzman dergleichen Beispiele in großer Zahl. Er wertet die Zusammenhänge allerdings unter anderen Vorannahmen als Niederland aus.

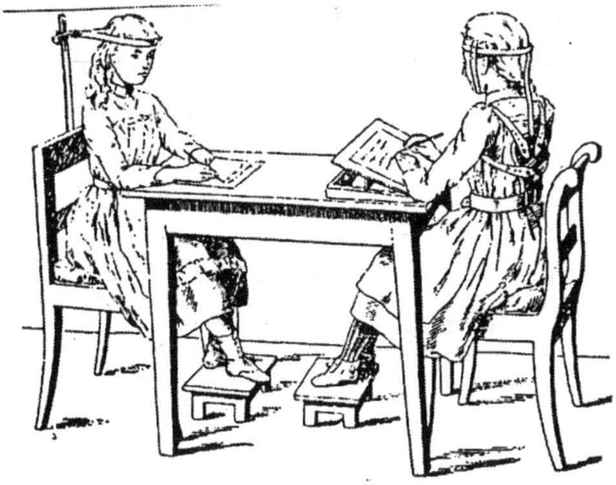

Abb. 9: Geradehalter mit Kopfriemen (William G. Niederland 1978, Abb. 5; Han Israëls 1989: S. 84)

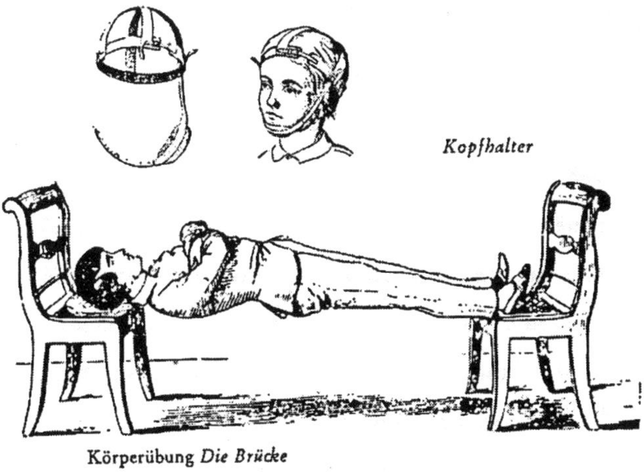

Abb. 10: Körperübung ›Die Brücke‹ (William G. Niederland 1978: Abb. 7; Schatzman 1982: 44)

Schatzmans Prämisse ist, wie bereits erwähnt, dass der Verfolgungswahn aus der Art und Weise erklärt werden muss, wie ein Kind von seinen Eltern *tatsächlich* verfolgt wurde. Und sein stärkstes Argument zielt auf die Parallelen zwischen den grausam anmutenden Erziehungsmethoden und den erschreckenden »göttlichen Wundern«, die Paul Schreber später in den psychiatrischen Anstalten erlebte. Schatzman zeigt, dass in diesem Wahn *System* ist — nämlich das »System des Vaters«. Dabei nimmt er absichtlich oder unbewusst Freuds Hinweis manchmal allzu wörtlich:

> »Wer in der Deutung dreister wäre als ich oder durch Beziehungen zur Familie Schreber mehr von Personen, Milieu und kleinen Vorfällen wüßte, dem müßte es ein leichtes sein, ungezählte Einzelheiten des Schreberschen Wahnes auf ihre Quellen zurückzuführen und somit in ihrer Bedeutung zu erkennen ...« (Freud VII: 181)

Obschon die Texte der *Kallipädie* und die Beispiele aus dem Arsenal orthopädischer Apparate für sich sprechen, bedarf das eigentliche »System des Vaters« noch weiterer Erläuterung. Schatzman selbst beschreibt es in Form einer Textcollage, in der er jeweils ausgewählte Abschnitte aus des Vaters erzieherischen Schriften mit den Aufzeichnungen des Sohnes konfrontiert. Er ist fest davon überzeugt, dass Moritz Schreber ein *»System der Kinderverfolgung«*[10], nicht der Kindererziehung schuf. In diesem Zusammenhang tritt wiederum der Mechanismus der *Projektion* ins Zentrum des Geschehens — diesmal jedoch auf Seiten des Vaters. Schatzman interpretiert das System des Vaters psychoanalytisch als eine Folge der Projektion »innerer Quälgeister«: Moritz Schreber habe die ›bösen‹ Anteile seiner selbst, das heißt seine homoerotischen Impulse, im Kind bekämpft. In den Aufzeichnungen des Sohnes liest sich das wie folgt:

> »Ich habe [...] in dem von Gott wider mich geführten Kampfe Gott auf meiner Seite gehabt, das heißt, ich bin in der Lage gewesen, seine eigenen Eigenschaften und Kräfte als eine unbedingt wirksame Schutzwaffe zu meiner Selbstverteidigung in das Feld zu führen.« (*Denkwürdigkeiten*: 47, Anm. 35)[11]

Das Motiv des Vaters, wie es sich nach Schatzmans Darstellung im Wahn des Sohnes spiegelt, wird als Projektion entlarvt, und Moritz Schreber ist dem Pädophilie-Verdacht ausgesetzt. Besonders eine Stelle in der *Kallipädie* scheint Schatzman diesen Umstand zu verraten:

---

[10] Schatzman 1982: 33.

[11] Erziehungsmethoden, so scheint uns Schatzman sagen zu wollen, dienen letztlich in erster Linie den Erziehern selbst. Unter dem Deckmantel pädagogischer Zielsetzungen bekämpfen sie in den bösen Kindern die eigenen, sie selbst bedrängenden Ängste, welche durch die Kinder reaktiviert werden und als Leidenschaften fühlbar nicht ausgehalten werden können.

»Ist das kindliche Gemüt von Liebe, Achtung und allen den daraus *hervorquellenden* Wärmestrahlen vollständig *durchdrungen*, so wird nunmehr auch von dieser Seite her der *Wille* des Kindes immer mehr und mehr regiert und der reinen und edlen Richtung allmählich zugeführt.« (*Kallipädie*: 235, zitiert nach Schatzman 1982: 89)

Aus dem Textzusammenhang gehe deutlich hervor, dass die Eltern aufgefordert werden, ihre Kinder sozusagen vollständig mit »hervorquellenden Wärmestrahlen zu *durchdringen*«. Eine Analyse des Sprachgestus veranlasst Schatzman zu der Feststellung, der Vater habe womöglich den Wunsch gehabt, in die Kinder einzudringen.

»Ein heranwachsender Junge, der solche Redensarten von seinem Vater hört, könnte vermuten, daß sie sich auf Vorgänge beziehen, die sein Vater in seinem Penis erlebte, [...] Auch könnte der Junge, wiederum in *seinem* Körper korrespondierende, *reziproke* Vorgänge erleben, besonders dann, wenn ihn gelehrt wurde, Wörter in körperliche Erfahrungen umzusetzen.« (Schatzman 1982: 89)

Die strengen Reglements des Vaters offenbaren im Grunde Vorgänge in seinem eigenen Körper. Und Schatzman vermutet, dass Paul Schreber dies begriffen hatte und immer dort zum Ausdruck brachte, wo er Gott bestimmte Wünsche und Motive in bezug auf sich selbst unterstellte.[12] Deshalb habe Schreber zum Beispiel auch den Oberwärter bestrafen lassen:

»Eine besondere Besprechung muß dem Oberwärter der Anstalt gewidmet werden. Von diesem sagten mir die Stimmen gleich am Tage meiner Ankunft, er sei *mit einem meiner Hausgenossen v. W. identisch*, derselbe habe bei irgendeiner von Staats wegen über mich veranstalteten Enquete vorsätzlich oder fahrlässigerweise unwahre Dinge über mich ausgesagt, namentlich mich der Onanie beschuldigt; gewissermaßen zur Strafe dafür sei ihm jetzt als flüchtig hingemachter Mann meine Bedienung auferlegt worden.« (*Denkwürdigkeiten*: 77, Kursivierung U.G.)

[12] Wie im Kapitel zu Freud bereits erwähnt, tritt der Vater als Störer autoerotischer Betätigungen auf, was zum Teil die ambivalente Gefühlshaltung ihm gegenüber verursacht. Priscilla Robertson erwähnt »Schrebers System« in ihrem Artikel ›Das Heim als Nest‹. Mittelschichten-Kindheit im Europa des 19. Jahrhunderts: »Der unbeschreibliche Dr. Schreber erwähnte in seinen Ausführungen zur totalen Kontrollierung der Kinder an keiner Stelle die Masturbation, jedoch legen viele der von ihm empfohlenen Maßnahmen — von kalten Bädern von einem Alter von vier oder fünf Jahren an bis zu seinem ausgefeilten System von Gurten und Stützen, die angeblich für eine gerade Haltung des Kindes sorgen sollten — den Gedanken nahe, daß er dabei die Vermeidung der Masturbation im Sinn hatte.« (Robertson 1974: 584)

Schreber lässt den, der ihn der Onanie beschuldigt, bestrafen! Der Gedanke an den Bruder, Gustav Schreber, liegt nahe — ein *Hausgenosse*, der seine Onanie verriet. Unabhängig jedoch von der Frage nach der Übertragung ist wichtig, dass Paul Schreber selbst es war, der hier an Onanie dachte. Offenbar musste er aber seinen Gedanken als *böse* beurteilen und deshalb leugnen, dass es *sein* Gedanke war. Schatzman schreibt die Kette der Leugnungen fort: Schreber leugnet nun auch diese Leugnung, »leugnet, daß er den Gedanken verurteilt hat — obwohl er es war, der dies tat —, und verschiebt den Gedanken auf einen Teil seiner selbst (Oberwärter), den er abspaltet und der dann ›unwahr‹ behauptet, daß er (Schreber) masturbiere«[13].

Theoretisch beruhen diese Annahmen Schatzmans auf der These, dass sich aus der Behinderung spontaner sexueller Lust im Kindesalter sexuell abweichende Erfahrungen und Verhaltensweisen entwickeln. Formelhaft ausgedrückt:

> »Je abweichender die Sexualität eines Menschen strukturiert ist, desto stärker wurden seine oder ihre weniger abweichenden Formen der Sexualität mit Verboten belegt.« (Schatzman 1982: 80)

Paul Schreber identifizierte sich offenbar mit den im Vater verborgenen Leidenschaften, so dass er dessen Schwächen verkörpernd zugleich die Wahrheit des Vaters erkannte. Dadurch wurde es ihm später möglich, die Mängel Gottes zu erkennen und das Komplott zu sprengen: Er wusste, »daß Gott nach der Weltordnung den lebenden Menschen eigentlich nicht kannte...«[14], dass Gott im Umgang mit Lebenden der Anziehung durch Wollust nicht widerstehen konnte. Schreber »fesselte« ihn mittels der Wolllustnerven an sich und erhielt dadurch die Macht, Gottesnähe und -ferne zu kontrollieren.

Ungeachtet des unbewussten erzieherischen Motivs, das den Vater dabei leitete, muss betont werden, dass Moritz Schreber die seinerzeit vorherrschenden Erziehungsmethoden nachhaltig revolutionierte: Er plädierte für die Abschaffung der körperlichen Züchtigung und empfahl den Eltern statt dessen, die Gefühle und Motive der Kinder zu kontrollieren, denn das ›Äußere‹ sei weniger wichtig als das ›Innere‹. In der Tat ist die Pädagogik Moritz Schrebers exemplarisch für den Beginn eines Zeitalters der sublimeren Er-

---

[13] Schatzman 1982: 77

[14] *Denkwürdigkeiten*: 43.

ziehungsmethoden, die auf Gesinnung setzen[15]. Das aus der Literatur der *Schwarzen Pädagogik* wohl bekannteste Erziehungsinstrument ist denn auch die »Rügentafel«[16]. Und aufschlussreich ist deren Wiederkehr als »Aufschreibesystem« in Schrebers Wahn: »Man unterhielt Bücher« und machte andere Aufzeichnungen, die all seine Gedanken, Redewendungen und Gebrauchsgegenstände festhielten; alles in seiner Nähe befindliche wurde notiert und kontrolliert, inklusive aller Personen, zu denen er Beziehungen unterhielt.[17] Damit noch nicht genug der Kontrolle:

> »Durch Strahlen beobachtetet, befiehlt oder verurteilt der Gott des Sohnes tagaus, tagein jede seiner Bewegungen, in dem Maße, wie es anscheinend einst sein Vater tat. Der Sohn fühlt Gott und die Strahlen außerhalb wie in seinem Innern. Er nimmt sie mit seinem ›körperlichen Auge wahr, wenn ich die Augen offen halte‹, und mit

[15] Wird auch im allgemeinen der Wechsel von der körperlichen zur psychischen Bestrafung in den vierziger Jahres des 19. Jahrhunderts angesetzt, so verweist Robertson doch entschieden darauf, dass auch die aufgeklärtesten Eltern erst Ende des 19. Jahrhunderts damit aufhörten, ihre Kinder mit der Rute zu züchtigen, weil sie der Meinung waren, der biblische Befehl über den Umgang mit der Rute könne einfach nicht falsch sein. (Vgl. Robertson 1974: 577)

[16] »Im Familienkreise [...] ist die Einführung einer in der Kinderwohnstube aufzuhängenden Rügentafel ein recht wirksames Erziehungsmittel. Auf einer solchen Tafel sind die Namen der Kinder verzeichnet, bei denen jedes vorgekommene Vergehen, auch alle kleinen Vergeßlichkeiten, Ordnungswidrigkeiten usw. durch einen Strich oder ein Notizwort bemerkt werden. Am Schluß jedes Monats wird im Beisein aller Abrechnung gehalten, dabei je nach Umständen Verweis oder Anerkennung ausgesprochen, und besonders auf die an dem einen oder anderen Kinde haftenden Gewohnheitsfehler oder Schwächen nachdrücklich hingewiesen. Es ist in der Tat überraschend, welche moralische Kraft eine solche Tafel auf alle, selbst die übrigen gleichgültigeren Kinder namentlich dadurch ausübt, daß sie dieselbe immer vor Augen haben und daß jeder einzelne vorgekommene Fehler gleichsam als eine auf längere Zeit fortwirkende Lehre anschaulich erhalten wird. Dadurch werden viele sonst nötige erzieherische Maßregeln, Erinnerungen, Zurechtweisungen, Bestrafungen erspart und in einer ungleich wirksameren Weise ersetzt.« (*Kallipädie*: 264f., zitiert nach Schatzman 1982: 38)

[17] »Ich kann nur versichern, daß das Aufschreibesystem [...] sich zu einer geistigen Tortour gestaltet hat, unter der ich jahrelang schwer gelitten habe und an die ich mich erst nach und nach wenigstens einigermaßen zu gewöhnen vermocht habe; es sind mir dadurch Geduldsproben auferlegt worden, wie sie [...] wohl noch niemals einem Menschen zugemutet worden sind...« (*Denkwürdigkeiten*: 94)

seinem ›geistigen Auge, wenn mir die Augen infolge von Wundern geschlossen werden oder wenn ich die Augen freiwillig schließe‹.« (Schatzman 1982:30[18])

In Schrebers Worten spiegelt sich das »System des Vaters«: er sieht sich selbst, wie man ihn lehrte, sich zu sehen. Einer ihm äußerlichen Autorität, die ihn programmiert hat, bleibt er in dieser Form einer scheinhaften Selbstbestimmtheit auch in seinem Wahn unterworfen:

»Ich habe Licht und Schallempfindungen, die von den Strahlen unmittelbar auf mein inneres Nervensystem projiziert werden...« (*Denkwürdigkeiten*: 88)

Moritz Schrebers Begriff der »Selbstbestimmtheit« enthält nach Schatzman den Kern der pädagogischen Falle. Entgegen seinem Wortsinn handelt es sich dabei lediglich um ein strukturelles *Output*: Wie Computer-Programmierer verankern Eltern und Lehrer irreversible Informationen im ›System‹ ihrer Kinder. Dabei programmieren sie *hart*, was nicht mehr geändert werden soll, während die *Software* modifizierbar bleibt. Die *Hardware* stabilisiert sich als Charakter, bildet sozusagen ein Raster von Fixierungen. Nur auf der Basis dieser vorgegebenen Struktur erlebt der Heranwachsende seine Persönlichkeit subjektiv als zunehmende *Selbstbestimmtheit*. Im Wahn jedoch demaskiert sie sich als Identifikation mit dem ›System‹ der Eltern.[19]

Moritz Schreber, der seine eigenen Ängste in den *bösen* Kindern kontrollierte, programmierte ein geschlossenes ›System‹, das zugleich seine Konstruktionspläne für immer der Erkenntnis seiner Opfer entzog. Erst in der *Ver*-rücktheit des Wahns, in der Demontage des ›Systems‹, konnte Paul Schreber tatsächlich Erlebtes aus seiner Kindheit *wiederholen*. Seine Verrücktheit ist, in diesem Lichte betrachtet, ein *Image* des Kampfes, den der Vater gegen seine Unabhängigkeit führte. Dessen Erziehungsmethoden hatten ihn irritiert, ja ›verrückt‹ gemacht, sein Wahn, den wir für Verrücktheit halten, plaudert jetzt die Wahrheit aus. Bei Schatzman liest es sich so:

»Auf der Suche nach dem Mörder seiner Seele kam Schreber zu der Einsicht, daß hinter der Person des Dr. Flechsig Gott stand. Hätte er noch einen weiteren Schleier

[18] Vgl. *Denkwürdigkeiten*: 214.

[19] »Viele Prämissen über die zwischen den Menschen bestehenden Beziehungen werden hart programmiert. Eine der wichtigsten Entdeckungen der Psychoanalyse besagt, daß die Beziehungen zu anderen, die im frühesten Alter programmiert wurden, meist auch am härtesten programmiert sind. Die Menschen wiederholen dann ihr Leben lang ›zwanghaft‹ die in ihrer frühen Kindheit vorgeprägten Formen des Verhaltens zu anderen.« (Schatzman 1982: 29)

beiseite schieben können, dann hätte er, glaube ich, seinen Vater als den primären Anstifter erkannt. Hätte er dies getan, dann hätte er sich weniger der Gefahr ausgesetzt, für verrückt erklärt zu werden. Aber sein Vater hatte sich, wie ich meine, ›auf immer‹ zu seinem ›Herrn‹ gemacht und hätte einen so ›unedlen‹ Gedanken nie zugelassen. Anscheinend war es ein Merkmal des ›Seelenmordes‹, daß es dem Opfer verboten war, seinen Mörder korrekt zu identifizieren.« (Schatzman 1982: 39)

Noch deutlicher wird Schatzmans Verschwörungstheorie, wenn er den Vater mit einem *Hypnotiseur* vergleicht: Um auf immer des Kindes Herr zu werden, muss ›ein Blick‹, ›ein Wort‹ genügen, um dessen Willen zu regieren. Die Geste der Eltern, als Befehl aufgefasst, versetzt das Kind in Trance. Studien von Laing und Esterson, die den praepsychotischen Zustand mit der Hypnose vergleichen, sollen diese These stützen.[20] Was gemeinhin als Psychose verstanden wird, könnte demnach der Versuch sein, aus der Hypnose einer betäubten Kindheit zu erwachen. Schrebers Wahn wäre aus dieser Perspektive ein Ausdruck solcherart partiellen Bewusstseins.

Auswertung

Auch in Schatzmans Studie ist der Wahn demnach ein Stadium der Genesung. Im Unterschied jedoch zu Freuds Darstellung des Wahns als eines intrapsychischen Selbstheilungsversuches interpretiert ihn Schatzman als eine eigentümliche Form von Bewusstseinserhellung, als kognitive Produktion gleichsam. Dabei ist weniger an eine Form der Selbsterkenntnis gedacht — Schreber erkennt sich ja keineswegs selbst in seinem Wahn —, sondern an eine Art von *Bewusstseinserweiterung*. Schatzman glaubt hier explizit Erfahrungen und Verhaltensweisen übersinnlichen Ursprungs vorzufinden:

»Manche von Schrebers Erfahrungen während seiner Verrücktheit erinnern an Erfahrungen, die Schamanen oder Medizinmännern zugeschrieben werden, also den ›Spezialisten‹ für Ekstase und Heiligkeit in archaischen Kulturen. Genau wie sie ist

[20] Vgl. Ronald D. Laing und Aaron Esterson in Morton Schatzman 1982: 38 und die Fußnote 1, S. 58 (Quelle: Propos sur la causalité psychique, [1950] 33f.) »Was wir als Halluzinationen oder Wahnvorstellungen bezeichnen, kann ein Versuch der Seele sein, sich vor sich selbst zu offenbaren, während sie sich zugleich eine Regel auferlegt, die gerade dies verbietet [...] Ich habe angenommen, daß es sich bei Halluzinationen um ein Abbilden von Sachverhalten handeln kann, die sich durch sprachliche Sätze symbolisieren lassen.« (Schatzman 1982: 55)

er von übersinnlichen Kräften ›erwählt‹; das Heilige offenbart sich seinen geschärften Sinnen; er erfährt die Namen und Funktionen von Seelen und höheren Wesen, er versteht die Sprache der Vögel und eine Geheimsprache — in seinem Fall die ›Grundsprache‹ Gottes. Er erlebt Visionen und Trancezustände, und er sieht, hört und spürt Ereignisse, die anderen Menschen verborgen bleiben. [...] Wie manche Schamanen erlebt Schreber eine Zunahme des Lichts um ihn her, er trägt Frauenkleider und empfindet sich als bisexuell. Wie beinahe alle Schamanen, besonders während ihrer Initiation, erleidet er körperliche Qualen und Verstümmelung. Ich bin davon überzeugt, daß bestimmte Erfahrungen, wie sie als schizophren bezeichnete Menschen machen, denen der Schamanen gleichen.« (Schatzman 1982:15)

Wird aus der Frage nach den strukturellen Aspekten des Wahns vor diesem Hintergrund eine Frage des kulturellen Rahmens, in dem er diagnostiziert wird? Genau dorthin — so zeigt sich gegen Ende seiner Studie immer deutlicher — möchte Schatzman uns führen: in den *gesellschaftskritischen Kontext* des Problems. Er will zeigen, dass sich hinter dem als ›paranoidogen‹ entlarvten Vater eine ›paranoidogene‹ Gesellschaft verbirgt, die von Moritz Schreber lediglich repräsentiert wird.

»Totalitäre Gesellschaften von Sparta bis zum sowjetischen Rußland haben die Erziehungsprinzipien praktiziert, die Dr. Schreber predigte — besonders die Betonung des Gehorsams und der Disziplin«, so Schatzman in seinem Nachwort. Auch »in Hitlers *Mein Kampf* gibt es viele Stellen, die den Ansichten Dr. Schrebers gleichen.«[21] Ebenso identisch sind sie mit denen Johann Gottlieb Fichtes über Gott, Geschichte und die deutsche Nation. In ihm sieht Schatzmann den »philosophischen Vorläufer des Nationalsozialismus‹ [...] Er wie Dr. Schreber glaubten, es sei das Hauptziel der Erziehung, wahre Religion zu erreichen.« (Schatzman 1982: 145, 143, 136)

Und die Psychologen, Psychiater und Nervenärzte, die ihre paranoide Klientel im klassischen Sinne weiter therapieren? Was ist mit jenen, die die Paranoia als krankhafte Erfahrung »etikettieren«, weil sie nicht erkennen,

---

[21] »Jeder, der die deutsche ›Charakterstruktur‹ in der Nazizeit verstehen möchte, wird Dr. Schrebers Bücher mit Profit lesen [...] Wie Dr. Schreber verabscheut Hitler das, was er als Schwäche, Faulheit, Weichlichkeit und Trägheit bezeichnet. Wie Dr. Schreber spricht er vom sittlichen und körperlichen Verfall seiner Zeit. Wie Dr. Schreber verlangt Hitler Willfährigkeit gegenüber Teilen seiner Psyche, die er als göttlichen Willen und als Natur bezeichnet; für Hitler ist die Natur die erbarmungslose Königin der Weisheit. Hitler verurteilt die vor-nazißtische Gesellschaft, weil sie gegen das ›Bild Gottes‹ gesündigt habe. Hitler und Dr. Schreber verlangen beide Gehorsam gegenüber dem, was für sie überwältigende Mächte sind: Gott, Schicksal, Notwendigkeit und Geschichte.« (Schatzman 1982: 142)

dass sie nur eine klinische Feststellung ist, die jemand über andere trifft? Von ihnen allen hat Schatzman eine denkbar schlechte Meinung:

> »Viele Therapeuten bezwecken mit ihrer Therapie ausdrücklich eine *Stärkung* oder Wiederherstellung der Verdrängung, nicht ihre Aufhebung«. (Schatzman 1982: 126)[22]

Sie alle sind wissentlich oder unwissentlich ideologisch, kurzsichtige Handlanger ihres Regimes, die noch immer nicht begreifen können, dass es *Krankheit* gar nicht gibt. Für Schatzman ist »psychische Krankheit« eine Metapher im Dienste staatstragender Mächte. Und es ist die Aufgabe dieser Metapher, den Blick auf wirklich psychisches — nämlich erzieherisches — Elend zu verstellen. Schatzmans Studie zur *Langzeitwirkung einer Erziehungsmethode* erweist sich gegen Ende als ein Plädoyer zur Abschaffung des Krankheitsbegriffes: Die Debatte um Schizophrenie und Paranoia sei vorwiegend ein Disput über Wörter. Die Paranoia, namentlich wenn man sie buchstäblich aus »para« und »nous« ableite, bezeichne den Zustand *»neben* oder *außerhalb* des Geistes zu sein«. Damit träfe sie mit vollem Recht auf die nächsten Angehörigen derer zu, die heute mit dieser Bezeichnung belegt würden.[23]

> »Schon als kleines Kind«, bekennt Schatzman, »wunderte ich mich erstmals über den Ausdruck ›den Verstand verlieren‹. Wo, fragte ich mich, ist der Verstand, den jemand verloren hat, und wo ist dann er, der keinen Verstand mehr hat?« (Schatzman 1982:131)

---

[22] An dieser Stelle seiner Ausführungen wird Schatzman zynisch: »Wollen wir unsere Paranoidogenizität, das heißt unsere Fähigkeit, bei anderen Paranoia auszulösen, verbessern, dann werden einige Tricks uns besonders nützlich sein: Betrachte Deine Verfolgung als Liebe. Wenn deine Opfer deine Verfolgung als Verfolgung ansehen, dann werte ihre Auffassung als Beweis dafür, wie sehr sie deine ›Liebe‹ brauchen. Werte den Widerstand deines Opfers gegen die Verfolgung als Ausdruck des Das — als Häresie, Geisteskrankheit (z.B. Paranoia) oder, in Dr. Schrebers Ausdrucksweise, als Eigensinn oder Halsstarrigkeit. Gegenüber diesem Widerstand betreibe deine Verfolgung (oder Liebe) mit moralischem Eifer.« (Schatzman 1982: 126)

[23] »Der finnische Psychiater Marti Siirala behauptet, viele der sogenannten Symptome der Schizophrenie könnten auf einer ererbten Prädisposition — nicht des Patienten, sondern der ihn umgebenden Menschen —, ungewöhnliche Tendenzen in ihm zu bekämpfen, die ihre Auffassung von der Realität stören, beruhen. Hätte Siirala recht, dann müßten die Genetiker ihre Annahmen hinsichtlich dessen, was in den Familien Schizophrener vorgeht, revidieren.« (Schatzman 1982: 131)

Schatzman lehnt kategorisch alle klassisch-psychiatrischen und psychoanalytischen Wahntheorien ab. Der Wahn ist keine psychische Neukonstruktion einer inneren Welt, sondern im Gegenteil deren ›heilsame‹ Auflösung: Das Erwachen aus einer jahrzehntelangen Trance, die beginnende Dokumentation wahrer Kindheitserlebnisse, die Analyse der wahnhaften Anpassungsversuche an das elterliche ›System‹. Kurz, der Wahn ist eine *paradoxe Form der Selbstoffenbarung*, in der sich der Betroffene selbst nicht erkennt.

Autoritäre Eltern kontrollieren mittels der Projektion ihre eigenen sexuellen Begierden und andere verbotene Leidenschaften in ihren Kindern. Durch die Identifikation mit jenen unbewussten Wünschen und Ängsten der Eltern wird das Kind zum potentiellen Opfer ihrer Verfolgung. Vor diesem Hintergrund muss die ›Verrücktheit‹ der Kinder als die ›Summe ihrer Anpassungsversuche‹ gelesen werden. Denn das Sprachmuster des Wahns demaskiert das *»hart programmierte System«* der Eltern. Paranoide leiden im Grunde an der Vorschrift, die ihnen verbietet, ihre Eltern als Verfolger zu identifizieren.[24] Schatzman selbst gibt im Stile Laings eine sehr originelle Zusammenfassung seiner Paranoia-Theorie:

> »Ich will nun ein Schema entwickeln, das die Verhältnisse, wie sie in der freien Wildbahn des Familienlebens bestehen, etwas vereinfacht:
>
> — Eltern verfolgen Kind.
>
> — Eltern halten ihre Verfolgung für Liebe.
>
> — Kind erkennt die Verfolgung durch die Eltern als Verfolgung.
>
> — Kind erkennt vielleicht oder auch nicht, daß die Eltern ihre Verfolgung des Kindes für Liebe halten; normalerweise erkennt es dies nicht.
>
> — Eltern wollen, daß Kind die Eltern liebt, ehrt und ihnen gehorcht — zum Wohl des Kindes. Wenn Kind das nicht tut, müssen die Eltern das Kind zwingen — zum Wohl des Kindes.

[24] »Schatzmans These enthält zwei Stufen. Erste Stufe: der Wahnsinn hat etwas mit der Art der Erziehung zu tun, ist ein Wiedererleben dieser Erziehung. Zweite Stufe: das Wiedererleben nimmt die Form eines religiösen Wahns an, weil die Erziehungsweise es Paul Schreber unmöglich machte, seine wahre Beziehung zu seinem Vater zu erkennen.« (Israëls 1989: 264)

— Je mehr Kind die Verfolgung durch die Eltern als Verfolgung erkennt, desto mehr verfolgen Eltern das Kind und halten ihre Verfolgung für Liebe.

— Kind versucht zu verbergen, daß es die Verfolgung durch die Eltern als Verfolgung erkennt, und es versucht zu verbergen, daß es etwas verbirgt. Eltern sagen zum Kind: ›Unehrlichkeit ist böse. Wenn Du lügst, werde ich dich zu deinem eigenen Besten bestrafen.‹

(Eine Variante geht so: ›Du kannst Deine Gefühle nicht vor mir verbergen‹. Ich unterscheide dabei zwischen ›du sollst deine Gefühle nicht vor mir verbergen‹ und ›du kannst deine Gefühle nicht vor mir verbergen‹. Ersteres ist ein Befehl, letzteres eine Feststellung, die einen Befehl maskiert. Der letztere Satz ist wie der Zwang eines Hypnotiseurs; er stellt eine stärkere Technik der Kontrolle dar, vielleicht weil der Befehl verborgen ist.)

— Kind erkennt, daß Eltern das Kind am meisten bestrafen, wenn sie sehen, daß das Kind die Verfolgung durch die Eltern als Verfolgung erkennt, und es verbirgt, daß es dies tut, und verbirgt, daß es etwas gibt, was es verbirgt.

— Kind verbirgt vor *sich selbst*, daß es erkennt, daß die Eltern es verfolgen, und es verbirgt vor *sich selbst*, daß es etwas gibt, was es verbirgt.

Wenn dieses Schema oder ein ähnliches einiges von dem zusammenfaßt, was ›paranoiden‹ Menschen widerfuhr, als sie Kind waren, dann erklärt es vielleicht, warum sie so mißtrauisch gegen andere sind.« (Schatzman 1982:126f.)

Kritik

Nach Schatzman ist der Wahn ein folgenschweres Missverständnis. Verblüffend wirkt vor allem die Unmittelbarkeit der Kausalzusammenhänge, die er rekonstruiert. So ist Paul Schreber letztlich nicht krank, sondern wird lediglich von ideologisch verblendeten Ärzten als paranoid oder schizophren etikettiert. Der wirklich Kranke ist der Vater. Ihm gegenüber zeigt Schatzman denn auch erstaunlich geringe Hemmungen in Fragen der ›Etikettierung‹. Die Toleranz, die er Paul Schreber gegenüber aufbringt, gilt nicht für den Vater. Auch fehlt Schatzman, im Gegensatz zu Niederland, gänzlich der Blick für die *Ambivalenz* des Vater-Sohn Verhältnisses.

Schatzmans vorläufige Ergebnisse sind Hypothesen eines Zusammenhanges zwischen Sprache und somatischen Wahnvorstellungen, die ihrerseits auf den hypothetischen Eckpfeilern von *Image* und *Transform* basieren. Das Erkenntnisinteresse am Fall Schreber ist dabei eher exemplarischer

Natur, denn sein tatsächliches Forschungsvorhaben reicht weit über diesen Einzelfall hinaus:

> »Im Mittelpunkt meines Interesses stehen zwei Charaktere, der des Vaters und der des Sohnes, sowie die zwischen beiden bestehenden Beziehungen. Meine Befunde tangieren viele Gebiete: Kinderaufzucht, Erziehung, Psychiatrie, Psychoanalyse, Psychologie, Religion, Soziologie und andere. Im letzten Kapitel werde ich mögliche Verbindungslinien zwischen den Ansichten des Vaters über Kindererziehung und dem Aufstieg des Nationalsozialismus erörtern; im Nachwort untersuche ich die Ähnlichkeit zwischen diesen seinen Ansichten, den im heutigen Rußland geltenden Erziehungsprinzipien und dem Konzept des amerikanischen Verhaltenspsychologen B.F. Skinner.« (Schatzman 1982: 9)

Der Preis für die Entfaltung dieses gewaltigen Netzwerkes auf so kleinem Raum ist dann auch zu hoch. Zu grob ist das Raster, in dem sich Moritz Schreber mit Fichte, Hitler, ›den Russen‹ und Skinner eine Schublade teilen muss.[25] Schatzman erliegt der Faszination des Monokausalen, in dessen Licht die Welt transparenter und unkomplizierter erscheint, als sie in Wahrheit ist: Hat man die »Paranoidogenizität« der Gesellschaft erst ideologiekritisch entlarvt, kann man sich sogleich zu ihr ins rechte Verhältnis setzen und weiß sich auf der ›sicheren Seite‹. Selbstverständlich wäre eine ideologiekritische Betrachtung am Fall Schreber, an Fichte, Hitler, Rußland oder Skinner in exemplarischer Weise möglich. In Schatzmans Arbeit ist jedoch das Prinzip des Exemplarischen nicht gewahrt.

Zu undifferenziert fallen auch seine moralischen Appelle aus, die den Blick auf sachliche Divergenzen und interessante Verbindungen zwischen moderner Wahntheorie und Pädagogik verstellen. Geradezu peinlich wirkt die aggressive Kritik am Kollegenkreis, die nurmehr der narzisstischen Erhöhung dient und gerade dadurch dem anti-psychiatrischen Ideal zuwiderläuft. Entsprechend lesen sich dann auch die Rezensionen, wie beispielsweise die von Rosenkötter, der sich nun seinerseits genötigt sieht, in einseitige Kritik zu verfallen. Er reduziert Schatzmans gesamte Aussage auf eine Tautologie. Schatzmans Argumentation laufe »im Grunde darauf hinaus, zu be-

---

[25] »Die offiziellen russischen Ansichten über die Kindererziehung spiegeln den Geist der über 100 Jahre alten Ansichten Dr. Schrebers wieder, [...] er nannte Gehorsam Freiheit. Auch hätte er wohl statt ›Kommunisten‹ ›Christen‹ gesagt.« (Schatzman 1982: 145) »In letzter Zeit haben die Ideen Skinners viel von sich Reden gemacht. Wie Dr. Schreber oder die Russen möchte Skinner die Gesellschaft verbessern, indem er die Kinder programmiert, in gewisser Weise zu erleben und zu handeln.« (Schatzmann 1982: 146)

haupten, der Verfolgungswahn komme von der Verfolgung durch den Vater und die Gesellschaft«. Was natürlich nichts erklärt und, wie Rosenkötter zu Recht feststellt, »einen Rückfall in den Erkenntnisstand *vor* der Psychoanalyse darstellt«.[26]

Schatzmans Thesen bleiben unangemessen vage, und darum entzieht sich der Text immer wieder der konkreten Auseinandersetzung und wissenschaftlichen Überprüfung. Dies lässt sich exemplarisch an einer seiner Grundthesen belegen:

> »Was gemeinhin als Geisteskrankheit gilt, kann weitgehend als eine Art Anpassung an Lernsituationen verstanden werden.« (Schatzman 1982: 9)

Was wird von wem *gemeinhin* als Geisteskrankheit verstanden? Unter welchen Bedingungen *kann* sie als Anpassung verstanden werden? Wie *weit* geht diese Anpassung und was ist jener Anteil an ihr, der *nicht* Anpassung an Lernsituationen ist? Welcher *Art* ist die hier gemeinte *Anpassung*? Die Fragen ließen sich fortsetzen. Selbst wenn es Schatzman gelänge, »einen Zusammenhang zwischen dem Seelenzustand eines als verrückt geltenden Erwachsenen und dem Verhalten seines Vaters ihm gegenüber, als er ein Kind war«[27], nachzuweisen, was hätte er damit *bewiesen*? Es ist ja bereits unbestritten, dass ein solcher Zusammenhang existiert. Die entscheidendere Frage lautet aber: Welche identifizierbaren Verhaltensweisen des Vaters werden in welcher spezifischen Weise für die Verrücktheit des Sohnes virulent, das heißt nachweisbar kausal? Seit Freud wissen wir, worin die Schwierigkeit dieser Fragestellung besteht. Die Art und Weise, in der ein Kind seine Eltern *real erlebt*, ist nicht identisch mit der Art und Weise, in der es diese Begegnungen *erfährt.*

Deshalb auch greift Schatzmans Modell der psychischen *Programmierung* zu kurz. Seine Absicht, einem antiautoritären Erziehungsideal das Wort zu reden, ist unverkennbar und als Einwand gegen autoritäre Erziehung auch bedenkenswert. Er verliert aber den Blick für die notwendige *»Hardware«*, die ein soziales Überleben voraussetzt. Auch scheint Schatzman mit der Computer-Metapher die erzieherische Situation überhaupt in unzulässiger Weise zu vereinfachen. Es mag zwar der Wunschtraum manches Erziehers sein, dem Kind sein ›System‹ auf immer einzuprägen, allein die lange Ge-

---

[26] Rosenkötter 1975: 184ff.

[27] Schatzmans 1982: 17. Dort erläutert Schatzmann das Ziel seiner Studie.

schichte der Erziehung und ihrer Wissenschaft beweist die individuelle Bearbeitung dieser ›Systeme‹ durch das Kind. Sogar Moritz Schreber setzte in seiner *Kallipädie* ein recht *eigenwilliges* und — vor aller Erziehung — selbständiges Gegenüber voraus:

> »Selbst in den ausgebildetsten menschlichen Sprachen erreicht ein Wort, welches zur Bezeichnung von rein geistigen Zuständen, Gefühlen, abstrakten, übersinnlichen oder bildlichen Begriffen dient, den Begriff, welchen es ausdrücken soll, nur annähernd, nicht vollständig, kann ihn nicht vollständig verkörpert von einem auf den anderen Menschen übertragen, sondern es gehört Selbsttätigkeit des anderen Menschen dazu, um ihn nach seiner und für seine Individualität erfaßbar und aufnahmefähig zu machen, um aus dem Worte den Begriff herauszufinden... [Jeder denkende Mensch fühlt], daß also jeder höhere Begriff zu seinem Worte sich verhält, wie der Geist zum Körper [...]. Wie eine unserem Körper zugeführte Nahrung denselben nicht direkt ernähren kann, sondern erst dadurch, daß das Zugeführte die Prozesse der Verdauung, Blutbereitung etc. durchwandert und so angeähnlicht und aufgenommen wird, so etwa ist es auch mit dem Worte, besonders dem abstrakte Begriffe bezeichnenden.« (Schreber, Moritz 1858: 253)

Die Worte wollen also verdaut sein, das bedeutet analysiert, zu neuen Bedeutungen synthetisiert und — wie Schatzman selbst sagt — *transformiert* werden. Mit welchem Instrumentarium Schatzman die väterlichen originalen Redewendungen von den selbstgeschaffenen Bedeutungen des Sohnes unterscheiden will, bleibt offen.

Ähnlich fragwürdig scheint der Versuch, den Wahn im Bereich des Übersinnlichen anzusiedeln, um ihn so dem medizinischem Zugriff zu entziehen. Schatzman gibt eine Aufzählung schamanischer Erfahrungen, die Paul Schreber ebenfalls gemacht habe.[28] ›Vor unserer Zeit‹ habe man dieselben Erfahrungen und Verhaltensweisen vorwiegend auf einen übersinnlichen Ursprung zurückgeführt.[29]

> »Andere Kulturen, vor allem jene, in denen die Schamanen verehrt wurden, und möglicherweise sogar — Jahrhunderte früher — Schrebers eigene, hätten vielleicht

[28] »Genau wie sie ist er von übersinnlichen Kräften ›erwählt‹; das Heilige offenbart sich seinen geschärften Sinnen; er erfährt die Namen und Funktionen von Seelen und höheren Wesen; versteht die Sprache der Vögel [...]« usw. Vgl. Schatzman 1982: 15

[29] Schatzman spricht hier von Paul Schreber und »den Schizophrenen« abwechselnd. Dies ist dadurch zu erklären, dass er sich in der Zuordnung des chronischen Wahns der Bleuler'schen Einteilung bedient. Die Paranoia ist hier, wie auch von Niederland bereits übernommen, den Schizophrenien subsumiert.

seine Erfahrungen und die daraus gezogenen Schlüsse, derentwegen er als verrückt galt, anerkannt.«

Er fragt: »Könnte jeder sie machen?« Und fordert: »Hier ist mehr Forschung vonnöten, nicht nur, um über ›sie‹, die Schamanen und Schizophrenen, zu lernen, sondern auch über Teile unserer Seele, die uns für gewöhnlich unbewußt bleiben.« (Schatzman 1982: 14f.)

Hier zeigt sich nun bei näherer Betrachtung nicht nur, wie Rosenkötter schreibt, ein Rückfall in die Zeit vor der Psychoanalyse. Auch hinsichtlich der transkulturellen Erwägungen und seiner Verweise auf den Schamanismus fällt er hinter die zur Zeit seiner Veröffentlichung bereits vorliegenden Ergebnisse zurück.[30]

Die Nähe des Wahns zur Schizophrenie und zu »übersinnlichen« Bewusstseinszuständen gebietet es allerdings, diesem Hinweis nachzugehen. Eine knappe Übersicht der Ergebnisse eines Marburger Symposiums findet sich deshalb im Anhang zu dieser Arbeit (S. 193). Hier will ich nur auf eine wesentliche Differenz zwischen den Schamanen und Schreber noch Bezug nehmen:

Der Schamane ist, wie Schatzman betont, ein Medium. Er vermittelt zwischen Lebenden und Verstorbenen, er ruft und beherbergt Geister, die durch ihn wirken — aber er entlässt sie auch wieder. Hierin besteht bereits eine erste offensichtliche Differenz zu Paul Schreber: Dieser nimmt die Geister Verstorbener, ja die Gesamtheit der Seelen aller Verstorbenen, in sich auf, um sie zu töten. *In ihm* gehen sie zugrunde. Einzig aus Mitleid entlässt er Flechsigs Seele durch seinen Mund, wo sie einen schlechten Nachgeschmack hinterlässt, wie er lakonisch beklagt[31]. Als *Schamane* wird Schreber

---

[30] Ludwig entwickelte 1966 eine Typologie veränderter Wachbewusstseinszustände (»VWB« oder Altered States of Consciousness, ASC) aufgrund zahlreicher akzidentieller und experimenteller Erfahrungen. Fischer entwarf 1976 eine Kartographie der Transformation des Bewusstseins. Tart arbeitet seit 1972 an einer Klassifikation von VWB. Um die definitorische Abgrenzung von ASC und deren Symptome und Zeichen bemühen sich u.a. Watson und Guthrie 1972, Crombach 1974, Ostow 1969, Gellhorn und Kiely 1972, Bowers und Freedman 1975 mit dem Ziel, eine vorzeitige Pathologisierung der Phänomene von ASC zu verhindern (vgl. Blankenburg 1990: 48f.).

[31] »Dagegen ist es ein wirklicher [...] für mich subjektiv gewisser Vorgang [...] daß ich ungefähr um dieselbe Zeit die Seele und zwar wahrscheinlich die ganze Seele des Professor Flechsig vorübergehend im Leibe gehabt habe. Es war ein ziemlich umfänglicher Ballen oder Knäuel, den ich am ehesten mit einem entsprechenden Volumen

selbst zum *Seelenmörder*, der nur die Seele dessen überleben lässt, den wiederum Schatzman als den eigentlichen Seelenmörder Schrebers bezeichnet.

Insgesamt wird die wissenschaftliche Würdigung von Schatzmans Studie dadurch erschwert, dass seine Darstellung immer wieder in pauschale Vorwürfe und sogar Allgemeinplätze abgleitet.[32] Außerdem ist häufig unklar, wer eigentlich die Adressaten seiner Polemik sind. Dazu zwei Beispiele:

> »*Manche* Eltern, die die sexuellen Handlungen und Gefühle ihrer Kinder unterdrücken, *kapseln* diese damit in der Familie ein. Im *Osten* wie im *Westen* haben *marxistische* wie *kapitalistische* Soziologen es versäumt, diese *Sorte* Familien, sowie die möglichen Zusammenhänge zwischen ihrem Vorkommen in einer gegebenen Gesellschaft und der Regierungsform dieser Gesellschaft zu untersuchen ...« (Schatzman 1982: 8, Hervorhebungen U.G.)

> »Die Tradition der wissenschaftlichen Medizin«, von Schatzman an anderer Stelle auch als Klinikfolklore[33] bezeichnet, »lehrt den Arzt, seine moralische Einstellung zu den Kranken von seiner nichtmoralischen, objektiven Haltung gegenüber ihren Krankheiten zu trennen. Aber die moralischen Ansichten des Psychiaters und der Gesellschaft, in der er lebt, bestimmen, welche Art Mensch er als geisteskrank ansieht,

---

Watte oder Spinnwebe vergleichen möchte, der mir im Wege des ›Wunders‹ in den Bauch geschleudert worden war, vermutlich, um darin seinen Untergang zu finden [...]. Ich entließ dieselbe jedoch, als sie sich zu befreien strebte, freiwillig, einer Art Regung des Mitleids folgend, und sie entrang sich darauf aus meinem Mund wieder nach außen.« (*Denkwürdigkeiten*: 61)

[32] Der Pamphlet-Charakter von Schatzmans Arbeit wird auch von Han Israëls mit Unbehagen registriert, obwohl Israëls den Ergebnissen Schatzmans das größte Wohlwollen entgegenbringt: »Schatzman formuliert oft suggestiv; daher erfordert jede Zusammenfassung seines Werks unvermeidlich eine tiefgreifende Neuformulierung. So sind seine Behauptungen oft nur Appelle an seine Leser [...]. Als Argument für einen Kausalzusammenhang zwischen Erziehung und späterer Schizophrenie hat diese Entrüstung allerdings keinen Wert.« Und an anderer Stelle: »Ich stehe der Arbeit Schatzmans bei weitem nicht so skeptisch gegenüber wie der psychoanalytischen Literatur, [...] Schatzmans Ansicht über den Fall Schreber ist so einleuchtend, so naheliegend, daß sein Buch *Die Angst vor dem Vater*, wenn es noch nicht existierte, sofort geschrieben werden müßte.« (Israëls 1989: 263f.)

[33] Vgl. Schatzman 1982: 89. — »So wertvoll die Labeling-Perspektive auch für das Verständnis psychischer Störungen sein mag: ihre Popularisierung wirkt eher problematisch, wenn man davon ausgeht, daß die durch sie ausgelöste Psychiatrie-Kritik oft in pauschaler Weise die Ärzte persönlich für den Fortbestand psychischer Störungen verantwortlich erklärt und sie moralisch belastet hat.« (Jaeggi 1990: 87)

diagnostiziert und behandelt[34]; gewisse ›unnatürliche‹ Handlungen, etwa die Homosexualität, hält er für psychische Krankheiten. Besonders wenn er in einer psychiatrischen Klinik arbeitet, obliegt ihm die Aufgabe, die Moral zu überwachen und Verhaltensregeln zu vermitteln. Dennoch spricht er über seine Arbeit in Begriffen, die dem Krankheits-Modell entlehnt sind: ›Symptom‹, ›Behandlung‹, ›Besserung‹, ›Heilung‹ usw.« (Schatzman 1982: 71, Anm. 1)

Wer ist *der* Psychiater, der sich so blind zum Werkzeug des gesellschaftlich Allgemeinen macht? Die selektierende Funktion der Psychiatrie innerhalb staatlicher Ordnungen ist bekannt, aber beweisen nicht gerade Psychiater wie Schatzman, Laing oder Szasz, die ideologiekritisches Bewusstsein entwickeln, obwohl auch sie gesellschaftlich *Vermittelte* sind, dass der Verblendungszusammenhang partiell durchschaubar ist? Und wie erklärt sich ferner, angesichts der universellen pädagogischen ›Verfolgung‹, dass dennoch nur ein geringer Anteil der Bevölkerung paranoid oder schizophren wurde? Was macht die Mehrheit der Menschen resistent gegen diese Anschläge auf ihre Seelen?

---

[34] Schatzman argumentiert so: Wenn ein Psychiater, der nicht Schatzman, Laing oder Szasz heißt, eine Verrücktheit diagnostiziert, dann kann der Betreffende gar nicht verrückt sein, weil dem Psychiater die Möglichkeit, ›Verrücktheit‹ zu erkennen, nicht gegeben ist. Er etikettiert nur das als ›verrückt‹, was aus Gründen der Erhaltung des Status quo ausgegrenzt werden muss.

5. Kapitel: Elias Canetti

Der Wahn, die Physiognomie der Macht?

> *»Selbst wenn es möglich wäre, nachzuweisen, daß jeder einzelne Gedanke im Kopfe etwa Schrebers sich mit dem eines gefürchteten Machthabers deckt, man würde immer die Hoffnung behalten, daß sie irgendwo grundverschieden sind.« (Canetti 1980:523)*

In diesem letzten Kapitel zum *Fall Schreber* verlasse ich die Ebene psychologischer Wahndeutungen, um mit Canetti den Bereich phänomenologisch entdeckender Soziologie zu betreten. Canettis Monographie *Masse und Macht* schöpft aus den Quellen anthropologischer, völkerkundlicher, psychiatrischer und mythologischer Forschungsbereiche. Kontext und zugleich Kern der Erörterung ist die phylogenetisch brisante Verschränkung von Masse und Macht. Dabei erschließt Canetti die Masse nicht empirisch, sondern leitet sie aus einer anthropologisch-philosophischen Bestimmung ab, den prähistorischen *Meuten*: der Jagd-, Kriegs-, Klage- und Vermehrungsmeute.

> »Jede der vier Grundarten der Meute ist von Anfang an und überall vorhanden, wo es Menschen gibt. So sind auch immer alle Umschläge von einer Meute in die andere möglich.« (Canetti 1980: 134)[1]

Wie die Masse, so ist auch die Macht »von Anfang an und überall vorhanden, wo es Menschen gibt«, denn ihre intensivste Form ist, nach Canetti, die Macht der Mutter über das Kind, in dessen frühen Entwicklungsstadien.

> »... nicht nur, weil sein Leben von ihr abhängig ist, sondern weil sie auch selber den stärksten Drang verspürt, diese Macht unaufhörlich auszuüben. Die Konzentration dieser Herrschaftsgelüste auf ein so kleines Gebilde gibt ihr ein Gefühl von Übermacht, das sich schwerlich durch ein anderes normales Verhältnis unter Menschen überbieten läßt.« (Canetti 1980: 246)

---

[1] Je nach dem Akzent, der auf dem einen oder anderen Umschlag liegt, bilden sich — so hypostasiert es Canetti — daraus verschiedene religiöse Grundformen. Als die beiden wichtigsten Gruppen unterscheidet er die Klage- und Vermehrungsreligionen.

Zu diesen beiden anthropologischen Grundtatsachen gehört unhintergehbar als dritte: die *Angst.* Sie fungiert als das verbindende Element zwischen Masse und Macht:

> »Nichts fürchtet der Mensch mehr als die Berührung durch Unbekanntes. Man will *sehen*, was nach einem greift, man will es erkennen oder zumindest einreihen können. Überall weicht der Mensch der Berührung durch Fremdes aus. [...] Es ist die Masse allein, in der der Mensch von dieser Berührungsfurcht erlöst werden kann. Sie ist die einzige Situation, in der diese Furcht in ihr Gegenteil umschlägt.« (Canetti 1980: 9f.)

Das Paradox dieses Verhältnisses kann kürzer nicht gefasst werden: Alle Abstände, die die Menschen zwischen sich und andere bringen, sind von Berührungsfurcht diktiert. Und doch müssen eben jene schützenden Distanzen unterlaufen werden, um sich dieser Furcht zu entledigen. Dass die Masse die Berührungsfurcht des Individuums aufhebe, ist für Canetti eine der *sozialen Grundtatsachen.* Getreu der Form einer Masse, in die der Einzelne eintaucht, vollzieht er eine Metamorphose. In der Masse schlägt seine Furcht in ihr Gegenteil um, sie verwandelt sich in Macht.

Auf der Basis dieser anthropologischen Axiome repräsentiert die Figur des Paranoikers eine fatale Verbindung der Phänomene von Masse und Macht: Einerseits erhebt sich der Paranoiker zu seinem eigenen Gott, wird zum Machtzentrum einer von ihm selbst geschaffenen Welt, einem System wahnhafter, aber folgerichtiger Vorstellungen. Andererseits ist er in seiner selbstgeschaffenen Welt ausschließlich von ›massenhaft‹ auftretenden Feinden umgeben, die sein Macht-System konstituieren. Sein Verhältnis zur Masse ist deshalb durchaus ambivalent. Wie alle Machthaber fürchtet der Paranoiker die Masse, durch die er seine Macht gewinnt. In jener Furcht, dem Gefühl, *umstellt* zu sein, eruiert Canetti geradezu die *Ursituation der Paranoia.* Es ist die Furcht vor der ›Verstellung‹, vor der Maske unterdrückter Massen, deren Rache seinen Tod bedeutet.[2]

Deshalb hält Canetti die Paranoia für die aufschlussreichste Haltung gegenüber der Macht, und die *Denkwürdigkeiten eines Nervenkranken* von

[2] Der Wahnkranke fühlt sich stets von einer Meute von Feinden umgeben, die es alle auf ihn abgesehen haben. Prähistorische Fundorte dieses paranoischen Grundgefühls sind vor allem die Augenvisionen und die Jägerlegenden vieler Völker, in denen die Rache gejagter Tiere gefürchtet wird (vgl. Canetti 1980: 514).

Daniel Paul Schreber sind ihm das wichtigste Dokument zur Aufklärung des psychologischen Grundmusters des Machthabers.

> »Ich will einige der auffallendsten Züge seines Systems herausheben [...]. Es scheint mir, daß man der Natur der Paranoia hier sehr nahe kommen kann. Wenn andere, die dasselbe untersuchen, vielleicht zu anderen Ergebnissen gelangen, so mag das ein Beweis für den Reichtum dieser ›Denkwürdigkeiten‹ sein.« (Canetti 1980: 488)

Canetti sieht in dieser Schrift die Darstellung eines Machttraumes, der die Interdependenz von Masse und Macht preisgibt. Ausgangspunkt seiner Überlegungen sind die im Fall Schreber zu beobachtenden extensiven Spaltungsvorgänge. Dem entspricht aus psychoanalytischer Sicht die Angstreduktion durch den Abwehrmechanismus der Spaltung. Bedrohlichen, zu starken Gegnern wird durch dieses *Splitting* die Kraft entzogen. So hatte sich etwa die Seele Flechsigs in unzählige Seelenfragmente zerlegt. Es existierten davon eine Zeitlang wohl 40-60, und nach ihrem Vorbild teilten sich später auch andere »geprüfte Seelen«; »sie wurden immer zahlreicher und lebten, wie sich's für rechte Meuten gehört, nur noch für Hinterhälte und Überfall [...]. Bei seiner Seelenteilung mag Schreber die Vermehrung von Zellen durch Teilung, die ihm natürlich bekannt war, vorgeschwebt haben. Die Verwendung der so entstehenden Haufen zu Himmelsmeuten ist eine der bezeichnendsten Bildungen seines Wahns. Die Bedeutung der *feindlichen Meuten* für die Struktur der Paranoia könnte klarer als hier überhaupt nicht zu fassen sein.«[3]

Eine wesentliche Funktion feindlicher Meuten ist die Erzeugung eines unheilschwangeren Klimas. Das Katastrophengefühl, eine Art gesteigerter Umweltangst, zwingt den Machthaber, nicht nur seine Position zu verteidigen, sondern legitimiert auch sein Handeln. Bei Schreber lässt sich verfolgen, wie er an dieser selbst erzeugten Gefahr zum Machthaber heranwächst: Zunächst sieht er sich »dem Komplott«, einem fremden Machtsystem also, völlig ausgeliefert. Er studiert die Zusammenhänge mit zunehmend schärferem Blick und erkennt schließlich zuerst Flechsig, dann Gott selbst als den eigentlichen Drahtzieher der Verschwörung. Gottes Schwächen gegenüber lebenden Menschen blieben ihm nicht lange verborgen. Und so bekämpfte er ihn zuletzt mit dessen eigenen Waffen.

Zur natürlichen Voraussetzung eines Führers gehört es, die Massen hinter sich zu bringen, sie auf seine Person zu vereinigen: Die Meuten, die Gott

---

[3] Canetti 1980: 515.

gegen Schreber ins Feld geführt hatte, nährten schließlich Schrebers eigene Macht, weil er begann, seine dauerhafte *Anziehung* auf die Einzelnen für seine Zwecke zu nutzen.[4]

> »In der Sprache der Seelen hieß ich [...] ›Der Geisterseher‹, das heißt ein Mensch, der Geister sieht, mit Geistern oder abgeschiedenen Seelen Verkehr hat [...]. In der Tat wird, seitdem die Welt steht, wohl kaum ein Fall wie der meinige vorgekommen sein, daß nämlich ein Mensch nicht bloß mit *einzelnen* abgeschiedenen Seelen, sondern mit der Gesammtheit aller Seelen und mit Gottes Allmacht selbst in kontinuierlichen, das heißt einer Unterbrechung nicht mehr unterliegenden Verkehr getreten wäre.« (*Denkwürdigkeiten*: 57)

Schreber versammelt die »Gesammtheit aller Seelen« um sich, und damit das größte überhaupt denkbare Machtpotential[5]. Die zweifelhafte Gesinnung der *Himmelsmeuten* rechtfertigt ihre Bändigung, denn sie sind nicht loyal. Und auch eine zweite Möglichkeit des Machthabers schöpft er voll aus: Die Verkleinerung jedes Einzelnen, der sich der Masse anschließt. Sobald die Seelen ihn erreicht haben, schrumpfen sie bis zur Größe von wenigen Millimetern[6]. Im Vergleich zu ihnen wird Schreber zum Riesen.

---

[4] »Die Vorstellung einer auf so ungeheure Entfernungen wirkenden, von einzelnen menschlichen Körpern oder — in meinem Falle — von einem einzigen menschlichen Körper ausgehenden Anziehungskraft müßte, an und für sich betrachtet, [...] geradezu absurd erscheinen. Gleichwohl ist das Wirken der Anziehungskraft als Thatsache für mich vollkommen unzweifelhaft. Einigermaßen begreiflich und dem menschlichen Verständnis näher gerückt wird vielleicht die Erscheinung, wenn man sich vergegenwärtigt, daß die Strahlen belebte Wesen sind und daß es sich daher bei der Anziehungskraft nicht um eine rein mechanisch wirkende Kraft, sondern um etwas den psychologischen Triebfedern Aehnliches handelt; ›Anziehend‹ ist eben auch für Strahlen Dasjenige, was interessiert. Das Verhältnis scheint also ähnlich zu liegen, wie dasjenige, von dem Goethe in seinem ›Fischer‹ singt: ›Halb zog sie ihn, halb sank er hin.‹« (*Denkwürdigkeiten*: 14, Anm. 5, Zusatz vom November 1902)

[5] »Die Verschmelzung aller Seelen zu einer Masse wird hier als die höchste aller Seeligkeiten gesetzt. [...] Sie drückt aus, daß die Seeligkeit nicht nur in der Nähe zu Gott besteht, sondern im dichten Beisammensein unter gleichen.« (Canetti 1980: 490)

[6] »Der Vorgang endete in sehr zahlreichen Fällen damit, daß die betreffenden Seelen zuletzt noch als sog. ›kleine Männer‹ [...] — winzige Figürchen in Menschenform, aber vielleicht nur von der Größe einiger Millimeter — ein kurzes Dasein auf meinem Kopf führten, um dann völlig zu verschwinden [...]. Dabei wurden mir in sehr vielen Fällen die Sterne oder Sternbilder genannt, von denen sie ausgingen oder ›unter denen sie hingen‹ [...] Es gab Nächte, wo die Seelen schließlich als ›kleine Männer‹ zu Hunder-

»Der große Mann schluckt sie. Sie gehen buchstäblich in ihn ein, um dann völlig zu verschwinden. Seine Wirkung auf sie ist vernichtend. Er zieht sie an und versammelt sie, er verkleinert sie und zehrt sie auf. Alles, was sie waren, kommt nun seinem eigenen Körper zugute [...] sie waren ursprünglich ausgeschickt worden, um seinen Verstand zu verwirren und ihn so zugrunde zu richten [...]. Jetzt da er sie zu *bändigen* versteht, ist er auf die Macht seiner Anziehung nicht wenig stolz.« (Canetti 1980: 495)

Hier schildert Canetti das genuine Gebaren des Machthabers, den die Masse vergrößert und ständig erneuert. Er erinnert in diesem Zusammenhang auch an die ägyptischen Mumien. Wie der ihre, wird nämlich Schrebers Körper zum *Gefäß* der Massen[7], wodurch er die Macht substantiiert. So spricht Schreber von seinem eigenen Körper auch häufig als *»Weltkörper«*. Denn die Seelen der Abgeschiedenen bevölkern das Universum bis zu den fernsten Sternen, bevor sie in ihm ihr Ende finden. Ja, sie selbst bilden die Planeten, und durch seine immense Anziehungskraft wird Schreber zum Zentrum des Weltraums. Die Ordnung des Planetensystems, so Canetti, beschäftigt ihn so, wie andere die ihrer Familie.[8]

»›Alles, was geschieht‹, sagt Schreber, ›wird auf mich bezogen. Ich bin für Gott der Mensch schlechthin oder der einzige Mensch geworden, um den sich alles dreht, auf den alles, was geschieht, bezogen werden muß und der also auch von seinem Standpunkt aus alle Dinge auf sich selbst beziehen soll.‹« (*Denkwürdigkeiten*, zitiert nach Canetti 1980: 521)

---

ten, wenn nicht zu Tausenden auf meinen Kopf sozusagen herabträufelten. Dabei warnte ich immer vor der Annäherung, weil ich jedesmal nach früheren Vorgängen das Bewußtsein von der ins Maßlose gesteigerten Anziehungskraft meiner Nerven hatte, während die Seelen eine so bedrohliche Anziehungskraft immer zunächst für ganz unglaublich hielten.« (*Denkwürdigkeiten*: 52)

7 »Er empfindet sich selbst wie ein Gefäß, in dem die göttliche Essenz sich allmählich sammelt. Jede kleinste Bewegung kann zur Folge haben, daß er etwas davon verschüttet, und er darf sich darum überhaupt nicht bewegen. Der Machthaber hält mit der Macht, mit der er geladen ist, an sich [...] Die politische Struktur vieler Völker hat ihren Kern in der starren und genau vorgeschriebenen Haltung eines einzelnen [...] Das Vorbildliche einer bestimmten Haltung, die ganz konkret und körperlich zu verstehen ist, kommt hier sehr klar heraus. Nicht nur sind diese Menschen aus seiner Substanz geschaffen, von seiner Haltung hängt auch ihr Glück ab.« (Canetti 1980: 518) »Diese Erstarrung Schrebers über eine Periode von Wochen und Monaten gehört zum Erstaunlichsten, das er zu berichten hat.« (Canetti 1980: 517)

8 Vgl. Canetti 1980: 489.

Schrebers raumzeitliches Zuhause, das er mit den *himmlischen Heerscharen* teilt, sind der Weltraum und die Ewigkeit.[9] In diesem Zuhause ist seine Identität die eines »Geistersehers«, dessen Körper das ganze Gebäude zusammenhält. Und so öffnet sich, wie bei Schatzman, auch in Canettis Darstellung wieder der Blick für die Parallelen zwischen Schreber und den Schamanen. Der wesentliche Unterschied zu Schatzmans völlig affirmativer Gleichsetzung beider liegt im Medium des Vergleichs: Canetti findet in Schrebers Wahn das gleiche System politischer Macht wie im Schamanismus. Am Beispiel der australischen *Aranda* zeigt er die verblüffende Ähnlichkeit zwischen Paul Schrebers Machtposition und der Rolle des Medizinmannes.

> »In der Abwehr des Bösen, in der Behandlung von Krankheiten gilt die Macht des Medizinmannes als eine gute. Aber Hand in Hand mit ihr geht die Verübung von Bösem in großem Maßstab. Nichts Schlechtes kommt von selbst, alles ist von einem übelwollenden Menschen oder Geist veranlaßt worden. Was immer wir *Ursache* nennen würden, ist bei ihnen *Schuld*. Jeder Tod ist ein Mord, und als Mord muß er gerächt werden.« (Canetti 1980: 325)

Die Herrschaft des Schamanen gründet in der Macht am sozialen Kontext. Canetti arbeitet an diesem Beispiel drei Grade der Steigerung von Macht heraus: zur ersten Stufe gehört die Verübung bösen Zaubers, die jedem Aranda möglich ist. Die Abwehr des Bösen ist dagegen nur den Medizinmännern möglich. Den höchsten Grad der Macht aber erreichen die sehr erfahrenen Medizinmänner, wenn sie in der Lage sind, Böses auf ganze Gruppen von Menschen herabzubeschwören. Diese dritte Stufe ist in Schrebers Wahn erreicht. Das eigentliche Geheimnis der schamanischen Macht, und auch darin liegt eine verblüffende Analogie zu Schrebers Wahnerleben, spielt sich im Körperinneren ab:

> »Ein *Medizinmann*, der durch die Kenntnis von Körpervorgängen wirkt, muß sich, bevor er seinen Beruf ausübt, ganz sonderbare Operationen an seinem Leibe gefallen lassen. Bei den *Aranda* in Australien begibt sich ein Mann, der zum Medizinmann gewählt werden will, vor die Höhle, in der die Geister hausen. Da wird ihm erst einmal die Zunge durchbohrt [...]. Später wird er, wie er glaubt, durch einen Speerwurf

[9] »Dabei hat sich aus der Gesamtheit meiner Erinnerungen der Eindruck in mir festgesetzt, [...] als ob einzelne Nächte die Dauer von Jahrhunderten gehabt hätten, so daß innerhalb dieser Zeit sehr wohl die tiefgreifendsten Veränderungen mit der ganzen Menschheit mit der Erde selbst und dem ganzen Sonnensystem sich vollzogen haben konnten.« (*Denkwürdigkeiten*: 53)

von Ohr zu Ohr, der ihm den Kopf durchdringt, getötet und von den Geistern in ihre Höhle hineingelegt, wo sie in einer Art von Jenseits beisammenhausen. Für unsere Welt ist er bewußtlos, in jener werden ihm alle seine inneren Organe herausgenommen, und statt ihrer bekommt er neue. Man muß annehmen, daß dies bessere Organe sind als die üblichen, vielleicht unverletzliche oder doch solche, die zauberischen Eingriffen weniger ausgesetzt sind [...] seine neue Macht beginnt in den Eingeweiden. Er war tot, bevor er beginnen darf, aber sein Tod dient der vollkommenen Durchdringung seines Leibes. Sein Geheimnis ist nur ihm und seinen Geistern bekannt; es liegt in seinem Leibe.« (Canetti 1980: 324)

Auch die zunächst so ohnmächtig anmutenden »Körperwunder«, die Schreber unter Todesängsten durchlitt, entpuppten sich zuletzt als eben jene eindeutigen Zeichen der Macht.

»Ich kann sagen«, berichtet Schreber von seinen Körpersensationen, »daß kaum ein einziges Glied oder Organ meines Körpers vorhanden ist, das nicht vorübergehend durch Wunder geschädigt worden wäre ...« (*Denkwürdigkeiten*: 105)

Schreber erhielt ein neues Herz, seine Lunge wurde mehrmals durch den sogenannten *Lungenwurm* so gründlich zerstört, daß sein Zwerchfell unmittelbar unter dem Kehlkopf saß, ein *Judenmagen* war ihm angewundert worden, und des öfteren mußte er ganz ohne Magen leben oder er wurde ihm ad hoc kurz vor der Mahlzeit wieder angewundert; die *Speiseröhre* und die *Därme* wurden wiederholt zerrissen oder verschwanden, den Kehlkopf aß er mehrmals selbst mit auf. Er litt unter schmerzhaften Wundern am *Samenstrang* und an *Unterleibsfäule;* »kleine Männer«, die man ihm in die Füße gesetzt hatte, versuchten, ihm das *Rückenmark* auszupumpen.

»Das Auspumpen hatte den Erfolg, daß mir das Rückenmark namentlich bei den Spaziergängen im Garten zuweilen in ziemlicher Menge in Form kleiner Wölkchen aus dem Munde entströmte.« (*Denkwürdigkeiten*: 109)

Diese Form einer buchstäblichen *Verkörperung der Macht* hatte für Schreber ihren Preis: die sogenannten »Körperwunder« erlebte er äußerst leidvoll. Zwar führten sie in wahnhafter Verkennung des Resultates letztendlich zur physischen Unsterblichkeit, aber auch diese konnte keineswegs als etwas ungebrochen Positives genossen werden.

Es wird deutlich, wo die Ähnlichkeiten und Differenzen zwischen den Schamanen und Schreber liegen. Die Geister, die der Schamane nur zeitweise beherbergt, gehen in Schreber völlig auf. Sie verschwinden in ihm, als hätten sie eine eigene Existenz niemals besessen. Wie der Medizinmann aber muss Schreber durch den Tod gehen, muss über Jahre die Zerstörung seiner

Organe erleiden, bis ihm bessere »angewundert« werden. Je mehr Schreber durch derlei Prozeduren geschädigt und erschüttert wurde, desto deutlicher gewann er auch an Macht. Langsam hatte sich sein Verdacht bestätigt, dass all diese Angriffe, die er körperlich zu erleiden hatte, auf den höheren Zweck seiner *Unsterblichkeit* hinausliefen. Für diese These sprach neben den Körperwundern auch der Weltuntergang, der ihn als einzigen Überlebenden zurückließ. Die ganze Menschheit war untergegangen, und er sah in den wenigen menschlichen Gestalten, die ihm täglich begegneten, nur »flüchtig hingemachte Männer«. Die wenigen noch lebenden Ärzte, Wärter, Patienten und Angehörige hielt er für puren Schein. Das physikalische Prinzip von der Undurchdringlichkeit der Körper hatte für ihn keine Gültigkeit mehr. Er dehnte sich aus in der Größe des freigewordenen Raumes, um sich als Machthaber in dessen Weite zu befestigen. Schreber erstreckt sich in einer seiner zahlreichen Weltuntergangs-Visionen mitten durch den *Leib der Erde:*

> »In einer derselben fuhr ich gleichsam in einem Eisenbahnwagen oder einem Fahrstuhl sitzend, in die Tiefen der Erde hinab und machte dabei sozusagen die ganze Geschichte der Menschheit oder der Erde rückwärts durch, in den oberen Regionen gab es noch Laubwälder; in den unteren Regionen wurde es immer dunkler und schwärzer. Beim zeitweiligen Verlassen des Gefährtes wandelte ich wie auf einem großen Friedhof, wobei ich u. A. die Stätten, wo die Bewohnerschaft Leipzigs lag, auch das Grab meiner eigenen Frau kreuzte ... Beim Rückwärtsfahren stürzte der Schacht hinter mir ein, unter steter Gefährdung eines gleichzeitig darin befindlichen ›Sonnengottes‹.« *(Denkwürdigkeiten*: 55)

Wie er sich überallhin ausdehnen will, deutet Canetti, so erstreckt sich auch alles mitten durch ihn hindurch. Dabei ist ihm nicht einmal sein eigener menschlicher Körper sicher. Größe und Verfolgung hängen bei Schreber aufs engste zusammen, und beide drücken sich in seinem *Körper* aus.[10]

Auf vielfache Weise malt sich Schreber aus, wie es zum Untergang der Menschheit gekommen sein könnte. Er bezieht ihn auf die Gefahr syphilitischer Verseuchung, auf eine allgemeine Nervosität und Unsittlichkeit, die um sich gegriffen habe, und auf die Zerstörung religiöser Grundlagen durch den Auftritt eines Zauberers (Dr. Flechsig). Er dachte an Erdbeben, an eine Verminderung der Sonnenwärme und allgemeine Vereisung. Schließlich gelangt er doch zu der Einsicht, dass er selbst der Hauptschuldige jener Katastrophe war. Durch seine Anziehungskraft als *Zentralorgan* des Universums

---

[10] Vgl. Canetti 1980: 520.

war ein Ungleichgewicht entstanden. Einige Planeten waren aus ihrer Bahn geraten, weil sie durch die Emigration der Seelen zu leicht geworden waren, andere Himmelskörper drohten sich aus denselben Gründen vollends aufzulösen. Zudem hatte sich Gott um seines Selbstschutzes willen, weil er inzwischen in Schrebers Bann geraten war, sehr weit von ihm und damit auch von der Erde zurückziehen müssen.[11]

Diese erste Argumentationsfigur, die den Zusammenhang der Paranoia Schrebers mit den Phänomenen von Masse und Macht herstellt, fasst Canetti wie folgt zusammen:

> »Sein Wahn, in der Verkleidung einer veralteten Weltauffassung, die eine Existenz von Geistern voraussetzt, ist in Wirklichkeit das genaue Modell der *politischen* Macht, die sich aus der Masse nährt und aus ihr zusammensetzt. Jeder Versuch einer begrifflichen Analyse der Macht kann der Klarheit der Schreberschen Anschauung nur Abbruch tun. Alle Elemente der realen Verhältnisse sind ihr gegeben: Die starke und vorhaltende Anziehung auf die einzelnen, die sich zu einer Masse versammeln sollen, ihre zweifelhafte Gesinnung, ihre Bändigung, indem man die zu ihr Gehörigen verkleinert, ihr Aufgehen in den Machthaber, der die politische Macht in seiner Person, seinem *Körper* vorstellt; seine Größe, die sich auf diese Weise unaufhörlich *erneuern* muß; und schließlich [...] das Gefühl des *Katastrophalen*, das damit verbunden ist, eine Gefährdung der Weltordnung, die sich eben aus jener rapid zunehmenden und unerwarteten, eigenen Anziehung herleitet.« (Canetti 1980: 495f.)

Eine zweite Argumentationslinie folgt der inneren Struktur dieses Vorganges. Sie entlarvt die zentrale Dynamik der Paranoia als Prozess der *Entwandlung* und den Kern der Macht im *Maskenwesen*. Der »Überlebende«, wie Canetti den Machthaber bezeichnet, überlebt auf Kosten der Masse, begreift sich also nur in permanenter Abhängigkeit zu ihr. Um dennoch Herr der Lage zu bleiben, muss er die Masse entbergen, ihre konstitutive Struktur und ihre Schwachpunkte eruieren. Er ist gezwungen, seine Feinde ohne Unterlass zu *entlarven* und sich selbst immer wieder neu zu *verstellen*. Denn

---

[11] »Allein zur Regel durfte ein solcher ›Nervenanhang‹ wie gesagt, nicht werden, weil vermöge eines nicht weiter aufzuklärenden Zusammenhanges die Nerven lebender Menschen namentlich im Zustande einer hochgradigen Erregung eine derartige Anziehungskraft auf die Gottesnerven besitzen, daß Gott nicht wieder von ihnen hätte loskommen können, also in seiner eigenen Existenz bedroht gewesen wäre. Ein regelmäßiger Verkehr Gottes mit Menschenseelen fand nach der Weltordnung erst nach dem Tode statt. Den Leichen konnte sich Gott ohne Gefahr nähern ...« (*Denkwürdigkeiten*: 14)

Macht-Haben bedeutet eben, jener Masse entgegenzutreten, von der man zugleich im Wahn des Verfolgtwerdens beherrscht wird.

Canettis zentrale These postuliert also in zweifacher Hinsicht die Strukturgleichheit von Paranoia und Macht:

> »Die *Paranoia* zeichnet sich besonders durch zwei Eigenschaften aus. Die eine wird von der Psychiatrie als Dissimulation bezeichnet. Sie ist nichts anderes als die Verstellung, genau im Sinn, in dem dieser Ausdruck hier verwendet wurde. Paranoiker können sich so gut verstellen, daß man von vielen von ihnen überhaupt nie erfährt, wie sehr sie Paranoiker sind. Die andere Eigenschaft ist ein unaufhörliches Demaskieren von Feinden. Sie sind überall, in den friedlichsten und harmlosesten Verkleidungen, aber der Paranoiker, der die Gabe des Durchschauens hat, weiß genau, was dahintersteckt. Er reißt ihnen die Maske vom Gesicht herunter, und es stellt sich heraus, daß es im Grunde immer ein und derselbe Feind ist. Der Paranoiker ist der Entwandlung ganz und gar verfallen wie kein anderer Mensch und erweist sich darin als ein *erstarrter Machthaber*. Die Stellung, die er einzunehmen glaubt, die Bedeutung, die er sich beimißt, sind in den Augen der anderen gewiß fiktiv; er wird sie trotzdem durch eine unausgesetzte Anwendung des doppelten und zusammengehörigen Prozesses von Verstellung und Demaskierung verteidigen.« (Canetti 1980: 424)

Verstellung und *Demaskierung* machen die Paranoia zur »Zwillingsfigur der Macht«. Am anschaulichsten wird Canettis Begriff der Verstellung durch die indische Geschichte vom *Esel im Tigerfell:*

> »Ein Wäscher hatte einen Esel, welcher imstande war, ganz außerordentliche Lasten zu tragen. Um ihn zu ernähren, bedeckte ihn der Wächter mit einem Tigerfell und führte ihn dann, wenn es Nacht wurde, in anderer Leute Getreide; und der Esel ließ sich anderer Leute Getreide nach Herzenslust schmecken, denn kein Mensch wagte es, zu ihm zu gehen und ihn zu verjagen, weil jeder ihn für einen Tiger hielt. Einst aber lauerte ihm ein Feldwächter auf. Er hatte einen staubgrauen Mantel über seinen Körper geworfen und hielt seinen Bogen bereit, um das Raubtier zu töten. Als der Esel ihn von weitem sah, regte sich in ihm die Liebe, und er hielt den Mann für eine Eselin. Darum schrie er auf und lief auf ihn zu. Der Feldwächter aber erkannte den Esel als solchen an seiner Stimme und tötete ihn.« (Canetti 1980: 415)

Der sich selbst in einer Maske des Schreckens Verstellende unterliegt dem maskierten Tod. Die Schwäche der Liebe ward dabei keineswegs bewusst genutzt. Vielmehr, so ist es hier gezeigt, wird das Überleben zu einer Frage der rechtzeitigen Enttarnung. Die kleine Geschichte liest sich wie ein Leitfaden zur Anwendung der Verstellung, eine Beschreibung des *Maskenwesens*. Was darin zum Ausdruck kommt, ist der Vorgang extremer Trennung von Innerem und Äußerem.[12] In diesem Prozess ist die Verstellung eine Übergangsform von der bloßen *Nachahmung* zur *Verwandlung*. Während die Nachahmung im Äußerlichen verbleibt — sie setzt etwas voraus, das man kopiert —, macht die Verwandlung schon eine Aussage über das Innere dessen, der sich verwandelt.[13]

> »Das Freundlich-Harmlose ist *außen*, das Feindlich-Tödliche *innen*. Das Tödliche verrät sich erst in seinem endgültigen Akt. Diese Duplizität ist die extreme Form dessen, was man gemeinhin *Verstellung* nennt.« (Canetti 1980: 415)

Auch die Geschlechts*verwandlung* in Schrebers Wahn ist im Kontext der Verstellung zu deuten. Das Motiv der Verstellung entdeckt Canetti in seinem Wunsch, eine Frau zu werden. Sich vor dem Spiegel mit weiblichem Zierrat zu schmücken, um Gott zu verführen, bedeutet, in der Maske des Weiblichen Gottes Komplott zu sprengen. Als einziger Überlebender[14] war Schreber zunehmend davon überzeugt, dass er gerade auf diese Weise den Bestand des Menschengeschlechts gewährleisten werde. Nach der Verwandlung in ein Weib könnte er mit Gott als dem einzig möglichen Erzeuger eine neue Menschheit zur Welt bringen.

---

[12] Diese Trennung von Innerem und Äußerem, in der Anwendung der Verstellung, hat für den Paranoiker gerade deshalb so große Bedeutung, weil ihm diese Grenze in seinem Inneren verloren zu gehen droht. Verstrickt in das von Projektion und Spaltungsvorgängen entstellte Wahrnehmungssystem vermischen sich äußere und innere Realität permanent.

[13] Die Nachahmung täuscht oft »eine Fähigkeit des ›Charakterisierens‹ vor, die in Wirklichkeit gar nicht vorhanden ist«. Dabei ist »das Heranmachen als Freund in feindlicher Absicht in alle späteren Formen der Macht eingegangen«. Es ist »eine frühe und wichtige Art der Verwandlung [...] Der Jäger hat sich und seine Waffe ganz in der Hand. Er beherrscht aber auch die Gestalt des Tieres, das er darstellt. Über beides hat er in jedem Augenblick Gewalt. Er ist sozusagen zugleich zwei Geschöpfe und hält, bis er sein Ziel erreicht hat, an beiden fest.« (Canetti 1980: 414f.)

[14] »In Visionen war wiederholt davon die Rede gewesen, daß das Werk einer 14.000jährigen Vergangenheit verloren sei — diese Ziffer sollte wahrscheinlich die Zeitdauer der Bevölkerung der Erde mit Menschen bezeichnen — und daß der Erde nur noch die Dauer von etwa 200 Jahren beschieden sei — wenn ich nicht irre, wurde die Ziffer 212 genannt —; in der letzten Zeit meines Aufenthaltes in der Flechsigschen Anstalt erachtete ich diesen Zeitraum für bereits abgelaufen, hielt mich demzufolge für den einzigen noch übrig gebliebenen wirklichen Menschen.« (*Denkwürdigkeiten*: 53)

Im Gegensatz zu Freud und dessen Nachfolgern hält es Canetti deshalb für einen Fehlschluss, in ätiologischer Absicht die Geschlechtsverwandlung aus einer verdrängten homosexuellen Veranlagung des Paranoikers abzuleiten. Alles könne zum Anlass einer Paranoia werden; wesentlich aber seien die Machtverhältnisse, die *Struktur* und die *Bevölkerung* des Wahns.

> »Aber auch gesetzt den Fall, daß man Schrebers homosexuelle Veranlagung als erwiesen betrachtet, wichtiger als sie selbst erscheint die besondere Verwendung, die sie in seinem System findet. Um Gott zu *entwaffnen* hat er sich in ein Weib verwandeln wollen: Sein Weibsein war Schmeichelei und Unterwerfung unter Gott« (Canetti 1980: 506).

Aus der dialektischen Kehrseite der Verstellung ergibt sich nun sogleich die Hauptbeschäftigung des Paranoikers: *Verschwörung* und *Konspiration* beherrschen Schrebers Alltag, und die *Demaskierung* wird sein wichtigstes Geschäft. Flechsig und Gott, seine Hauptfeinde, begnügen sich niemals damit, allein aufzutreten. Immer lassen sie im rechten Augenblick eine *gehässige Meute* auf ihn los. Eine Meute, die sich harmlos und unschuldig gibt, um ihn in Sicherheit zu wiegen.

> »Wo immer er eine Maske wegzieht, steckt ein Feind dahinter. Um des Geheimnisses wegen, das er hinter allem vermutet, um der Demaskierung willen, wird ihm alles zur Maske.« (Canetti 1980: 511)

Bei dieser sich auf die Dauer völlig verselbständigenden Sisyphus-Arbeit der Enttarnung kann selbst Gott nicht verschont bleiben. Dass er das absolut vollkommene Wesen der Religionen *nicht* ist, entbirgt Schreber sehr schnell. Wie sonst hätte er sich auch zu einer *Konspiration* gegen einen unschuldigen Menschen hergeben können. Das feine Gespür für alles Maskenhafte und die Ahndung des Feindlichen hinter jeder Geste genügt freilich nicht, um dem Komplott auf Dauer durch *Demaskierung* zu entgehen. Kennzeichen einer routinierten *Entwandlung* ist die gute Begründung, eine Rechtfertigung durch plausible Argumente. Der Machthaber ist deshalb immer ein qualifizierter Durchschauer, er erkennt vieles mehr und schärfer als die anderen. Schrebers durchdringender Geisteskraft entging nichts, und so ist er zuletzt mit seiner *Begründungssucht*[15] ganz einverstanden. »Sie bereitet ihm viel

---

[15] »Sind wir uns darüber klar, daß die Merkmale der echten Wahnidee im primären Wahnerlebnis und in der Umwandlung der Persönlichkeit bestehen, so ist es einleuchtend, daß eine Wahnidee auch einen richtigen Inhalt haben kann, ohne aufzuhören, Wahnidee zu sein [...] Ein normaler richtiger Gedanke wird begründet und dadurch für

Freude«, wie Canetti feststellt. Alles an der Welt, außer dem ursprünglichen Schöpfungsakt, den er Gott überlässt, »zieht er mit einer selbstgeschmiedeten Kette von Gründen zusammen und macht es sich zu eigen.«[16] (Canetti 1980: 509)

So ist es nicht verwunderlich, dass Schrebers Denkfähigkeit zum Hauptangriffspunkt der Strahlen wird. Den Angriff gegen seinen Verstand hat Schreber immer als das Zentrum seiner Schwierigkeiten empfunden.

> »Am bedrohlichsten erschienen mir selbst immer diejenigen Wunder, die sich in irgend welcher Weise gegen den Verstand richteten.« (*Denkwürdigkeiten*: 109)

Was immer er geglaubt und getan hat, galt deshalb primär der Abwehr dieses Angriffs. Tag und Nacht trainierte er sein Gedächtnis und unterlag über Jahre einem regelrechten »Denkzwang«[17], wie er selbst das nennt.

---

andere gültig, eine Wahnidee hat ihre Quelle im primären Erleben, nicht in der Begründung. An der Art, wie der Kranke nachher zu begründen sucht, ist sie kenntlich.« (Jaspers 1948: 68)

[16] Canetti schreibt über den Paranoiker und dessen Kausalitätsbedürfnis: »... wo es niemand und nichts zu entlarven gibt, hängt er in der Luft. Der Vorgang der Demaskierung und Entlarvung ist für den Paranoiker — und nicht nur für ihn — von fundamentaler Bedeutung. Von ihm leitet sich auch die Kausalitätssucht ab; alle Gründe wurden ursprünglich in Personen gesucht.« (Canetti 1980: 510) Das Kausalitätsbedürfnis oder die Begründungssucht der Paranoia sind von allgemeinem erziehungswissenschaftlichem Interesse. Im Zusammenhang mit den Formen der Anschauung, Raum und Zeit, sind sie eng mit der synthetischen Funktion des Ichs verbunden und daher für das Realitätserleben konstitutiv. So stellt auch Niederland fest: »Was als paranoide Reaktion bezeichnet wurde, scheint mit wenigstens drei Hauptelementen der menschlichen Psyche verbunden zu sein: mit sexuellem Konflikt, Angst und Kausalitätsbedürfnis.« (Niederland 1978: 55; vgl. auch Mahers Theorie im Anhang zu dieser Arbeit, S. 192) Es liegt nahe, dass Paul Schreber in seinen Anschauungsformen von Universum und Ewigkeit zu »wahnhaften Urteilen« über die Realität kommen musste. Wenn eine Person nicht weiß, dass ihre Wahrnehmung gestört ist (beispielsweise auch durch Schwerhörigkeit), kann sie, um sich diese veränderte Wahrnehmung zu erklären, eine Wahnsymptomatik entwickeln.

[17] »... der Mensch ist eben nicht bloß zur Wollust geboren ... Auf der anderen Seite ist eine unausgesetzte Denkthätigkeit, ein durch keine Ruhepausen unterbrochenes Arbeiten der Verstandesnerven, wie es mir von den Strahlen im Wege des Denkzwangs zugemuthet wird, mit der Menschennatur nicht weniger unverträglich.« (*Denkwürdigkeiten*: 195)

Schrebers Kampf um die Erhaltung seines Verstandes und seiner Gedächtnisleistung sei aber letztlich, so folgert Canetti, ein Kampf um die Unversehrtheit der *Worte*. In Schrebers Wahn gibt es keine Geräusche die nicht Stimmen sind, und mit der Ruhe, nach der er sich so häufig sehnt, meint er nichts anderes als die *Freiheit von Worten*.[18]

> »Es ist unmöglich, die Bedeutung von Worten für den Paranoiker zu übertreiben. Sie sind wie Ungeziefer überall; sie sind immer auf dem Quivive. Sie schließen sich zu einer Weltordnung zusammen, die nichts außerhalb von sich liegenläßt. Vielleicht die extremste Tendenz der Paranoia ist die zu einem kompletten Ergreifen der Welt durch *Worte*, so als wäre die Sprache eine Faust und die Welt läge darin.« (Canetti 1980: 508f.)

Ähnlich, wie im Delir Massen von Ungeziefer zur allgegenwärtigen Plage werden, ist Schreber gequält von der *Masse* der Wörter. Hierin sieht Canetti das eigentliche Modell für die Dynamik der Macht: Der Mensch entschließt sich, alles, was sich ihm entgegenstellt, als *Ungeziefer* zu sehen:

> »Die Macht und Vorstellung des Menschen von sich selber war schon ins Riesenhafte gewachsen, als er dann auf *Bazillen* stieß. Der Gegensatz selbst war nun unvergleichlich größer: Der Mensch hielt mehr von sich, als Individuum sah er sich vereinzelt, von seinen Mitmenschen abgelöst. Die Bazillen aber waren viel kleiner als Ungeziefer, mit bloßen Augen nicht mehr zu sehen und vermehrten sich noch rascher. Einem größeren und isolierten *Menschen* stand eine größere Masse von verschiedenen *kleineren Geschöpfen* gegenüber. Die Bedeutung dieser Vorstellung ist schwerlich zu überschätzen. Ihre Ausbildung gehört zu den zentralen Mythen der Geistesgeschichte. Sie ist das eigentliche Modell der Dynamik der Macht.« (Canetti 1980: 406)

Dieses eindringliche *Bild der Massen* erlaubt uns am ehesten einen affektiven Nachvollzug der unaussprechlichen Qualen Schrebers. Sprechende Seelen-Massen peinigten ihn mit ewig sich wiederholenden Redensarten, und in Form einer Unzahl plappernder Vögel und Insekten oder durch mahnende und befehlende Strahlen — kurz, durch eine Flut massenhafter, nicht abstellbarer Worte, die ihn tagein tagaus über Monate und Jahre nicht nur umgaben, sondern in ihn eindrangen. Schrebers Wehrlosigkeit gegen Worte gleicht der Wehrlosigkeit gegen eindringende Bazillen.

---

[18] »— also seit nunmehr nahezu sieben Jahren habe ich — außer im Schlafe — niemals auch nur einen einzigen Augenblick gehabt, in dem ich Stimmen nicht vernommen hätte. Sie begleiten mich an jedem Ort und bei jeder Gelegenheit; sie ertönen weiter, auch wenn ich mit anderen Menschen ein Gespräch unterhalte« (*Denkwürdigkeiten*: 212).

Als Richter war Paul Schreber selbst ein Mann der Worte. Besteht doch eine wesentliche juristische Fähigkeit in der geschickten Fragestellung: sie ist auf Zerlegung aus und daher ein probates Mittel der Macht.

> »Das Schweigen auf eine Frage ist wie das Abprallen einer Waffe an Schild oder Rüstung. Verstummen ist eine extreme Form der Abwehr; wobei Vor- und Nachteile sich die Waage halten. Der Verstummte gibt sich zwar nicht preis, doch dafür wirkt er gefährlicher, als er ist. Man vermutet mehr in ihm, als er hat; um so wichtiger ist es, ihn nicht loszulassen. Hartnäckiges Schweigen führt zur peinlichen Befragung, zur Tortur.« (Canetti 1980: 319)

Und Schreber war dieser Tortur pausenlos ausgesetzt. Seine Geheimnislosigkeit gegenüber den Stimmen war schließlich vollkommen. Nicht nur, dass sie mit Fragen in seine Geheimnisse einzudringen vermochten, sie sagten ihm auch seine Antworten vor, denn längst vor ihm kannten sie seine Geheimnisse. Canetti behandelt an dem kommunikativen Modell von Frage und Antwort das Problem der Identitätsbildung[19]. Jede Antwort legt den Antwortenden fest, und er kann diese Festlegung nicht ohne weiteres wieder verlassen. Wahre Identitäten unter den Masken zu finden erfordert die richtige Fragestellung, eine falsche Identität vorgaukeln heißt die richtige Antwort geben. So ist Paul Schreber am meisten mit seinen *Erkennungen* beschäftigt.

> »Jeder, der auftaucht, ist in Wahrheit jemand anderer, den er früher gut gekannt hat. Er sorgt dafür, daß Niemand ihm wirklich fremd ist.« (Canetti 1980: 514)

Hinter all den maskierten Feinden sucht der Paranoiker letztlich immer nur das Vertraute. Dabei lässt er sich nicht täuschen, *er* ist der Durchschauer; und so weiß er: Das *Viele* ist in Wirklichkeit *Eins*[20].

---

[19] »In der frühen Erziehung des Kindes scheinen zwei Vorgänge, die sich kreuzen, ins Maßlose gesteigert; sie wirken disproportioniert und gehören doch eng zusammen. Es ist so, daß unaufhörliche Befehle starker und nachdrücklicher Art von den Eltern ausgehen, vom Kinde aber eine Unsumme von Fragen [...]. Zu den frühesten gehören solche, die sich auf einen Ort beziehen: ›Wo ist ...?‹ Andere frühe Fragen sind: ›Was ist das?‹ und ›Wer?‹. Man sieht, welche Rolle Ort und Identität schon spielen. Sie sind wirklich das erste, wonach das Kind sich erkundigt.« (Canetti 1980: 320) Die vor den Fragen liegende archaische Situation ist die zweifelnde Berührung der Beute: »Wer bist Du?« und »Kann man Dich essen?« (Vgl. Canetti 1980: 320)

[20] »Ein ganz bestimmter Mensch erscheint einem überall [...]. Es ist klar, man will diesen einen Menschen hinter anderen Gesichtern finden. Man erlebt die anderen als Täu-

»Mit der zunehmenden Starrheit seines Systems wird die Welt an anerkannten Figuren arm und ärmer, es bleibt nur übrig, was ins Spiel seines Wahns gehört. Alles ist auf dieselbe Weise ergründbar und wird zu Ende ergründet. Schließlich ist nichts mehr da als er und was er beherrscht.« (Canetti 1980: 511)

Die *gehäufte Entwandlung* — und mit diesem Begriff ist die exzessive Demaskierung durch den Paranoiker wohl treffend beschrieben — hat im wesentlichen eine *Reduktion der Wirklichkeit* zum Ziel. Alle Vielfalt ist verdächtig, der Reichtum der Erscheinungsformen unergründbar. Wirkliche Sicherheit findet sich nur, wo man die Welt überschaut, ihre Ordnung erkennt oder besser noch: sie selbst gestaltet.

»Beim Paranoiker konzentriert und verschärft sich dieser Vorgang. Der Paranoiker leidet an einem Verwandlungsschwund, der von seiner eigenen Person ausgeht — sie ist in allem das unveränderlichste — und von da aus die ganze übrige Welt überzieht. Sogar das wirklich Verschiedene sieht er gern als *dasselbe*.« (Canetti 1980: 510f.)[21]

Auswertung

Das System der Paranoia, so kann mit Canetti zusammenfassend gesagt werden, ist ein System der Macht. Am Beispiel Paul Schrebers zeigt Canetti, was er für den zentralen Konflikt menschlichen Lebens hält: die Konfrontation des individuellen Organismus mit der äußerer Gewalt der Massen. Dabei lautet Canettis anthropologische Prämisse, dass die ursprüngliche menschliche Berührungsangst den Einzelnen zugleich in diese Massen zwingt.

---

schung, die das richtige verbergen [...]. Es ist eine Dringlichkeit in diesem Prozeß, die einem keine Ruhe läßt: Hundert Gesichter werden wie Masken abgestreift, damit das eine dahinter erscheint, auf das es ankommt [...]. Die hundert sind fremd, und das eine ist vertraut. Es ist, als könne man nur das Vertraute anerkennen. Es verbirgt sich aber und man muß es in der Fremde suchen.« (Canetti 1980: 510)

[21] Interessant zu Canettis Ausführungen ist Blankenburgs Erklärung des Zusammenhanges von Wahn und Perspektivität: »Die Welt wird dadurch, daß sie nicht nur für uns da ist, sondern immer schon eine durch Andere erschlossene ist, und somit nicht in jedem Moment (je und jäh) von uns neu konstituiert werden muß, einerseits neutralisiert, entharmlost — die intersubjektive Konstitution vermittelt Vertrautheit (bis hin zu dem Extrem allzu großer Fraglosigkeit und Selbstverständlichkeit); andererseits wird sie dadurch, daß wir uns nicht allein auf unsere eigene Perspektive verlassen können [...] fremder, ungewisser, ja schließlich dort, wo wir nicht mehr zu trauen vermögen, zu einem gähnenden Abgrund quälender Ungewißheit, wie wir das bei Patienten erleben, die sich in einer Wahnstimmung befinden.« (Blankenburg 1987: 92)

Die Position, die er dort einnimmt, bestimmt seine Stellung zur Macht. Das *Positionsgefühl* ist für den Menschen mit einer Paranoia von ganz entscheidender Bedeutung: die exponierte Stellung, die er einnimmt, gilt es auf immer gegen die Scharen maskierter Feinde zu verteidigen. Ihre *Demaskierung* und die eigene *Verstellung* sind daher die zentralen Funktionen des Wahns: Der Mächtige *durchschaut*, ohne sich selbst durchschauen zu lassen. Seine Gesinnung wie seine Absichten darf keiner kennen. Mit dieser ungleichen Verteilung des *Durchschauens* wird die Macht wirksam gesichert[22].

Canetti zeigt, wie der Drang nach Unverletzlichkeit und die Sucht, Andere zu überleben, ineinander fließen.

> »Man wird die Vermutung nicht abweisen können, daß hinter jeder Paranoia wie hinter jeder Macht dieselbe tiefe Tendenz steckt: Der Wunsch, die anderen aus dem Weg zu räumen, damit man der einzige sei, oder, in der milderen und häufig zugegebenen Form, der Wunsch, sich der anderen zu bedienen, daß man mit ihrer Hilfe der einzige werde.« (Canetti 1980: 521)

Vor diesem Hintergrund ist es vom Alleinherrscher zum Paranoiker bloß ein Schritt, denn die Begierde nach Macht ist der Kern einer Legierung von Religiösem und Politischem. Hitler, Stalin und Ceaucescu zeigten auf dem Höhepunkt ihrer Macht eindeutig paranoisches Verhalten. Der pseudosakrale Personenkult, den sie zu ihrer Erhöhung veranstalten ließen, zeugt davon, dass sie nicht nur herrschen, sondern auch noch *Erlöser* sein wollten. Paul Schreber *verkörperte* den Welterlöser und den Weltbeherrscher in einer Person.

Dabei sucht er hinter der Vielfalt der ›Masken‹ das *Vertraute*, das *eine* Gesicht oder die Sicherheit einer familiären Position. Canetti zeigt eindringlich, wie sich der Paranoiker letztendlich um die lebendige Wirklichkeit betrügen muss, weil er im zentralen Akt der *Entwandlung* seinen *ver*-rückten Standort sichert. Durch unermüdliche *Aufklärungsprozesse* reduziert er die verdächtige Vielfalt und erstarrt zum einsamen Machthaber.

> »Alle Blätter sind gleich dürr und Staub, alle Strahlen erlöschen in einer Nacht von Feindschaft.« (Canetti 1980: 424)

[22] Vgl. Morton Schatzmans Darstellung des Erziehungssystems von Moritz Schreber. Es hatte eben diesen Hinterhalt eingebaut, dass der Sohn die wirklichen Machtverhältnisse nicht durchschauen konnte; vielmehr sollte Paul Schreber seine Anpassung an die Gesetze des Vaters für Selbstbestimmtheit halten.

Wie schon eingangs erwähnt, ist eine der gesuchten anthropologischen Konstanten die *Berührungsfurcht.* Sie setzt die Dynamik der Massenbildung in Gang und ist letztlich ein Ausdruck von Todesangst. Im Grunde liegt die Existenzberechtigung der Masse darin, dass sie in der Lage ist, die Berührungsfurcht des Einzelnen in ihr Gegenteil zu verkehren. Ihre historischen Vorläufer sind die Meuten, und Canetti gelingt in unzähligen Exempeln der Nachweis, wie sehr sie den einzelnen Menschen von seiner Todesfurcht entlasten, weil sie selbst todbringend sind. Die Meute, wie später auch die Masse, hat den Vorteil, dass sie den Einzelnen birgt, und zwar im doppelten Sinne des Wortes von *beherbergen* und *verbergen.* Das Individuum tauscht seine exponierte Stellung gegen die eines Massenpartikels, weil sich letztlich das Unscheinbare als widerstandsfähiger erweist und überlebt. In einer Art lebensrettender *Verstellung* nimmt man die Haltung der Selbsterniedrigung an. *So geht die Macht an einem vorüber und hält Ausschau nach geeigneteren Gegnern.*[23] Demnach ist die Masse Fluchtpunkt und Gegenmacht zugleich, und solange sie ein Gefühl des *Verfolgtwerdens* und der Bedrohung unter ihren Mitgliedern aufrechterhält, ist ihr Bestand gesichert.

Kritik

Canettis Ausführungen zur Paranoia Schrebers wirken nach den vorausgegangenen Analysen zunächst eher befremdlich. Eine Betrachtung der Phänomene von *Masse und Macht* wird man im Zusammenhang mit Paul Schreber zunächst nicht erwarten. Die Paranoia eröffnet jedoch interessante Perspektiven auf Canettis elementare anthropologische Fragen. In seinen theoretischen und erzählerischen Werken findet sich deshalb immer wieder der ausdrückliche Bezug auf die Paranoia. Offenbar vermutet er in ihr einen besonders unmittelbaren Ausdruck prähistorischer Anteile der menschlichen Seele und erwartet sich von ihrer bildhaften Sprache eine kulturell relativ unverstellte Mitteilung. Canettis Erkenntnisinteresse gilt vor allem den Bedingungen menschlichen Lebens. *Wahn* und *Mythos* eröffnen ihm dazu die basalen Zugänge, denn sie können als anthropologische Konstanten gelten, die sich der Aufklärung entziehen und sozialer Veränderbarkeit widerstehen.

Canettis Arbeitsweise scheint dabei eher *absichtslos*, als müsse er sich selbst *verstellen*, damit man den szientifischen Jäger in ihm nicht entdeckt. Man findet also nicht in gewohnter Manier eine wissenschaftlich-syste-

[23] Vgl. Parry 1975: 71.

matische Analyse der Macht, sondern begegnet der Mannigfaltigkeit ihrer Eigenschaften und Auswüchse — von überall her und sehr sorgfältig zusammengetragen. Eine Fülle von Vergleichen und Analogieschlüssen bilden die Basis seiner theoretischen Aussagen. Canetti erschließt sein Material symbolisch, imaginativ; seine Arbeitsweise trägt mimetische Züge. Ausdrücklich würdigt Bohrer die so selten gewordene Methode Canettis: *Sie lasse das Besondere das Besondere und das Allgemeine das Allgemeine sein.* Vor allem schließe sie nicht vorschnell alles zu fragwürdigen Einheiten zusammen. Ein charakteristischer Hinweis auf die Originalität und Voraussetzungslosigkeit dieser ›Methode‹ — im Grunde ist sie nur ex negativo darstellbar — zeigt sich in der Tatsache, »daß im Literatur- und Quellenverzeichnis keiner der Namen auftaucht, mit denen jedes konventionelle Gespräch über das Thema bestritten würde: nicht erwähnt sind Le Bon (*Psychologie der Massen*) und S. Freud (*Massenpsychologie und Ich-Analyse)*, unerwähnt bleiben Wilhelm Reich (*Massenpsychologie des Faschismus*), Ergebnisse wie Neil J. Smelsers *Theorie des kollektiven Verhaltens* liegen außerhalb von Canettis Denken.«[24]

Dass Canetti explizit, ohne die psychoanalytischen Erkenntnisse Freuds auszukommen scheint, hat seinen Preis: seine tendenziell kreisförmige Argumentation geht von nicht weiter hinterfragbaren Axiomen aus. Sehr stark muss er sich auf empirisch nicht abgesicherte Hilfsannahmen (»soziale Grundtatsachen«) stützen und für sein Verfahren eine methodisch völlig unkontrollierte Analogienbildung in Kauf nehmen. Zwar sind auch Freuds Grundlagen hypothetischer Natur, doch im Gegensatz zu Canettis anthropologischen Axiomen wurden sie durch jahrzehntelange psychoanalytische Praxis zum großen Teil bestätigt. Canetti, so scheint es, fällt mit seinem darwinistisch anmutenden Weltbild weit hinter Freud zurück; zur *individuellen* Genese der Paranoia kann er keinen Beitrag leisten. So erfährt man von ihm auch nicht, aus welchen Gründen das ›Realitätsprinzip‹ der wirklichen Machthaber meist gut funktioniert. *Masse und Macht* entstand zur Zeit der totalitären Diktaturen. Hitler, Stalin und ihre Massenbewegungen waren sicherlich der aktuelle Anlass. Um so mehr verblüfft sein Versuch, diese geschichtlichen Erscheinungen nicht historisch, sondern *prä*historisch zu erfassen. Wenn über aktuelle Phänomene allein von ihrem prähistorischen Kern aus geschrieben wird, dann ist ihre Genesis, der Prozess ihres *Werdens*

---

[24] Bohrer 1975: 62

bis zum heutigen Tage, im Resultat nicht enthalten. Hierin ähnelt Canettis Beschreibungsart den strukturalistischen Mythenbeschreibungen, die ja primär an den Funktionen interessiert sind. Es fehlt im Strukturalismus, wie bei Canetti, die Genese. Alles ist schon da und hat deshalb auch keine Dynamik.

Canetti sucht nach dem *Kern der Macht,* der Begierde nach ihr in jedem Menschen. Er fragt: Sind Macht und Todesfurcht nur zwei Seiten derselben anthropologischen Konstante? Welche Rolle spielt das Religiöse bei der Verquickung von Macht und Masse? Wie lässt sich das Paradox der massenhaften Entgrenzungs-Erlebnisse verstehen? Einerseits sind Entgrenzungen ein Ausdruck schwindender Todesfurcht, andererseits symbolisieren sie selbst geradezu den individuellen Tod. In einer ersten Antwort zeigt uns Canetti drei Möglichkeiten, wie der Macht zu entkommen sei. Alle drei jedoch finden am besten in der Masse statt: *1. die Flucht, 2. die Selbsterniedrigung* und *3. die völlige Inbesitznahme der Macht* als paranoische Lösung.

Von entscheidender Relevanz, für die strukturellen Aspekte der Paranoia — aber eben auch für die genannten kollektiven Diktaturen — ist die Bedeutung des Verfolgtwerdens und des Todes in Canettis *Masse und Macht.* Sein von Bohrer kommentiertes Statement zeigt *das Todes- und Tötungs-Motiv als archimedischen Punkt seines ›Systems‹:*

> »›Der Augenblick, in dem ein Mensch einen anderen überlebt, ist ein konkreter Augenblick, und ich glaube, daß die Erfahrung dieses Augenblickes sehr schwerwiegende Folgen hat. Ich glaube, daß diese Erfahrung verdeckt ist durch die Konventionen, durch die Dinge, die man empfinden soll, wenn man den Tod eines anderen Menschen erlebt, daß aber darunter verborgene gewisse Gefühle der Genugtuung liegen und daß aus diesen Gefühlen der Genugtuung [...] etwas ganz Gefährliches resultieren kann.‹ Die Furcht vor dem eigenen Tod – das ist die Freude über den Tod des anderen, die Bereitschaft zum Töten des anderen. Es ist Canettis unauflösbarer Rest, der sich nicht verharmlosen läßt.« (Bohrer 1975: 65)

Und eben darin erweist sich der Paranoiker als das genaue Abbild des Machthabers.[25] Ein ausgestoßener Geisteskranker, der hilflos und verachtet

[25] Niederland stimmt in dieser Einschätzung mit Canetti ganz überein. Allerdings schimmert in seiner Beurteilung — wenn er von den bestimmten Bedingungen spricht, die hier zusammenkommen müssen, im Unterschied zu Canetti auch soziale und psychologische Auslöser hindurch: »Von ganz besonderer Bedeutung ist bei der paranoiden Persönlichkeit das Phänomen des Aufstiegs zu politischer Führerschaft. [...] Unter bestimmten Bedingungen scheint die Kombination von Macht, Grandiosität, Isolation,

seine Tage in einer Anstalt verdämmert hat, kann, nach Ansicht Canettis, »durch Erkenntnisse, zu denen er verhilft, von größerer Bedeutung werden als Hitler und Napoleon, und der Menschheit ihren Fluch und ihre Herren erleuchten.«[26]

Der Unterschied zwischen ihnen ist ›nur‹ der ihrer Stellung in der äußeren Welt. In der Realität hat der Paranoiker im Unterschied zu Hitler und Napoleon nur einen Anhänger, sich selbst; er ist zugleich auch der Urheber des ganzen Machtapparates. Am Beispiel der Machtvisionen Paul Schrebers will Canetti darlegen, was »kranke Phantasie« auszurichten vermag: Durchaus mühelos gelingt es einzelnen Menschen einen guten Teil der Menschheit zu vernichten. Von ihrer *inneren Struktur* her, so will uns Canetti entdecken, sind die realen Diktatoren und Paul Schreber ein und dasselbe. Das heißt, der Paranoiker ist deshalb ein so wesentlicher Gegenstand der Machterforschung, weil er das Innenleben der Machthaber offen vor uns ausbreitet. Schon Freud wusste diese *wissenschaftsfreundliche* ›Eigentümlichkeit‹ der Paranoiker zu würdigen: »gerade das zu verraten, was die anderen Neurotiker als Geheimnis verbergen.«[27]

Heimlichkeit, Vorsicht, innerer Unsicherheit und erbarmungsloser Anspannung paranoide Tendenzen in Gang zu setzen.« (Niederland 1978: 51)

[26] Canetti 1980: 504.

[27] Freud VII: 139.

Resümee

»Im Gefängnis. — Mein Auge, wie stark oder wie schwach es nun ist, sieht nur ein Stück weit, und in diesem Stück webe und lebe ich, diese Horizont-Linie ist mein nächstes großes und kleines Verhängnis, dem ich nicht entlaufen kann [...] Die Gewohnheiten unserer Sinne haben uns in Lug und Trug der Empfindung eingesponnen: diese wieder sind die Grundlagen aller unserer Urteile und ›Erkenntnisse‹ — es gibt durchaus kein Entrinnen, keine Schlupf- und Schleichwege in die *wirkliche Welt*! Wir sind in unserem Netze, wir Spinnen, und was wir auch darin fangen, wir können gar nichts fangen, als was sich eben in unserem Netze fangen läßt.« (F. Nietzsche)[1]

Das Netz der sinnlichen Wahrnehmung, das »uns in Lug und Trug der Empfindung« einspinnt, gerät dem Menschen mit Paranoia zum dichten Kokon, in dem er sich — für Außenstehende — bis zur Unkenntlichkeit wandelt. Doch nicht Lug und Trug der Sinne allein spinnen hier das Gewebe, sondern Projektion und Verstellung, die feinen Instrumente der Seele. Das gut überwachte Netz, das der Paranoiker um sich webt, ist ein Netz mit doppeltem Boden, denn seine individuellen Webmuster, über die er seit frühester Kindheit verfügt, sind gleichsam mit einer familiären Tradition unterlegt. Die Grundstrukturen dieser Muster ordnen sich im Vermittlungsprozess gesellschaftlicher und erzieherischer Machtverhältnisse.

So ließen sich, im Bilde Nietzsches gesprochen, die Antworten der vier Interpreten auf das Rätsel des Wahns in ihrem homogenen Kern zusammenfassen. Auf den ersten Blick kommt eindeutig Freuds Modell der Selbstheilung dem Wahn kognitiv und affektiv am nächsten, wohingegen Canettis phänomenologische Einbildungskraft ein unübertroffen anschauliches Bild der Paranoia entwirft. Während bei Freud und Canetti das persönliche Ringen um ein Verständnis des *Phänomens* Wahn in jeder Aussage durchscheint, schreiben Niederland und Schatzman aus spürbarer theoretischer Distanz. Ihre Forschungsperspektive — beide legen pädagogisch-soziologische Hypothesen zugrunde — scheint die Möglichkeit des Verständnisses von vornherein auf Teilaspekte zu begrenzen. Aufgrund unterschiedlicher Erkenntnisinteressen und wegen der Vielzahl der Problemfacetten hat sich die Wahnforschung in erheblichem Maße ausdifferenziert. So arbeiten

[1] Friedrich Nietzsche (1969), *Morgenröte. Gedanken über die moralischen Vorurteile*, Zweites Buch, 117, in: *Werke* II, hrsg. von Karl Schlechta, 6. Aufl., München, 1092.

seit Mitte des 20. Jahrhunderts einige Forscher über ›Lug und Trug‹ der Sinne, das heißt über den Wahn als Resultat von Wahrnehmungsstörungen[2], während in der Antipsychiatrie ideologiekritische Ansätze überwiegen, die sich ganz auf die ›Abbilder‹ gesellschaftlicher Macht spezialisieren, wie beispielsweise Morton Schatzmans Studie. Andere Autoren wiederum zeigen vor allem Interesse an den biographischen ›Webmustern‹, wie der Psychiater William G. Niederland. Nur wenige aber sind es, die das ›seelische Instrumentarium‹ an sich und dessen anthropologische Dispositionen ergründen, wie Freud und Canetti.

Frappierende Uneinigkeit besteht deshalb zwischen diesen vier Interpretationen zum Fall Schreber bereits hinsichtlich der Frage, *wer* jeweils projiziert, sich verstellt oder Macht ausübt: der Vater oder der Sohn? Sogar, *wer* jeweils krank ist und *wer* auf der Seite der Realität steht, wird unterschiedlich beurteilt: In *Freuds* Studie ist Daniel Paul Schreber ein psychisch Kranker, an dem er das intrapsychische Modell des ›Paranoikers‹ schlechthin expliziert. Für *Niederland* ist er, als ›Schizophrener‹, vor allem das Opfer eines sadistisch-zwangsneurotischen Vaters, der ihm den Weg zur Ausbildung eines autonomen Ichs versperrt. *Schatzman* erhebt ihn zum gesellschaftlichen ›Märtyrer‹, kaserniert in einer Anstalt, weil sein Wahn öffentlich bezeugte, dass der Vater, als Handlanger einer paranoidogenen Gesellschaft, systematisch seine Seele zerstörte. Aus *Canettis* kulturanthropologischer Sicht wird Paul Schreber als Paranoiker letztendlich zum psychischen Prototyp des ›Machthabers‹ — er wandelt sich in der Durchsicht der vier Ergebnisse sozusagen vom Opfer zum Täter.

Eine Reihe von Metamorphosen durchläuft auch die Paranoia selbst: Als Folge eines anthropologischen Problems, der geschlechtlichen Identitätsfindung bei Freud, über die Trauma-Theorien Niederlands und Schatzmans, wo sie zwischen psychosozialem Konflikt und kognitivem Verstellungsproblem changiert, bis hin zu Canetti, wo sie sich als Zwillingsfigur der Macht entpuppt und zu einem Zeugnis des unmittelbar prähistorischen Ausdrucks menschlichen Überlebenswillens wird. Zweifellos hat die Psychopathologie

[2] In der ersten Hälfte des 20. Jahrhunderts wurden Wahrnehmungsstörungen bei Menschen mit schizophrenen Störungen kaum untersucht: vermutlich, weil Eugen Bleuler, der in der Theoriebildung bezüglich schizophrener Störungen dominierte, zwar Wahrnehmungsstörungen beschrieb, sie jedoch als Denk- bzw. Urteilsstörungen definierte. An späteren Forschungen sind hier vor allem P.G. Zimbardo (1981), B.A. Maher (1974), Maher und Ross (1984) zu nennen.

den größten Teil ihrer Arbeit noch vor sich: Der Wahn bereitet ihr ja nicht zuletzt deshalb ein so großes Problem, weil er, als Voraussetzung empirischer Forschungen, selbst *nicht* empirisch anzugehen ist. Zugleich gehört er aber zum traditionellen Kern psychiatrischen Denkens und wird deshalb, so Spitzer, oft in leichtfertiger Weise als geklärt vorausgesetzt. »Steht man einem Wahnkranken gegenüber«, heißt es im klassischen Lehrbuch der Psychiatrie, »so ist die Diagnose im allgemeinen nicht schwer zu stellen. Irrtümer sind relativ selten. Wenn man aber definieren soll, was Wahn ist, stößt man auf erhebliche Probleme.«[3] Eine allgemein gültige Definition, die das Wesen des Wahns befriedigend, das heißt umfassend beinhaltet, gibt es nicht. Auf der Suche nach seinen strukturellen Elementen ließen sich aber als Resultat der vier Interpretationen zum Fall Schreber markante Aspekte besonders herausstellen:

1. Der Abzug der Libido von der Außenwelt. Die Folge ist ein Verlust der Kohäsion sowie eine massiv gestörte Equlibration im Ich. Auf der phänomenologischen Seite zeigt sich dieser Vorgang als ›Weltuntergang‹ oder im sogenannten ›Katastrophengefühl‹ des Paranoikers, wie es vor allem Canetti beschreibt.

2. Die Regression auf narzisstisch-autistisches Niveau. Sichtbar wird sie in den megalomanen Elementen, die an allen Wahnvorstellungen beteiligt sind, und an der Einengung des Denkens und Fühlens auf eine egozentrische Perspektive. Mit dem Größenwahn geht phänomenologisch eine ›Aspektensklerose‹ einher, es verliert sich die Fähigkeit zu Differenzieren.

3. Die Neukonstruktion des persönlichen Beziehungsgefüges. Sie ist die schillernde Seite des paranoischen Mechanismus. Mittels der Abwehrmechanismen Projektion und Spaltung baut der Kranke sein Wahngebäude auf. Es entsteht ein neues Beziehungsgeflecht, um das innere Überleben zu sichern. Dieses Wahngebäude wird durch Rationalisierungen abgesichert, die sich in den Phänomenen der Feindseligkeit und der Pseudointimität ausdrücken.

4. Die strukturellen Parallelen zur politischen Macht. Durch pädagogische Konzepte werden staatliche und familiäre Herrschaftsverhältnisse transportiert, die sich im Inneren der Individuen fortsetzen. Diesen Niederschlag politischer Machtverhältnisse, den der Wahn sozusagen verrät, be-

---

[3] Schulte/Tölle 1977: 149.

schreiben Niederland und Schatzman.[4] Canetti dagegen betont, dass das Wahnsystem selbst ein »System der Macht« ist; strukturell ist deshalb das »Positionsgefühl« des Paranoikers von höchster Bedeutung. Mittels der *Verstellung* und *Demaskierung* muss er die ›Massen‹ kontrollieren, um seine exponierte Stellung gegen die Übermacht maskierter Feinde zu verteidigen.

Diesen Strukturmerkmalen der Paranoia kommt im Allgemeinen unwidersprochene Geltung zu, bzw. sie werden stillschweigend vorausgesetzt; und wenn es gilt, die Frage nach dem wichtigsten Beitrag zur Wahnforschung im letzten Jahrhundert zu beantworten, so wird die Auskunft einhellig in einem Hinweis auf *Sigmund Freud* bestehen. Dies bestätigt auch die Auswertung der vier Interpretationen zum Fall Schreber, innerhalb derer Freuds Studie gleichzeitig als theoretischer Ausgangspunkt und als kritische Instanz fungiert. Einzig Canetti scheint, zumindest explizit, ohne die psychoanalytischen Erkenntnisse Freuds auszukommen. Mit seinem darwinistisch anmutenden Weltbild fällt er weit hinter Freud zurück; zur *individuellen* Genese der Paranoia kann er keinen Beitrag leisten.

Den Trauma-Theorien Schatzmans und Niederlands lässt sich mit Freud eine generelle Kurzschlüssigkeit nachweisen, denn psychische Störungen entstehen auch ohne Traumata, bzw. sie werden im Falle traumatischer Erlebnisse nicht von den Traumata selbst verursacht, sondern durch deren Verarbeitung in der Phantasie. Darüber hinaus vernachlässigt Morton Schatzmans *psycholinguistischer* Ansatz den Mechanismus der Projektion zugunsten des Modells einer *paranoidogenen Gesellschaft*. Durch diese unzulässige Verkürzung bewahrt Schatzman zwar den Sohn vor Krankheit (das heißt vor dem Etikett der Paranoia), er führt jedoch Freuds Theorie, die er eigentlich widerlegen will, auf Seiten des Vaters wieder ein[5]. Und auch hinsichtlich der

---

[4] Speziell im Falle Schreber ist zu sehen, wie die aufklärungspädagogischen Vernunftmaximen — Rationalität/quantifizierbare Moral — schließlich in ihr Gegenteil umschlagen und zur Voraussetzung gesellschaftlicher Machtausübung mutieren. Auf psychologischer Seite greifen sie deshalb so gründlich, weil sie der individuellen Angst vor Kontrollverlust entgegenkommen.

[5] Ohne expliziten Hinweis Schatzmans findet sich Freuds Mechanismus der Symptombildung auf der Seite des Vaters wieder: Verfolgt von seinen homosexuellen Leidenschaften den Söhnen gegenüber, ist der Vater zu einem Verdrängungsvorgang gezwungen. Er projiziert seine Leidenschaften in die eigenen Kinder, von woher sie ihm täglich wieder begegnen. In Wort und Tat, das heißt mit Hilfe seiner orthopädischen Apparate, verfolgt er konsequent die Zügellosigkeit der frühen Kindheit und Jugend. Paul

Kulturkritik muss Schatzman dem bürgerlichen Intellektuellen letztlich unterliegen: nicht spezifische *Gesellschaftsformen*, so würde Freud ihm entgegenhalten, sondern *das Gesellschaftliche* schlechthin muss auf seine ›Pathogenizität‹ geprüft werden.

Eine Anerkennung von Freuds Verdiensten um die strukturelle Erforschung der Paranoia bleibt immer an die Frage gebunden, inwiefern die Vielfalt der im Bewusstsein angetroffenen Störungen *letztlich* in der Sexualität verankert sind. Wie eine kritische Betrachtung zeigt, kommt es hier vor allem auf die Differenzierung zwischen bewusster und unbewusster Homosexualität an. Ganz offenbar sind die homosexuellen Impulse, die verleugnet werden oder denen in der Paranoia ein Widerstand entgegengesetzt wird, von ganz anderer Art als diejenigen, die zu offener Äußerung gelangen. In einer Veröffentlichung zur *homosexuellen Panik* wird diese Unterscheidung von Glick eingehend behandelt[6]: Metaphorisch und topographisch ausgedrückt, existieren latente und manifeste Homosexualität in verschiedenen Bereichen des psychischen Systems. Sie schlagen also voneinander unabhängige Wege ein, so dass sich in gewisser Hinsicht »die beiden Teile niemals treffen werden«[7]. Gelebte Homosexualität und Paranoia einer Person stehen mithin nicht im Widerspruch. Auf der Basis dieser Differenzierung folge ich der abschließenden Würdigung von Freuds Theorie der Paranoia durch Arthur Carr. Er nimmt den Beitrag Glicks auf und betont, dass Freuds primärer Erfolg vielleicht nicht so sehr in der Erhellung einer Beziehung zwischen Homosexualität und Paranoia liegt, als vielmehr darin, mit der psychodynamischen Betrachtung eine neue Denkweise aufgezeigt zu haben:

> »Wenn auch Freuds (1911) Interpretation der Autobiographie Schrebers häufig Angriffen und Kritik ausgesetzt gewesen ist, wird man immer wieder nach einer Durchsicht der umfangreichen Literatur, die sich über den Fall Schreber angesammelt hat,

---

spürt diese Quelle der Verfolgung, identifiziert sich aber unbewusst mit ihr und entlastet dadurch seinen Vater. Deshalb wird er es sein, der später daran erkrankt und im Wahn die verdrängten Begierden des Vaters unter Qualen auslebt.

[6] B.S. Glick (1959): Homosexual Panic, Clinical and Theoretical Considerations, J. Nerv. Ment. Dis. 129: 20-28.

[7] Von »zwei Teilen«, die sich in gewisser Hinsicht niemals treffen, kann Glick nur vor dem Hintergrund einer Hauptthese der Psychoanalyse sprechen: Wenn die Inhalte des Unbewussten nicht gedeutet werden, sind sie dem Ich und der bewussten geistigen Funktion nicht verfügbar, und manchmal sind sie dem Ich überhaupt nicht zugänglich zu machen.

von der Weisheit und dem tiefen Verständnis der ursprünglichen Formulierungen Freuds beeindruckt. Es ist keine alternative Erklärung oder Theorie der Paranoia seither vorgelegt worden, die vergleichbare Beachtung, Respekt und Zustimmung verdient hätte [...]. Durch die Verwendung des Abwehrmechanismus *Projektion* wurde die Psychopathologie im Kontext motivierender Dynamik sinnvoll und im Licht der Lebenserfahrung in bisher nicht erreichter Weise verständlich gemacht.« (Carr 1963: 207)

Intrusion und Projektion

Wie lassen sich nun die genannten strukturellen Aspekte aus anthropologischer und pädagogischer Sicht bewerten? *Dass* eine paranoide Veranlagung zum Wesen des Menschen gehört, kann vor dem Hintergrund der Ergebnisse sicher bejaht werden. Nicht aber, dass sie sich *per Zufall* im Leben einzelner manifestiert. Vielmehr deutet alles darauf hin, dass dies eine Frage familiärer Beziehungskonstellationen ist, nicht zuletzt auch eine Frage der politischen Haltung der Eltern gegenüber den staatstragenden Mächten und dementsprechend ihrer Ordnungsvorstellungen und Erziehungskonzepte. Für eine gesunde psychosexuelle Entwicklung ist es z.B. von großer Bedeutung, *wie* ein Kind in der Phase geschlechtlicher Identitätsbildung von seiner Familie begleitet wird; auf welche *Art und Weise* die inneren ›Besetzungsleistungen‹ des Ich von den realen Beziehungen her Unterstützung erhalten; schließlich, *wie* transparent oder ambivalent sich dem Kind das Beziehungsgefüge darstellt.

Im Sinne einer Wahn-Prävention muss über *Nischen* für andersdenkende und anders-fühlende Familienmitglieder nachgedacht werden. Es gilt, die pädagogischen Schriften auf das System der *Intrusion* hin zu überprüfen, damit ›abweichendes Verhalten‹ eben nicht permanent aufdringlich-pädagogischen Bemühungen einer vermeintlich *normalisierenden Mitmenschlichkeit* ausgesetzt ist.

Im Kontext einer anthropologisch-pädagogischen Auswertung der Ergebnisse sollten die *Projektion* und die *Verstellung* zum Gegenstand weiterer Forschungen werden. Die Schwierigkeiten, die uns der Pädagoge Moritz Schreber mit seinem Erziehungssystem bereitet, lassen sich in der Frage bündeln, wodurch sich Projekt und Projektion unterscheiden, das heißt an welcher Stelle sich ein welterschließender pädagogischer Entwurf in ein System welt*ver*schließender wahnhafter Projektionen verwandelt, in dem das Kind nur noch durch Verstellungen psychisch überleben kann.

Moritz Schreber erwies sich mit seinem Konzept der *Intrusion* als echter Aufklärungspädagoge. Sein vehementer Versuch einer Quantifizierung der Moral veranlasste Schatzman zur Gleichsetzung des Schreberschen Erziehungssystems mit dem politischen System »der Russen« und »Hitlers«. Seine Entrüstung über den Vater macht uns deutlich, wie sehr sich unsere Vorstellungen über den Umgang von Eltern und Kindern seit dem 19. Jahrhundert geändert haben. »Als Argument für einen Kausalzusammenhang zwischen Erziehung und späterer Schizophrenie«, schreibt Israëls, »hat diese Entrüstung allerdings keinen Wert.«[8] Die Erkenntnis, dass der Mensch erzogen werden könne und sogar erzogen werden müsse, um überhaupt »Mensch zu werden«, wie Kant es ausdrückt; die Auffassung, dass menschliche Freiheit — die Voraussetzung des richtigen Vernunftgebrauchs — nur eine Freiheit *in* Gesetzen sein kann, nämlich in den *Schranken des Sittengesetzes*, setzte sich in der Mitte des 19. Jahrhunderts durch. Für die untergründige *Dialektik* dieser Aufklärungsbewegung ist Paul Schrebers Erziehung ein einzigartiges Zeugnis: Vernunfterziehung, einmal als *Erziehung zur Mündigkeit* idealisiert, verkehrt sich in der sogenannten *Schwarzen Pädagogik* in ihr Gegenteil. Sie wird, trotz des äußeren Gewaltverzichts, vermittels raffinierter Intrusion repressiv. Die Erkenntnis der Aufklärung, dass der Mensch, während er heranwächst, psychisch außerordentlich formbar ist, gibt dem Erzieher Herrschaftswissen an die Hand, das er gegenüber dem ›Zögling‹ manipulativ missbrauchen kann. Vergleichbares bewirkt die Auffassung vom ›freien Willen‹ des Menschen im Erziehungsprozess — nämlich dann, wenn die Erkenntnis der Willensfreiheit dem Erzieher noch genauere Konzepte der *formatio* an die Hand gibt, um ihn schließlich zu brechen. Der freie Wille und das Prinzip der Formung sind gleichsam die Umschlagpunkte jener fatalen Dialektik.

Realitätsprinzip: Urteilsbildung

Soweit die Kehrseite des Fortschritts in der erziehungswissenschaftlichen Theoriebildung. Für die Auswertung der strukturellen Aspekte der Paranoia kann dies zunächst nur bedeuten, die konstitutive Rolle der *Projektion* schon in der pädagogischen Theoriebildung zu erörtern. Reflektiert man aber auf die Voraussetzungen der Projektion, auf das gestörte ›Realitätsprinzip‹, dann sucht man umsonst nach einem Fluchtweg aus Nietzsches »Spinngewebe«.

---

[8] Israëls 1989: 264.

Die von Freud so genannte »Realitätsprüfung«[9] ist derart komplex, dass es für ihr Gelingen strenggenommen gar keine eindeutigen Kriterien geben kann: Uns selbst sind wir durch die Schranken zum Unbewussten, dem Anderen durch den Schleier sinnlicher Wahrnehmung verborgen. Vor allem für Kinder existieren gewisse ›Nebenrealitäten‹, wie beispielsweise *Übergangsobjekte*. Schütz spricht in diesem Zusammenhang von ›multiple realities‹ und betont, dass es ein Weltverhältnis auch im Traum gibt, der von Kindern ohnehin erst sehr spät als *Innenleben* begriffen wird. Was ›real‹ für ein menschliches Bewusstsein alles bedeuten kann, zeigt nicht zuletzt jeder transkulturelle Vergleich. Man spricht heute aber bereits von der *Ethnopsychiatrie* im Inland.[10]

Eva Jaeggi, deren Studie ich das Motto zu meiner Arbeit verdanke, gibt einen tröstlichen Hinweis, wie mit dem Dilemma der ›multiple realities‹ zu leben sei: »Wesentliches Postulat für eine möglichst gesunde Persönlichkeit«, bleibe doch »die Bewusst-werdung«.[11] Objektivität bedeutet ihr zu-

---

[9] Der Ausdruck ›Realitäts*prüfung*‹ soll im Folgenden vermieden werden, denn er kann dazu verleiten, die Realität für das zu halten, was den Wirklichkeitsgrad der Wünsche und Phantasien des Subjekts prüft, misst, testet, ihm als Maßstab dient. So dass man sich schließlich gehalten sieht, »die analytische Behandlung mit einer progressiven Verringerung des ›Irrealen‹ in der persönlichen Welt des Subjekts zu verwechseln«, betonen Laplanche und Pontalis (1982: 435). Diese Gefahr scheint mir auch in der konzeptionellen Einbindung des Begriffs bei Ingrid Darmann (2000: 218-222) gegeben, wo die ›Realitätsprüfung‹ in der Pflegedidaktik zur ausdrücklichen Zielsetzung wird. Es soll erreicht werden, »daß sich die Auszubildenden ihrer — vorbewußten — normativen Ansprüche, Bedeutungszuschreibungen und Vorstellungen bewußt werden, diese einer kritischen Reflexion unterziehen, und daß dadurch solche Normen an Gewicht verlieren, die einer realitätsgerechten Verarbeitung hinderlich sind. Neben dem Abbau nicht realitätsgerechter Normen wird mit diesem Ziel auch der Aufbau eines neuen, realitätsangepaßten Standpunktes beabsichtigt.« (Darman 200: 218) Laplanche/Pontalis klären, dass Freud der ›Realitäts*prüfung*‹ zwar eine wichtige Rolle zuschreibt, deren Beziehung zum Realitäts*prinzip* aber niemals aufgezeigt hat. Die ›Realitäts*prüfung*‹ vereinigt zwei recht unterschiedliche Funktionen »eine grundlegende, deren Aufgabe es ist, das nur Vorgestellte von dem Wahrgenommenen zu unterscheiden und so die Differenzierung der Innenwelt von der Außenwelt herzustellen, die andere, die darin besteht, das objektiv Wahrgenommene mit dem Vorgestellten zu vergleichen und dessen eventuelle Entstellungen zu *berichtigen*.« (Laplanche/Pontalis 1982: 434f.)

[10] Vgl. Blankenburg 1990: 4.

[11] Jaeggi 1990: 85.

mindest die methodische Einbeziehung der Subjektbezogenheit jedes Wahrnehmens und Wahrhabens. »Kenne ich mein Verhältnis zu mir selbst und zur Außenwelt«, so formuliert es auch schon Goethe, »so heiß ichs Wahrheit«[12]. Nun stellen aber die Resultate dieser Studie gerade jene rettende Instanz der Selbstreflexion in Frage. Die Bedingungen der Paranoia sind zum einen in der Tatsache zu finden, dass die Seele nicht einsehbar ist, zum anderen liegen sie im menschlichen Bewusstsein selbst: Das Bewusstsein leistet der Paranoia allein schon dadurch Vorschub, dass es die Fähigkeit zur Projektion besitzt. Ja, selbst der grundlegenden Fähigkeit der Urteilsbildung ist bereits ein Moment der Verführung zum Wahn immanent, worauf Adorno in *Meinung Wahn Gesellschaft* nachdrücklich hinweist:

> »Überhaupt eine Meinung zu haben, urteilen, dichtet sich schon in gewissem Maße gegen die Erfahrung ab und tendiert zum Wahn, während andererseits doch nur der zum Urteil fähige Vernunft hat.« (Adorno 1977: 576)

Realitätsprinzip: Beziehungsqualität

Neben der Frage ›Wie wirklich ist die Wirklichkeit‹ unsrer Urteile, aktuell durch die Modewelle des Konstruktivismus vor allem in der Didaktik breit diskutiert, bereichert das Thema ›Paranoia‹ die Forschung auch im Blick auf die *pädagogische Beziehung*. Welche Möglichkeiten, so könnte man fragen, bleiben uns nach diesen Überlegungen zum Realitätsprinzip, um in der pädagogischen Forschung echte Bindungen von der Pseudointimität eines paranoiden Beziehungsgefüges zu unterscheiden? Freud hatte in seiner Analyse des Falles Schreber die Bedeutung von *Surrogatpersonen* für den Prozess der Selbstheilung deutlich herausgestellt, und seine Ergebnisse wurden durch spätere Wahntheorien präzisiert. Ich möchte deshalb abschließend kurz darauf eingehen, welches Licht sie auf das menschliche Bindungsverhalten werfen.

Glatzel, zum Beispiel, setzt Freuds Überlegungen im Rahmen seiner *Theorie der interaktionalen Psychopathologie* fort:

> »Ein wesentliches Merkmal wahnhaften Erlebens scheint mir die Konstitution einer *Pseudointimität* zwischen dem Wähnenden und seinem Gegenüber, die vom Wahnkranken nicht hinterfragt und vom Partner nicht nachvollzogen werden kann. Der

---

[12] J. W. v. Goethe (1977), *Maximen und Reflektionen*, in: *Sämtliche Werke* Bd. 9, Zürich, 518.

Eindruck der Pseudointimität gründet in dem Umstand, daß sich der Wähnende an einer vermeintlich konsensuellen Situationsdefinition orientiert, während er sich de facto gemäß einem idiosynkratischen Situationsverständnis verhält, das dem anderen trotz der befremdlichen Gewißheit, von der es getragen wird, nicht zugänglich ist und das er nicht zu übernehmen vermag, weil ihm trotz der aktualisierten Themen der Zugang zum Selbst- und damit zum Weltverständnis des Kranken versperrt bleibt.« (Glatzel 1990: 42)

Der Wahnkranke sieht also im Beobachter jemanden, der die Wahngewissheit mit ihm teilen müsste — als ob zwischen beiden eine intime Beziehung, eine personale Nähe bestünde. Im Kern aber markiert die ›Pseudointimität‹ den deutlichen *Ausstieg* des Paranoikers aus der ›Verständnisgemeinschaft‹. Es handelt sich um missglückte, unzulängliche Scheinbeziehungen, die in der Gegenübertragung als Verlust des Vertrauens erfahrbar sind. Das verlorene Vertrauen wird durch Kontrolle ersetzt.

Winkler erweitert diesen Horizont durch den Aspekt der *dynamischen Psychopathologie*. Als Prämisse legt er seiner Theorie die Annahme ständiger Wechselwirkungen zwischen interaktionalen und intrapsychischen Prozessen zugrunde. Er beurteilt die Projektion im Falle des sensitiven Beziehungswahnes als »Externalisierung des Über-Ichs« und sucht nach dem genauen Moment des *Ausstiegs*, das heißt nach den ersten Anzeichen der Wahnbildung[13]. Ausgangspunkt des Wahns sei ein Erlebnis der »beschämenden Insuffizienz«, dem ein projektiver Vorgang folge. Winkler beschreibt diesen Komplex in Anlehnung an Kretschmer als *›Inversion‹:*[14]

»Das Primärerlebnis der peinlichen Insuffizienz, der beschämenden Minderwertigkeit, des Verlustes der Selbstachtung schlägt reflektorisch in ein anschauliches Symbol, in die sinnliche Beobachtung um, von allen begegnenden Mitmenschen peinlich

[13] Der Zeitpunkt, den Glatzel und Winkler als den »Ausstieg aus der Verständnisgemeinschaft« zu beschreiben suchen, nämlich die ersten Anzeichen des Wahns, repräsentiert bei Freud den wahnhaften Wiedereinstieg in die »Verständnisgemeinschaft«. Für Freud sind die Anzeichen des Wahn die Rettung des psychischen Ichs – über den Wahn ermöglicht sich der Betroffene – wenngleich in wahnhafter Verkennung — die Beziehung zur »Verständnisgemeinschaft«. (Vgl. Freud VII: 192 f.)

[14] Bekannt wurde dieser Vorgang vor allem durch die Rubinschen Kippfiguren, die sich unter konzentriertem Blick in ein neues Bild verwandeln. Die ›Inversion‹ bezeichnet also den Punkt, wo die bewusste seelische Weiterverarbeitung eines Erlebnisses montan abknickt; das bewusste Ich gerät in diesem Moment in eine rein passive Rolle.

betrachtet, gestichelt und verachtet zu werden.« (Kretschmer, zitiert nach Winkler 1990: 91)

Die ›Externalisierung des Über-Ichs‹ ist eine Abwehrmaßnahme des Ichs. Verachtung und Schuldvorwürfe werden mittels projektiver Prozesse nach außen verlagert, so dass eine ›Auseinandersetzung‹ mit der belastenden Instanz stattfinden kann. Das heißt, die Auseinandersetzung mit den eigenen Scham- und Schuldgefühlen wird vom Augenblick der ›Inversion‹ an als imaginierter interaktionalen Prozess fortgesetzt. So stellt sich der Vorgang auch im Falle Schrebers als dauernde Bloßstellung durch die Stimmen dar, die ihn ununterbrochen verhöhnen. Winkler verdeutlicht großartig die Rolle der Projektion für die Kompromissbildung: Eine einbahnige Pseudopartnerschaft schützt vor den Enttäuschungen unerfüllter Liebe und ermöglicht es zugleich, Leidenschaft und Begierden dennoch erleben zu können, ohne den einengenden, prüden Daseinsentwurf eines sittenstrengen Über-Ichs zu verletzen. Die Verweigerung des Perspektivenaustausches, wie von Glatzel dargelegt, erscheint nun als generelle flankierende Abwehrmaßnahme zur Absicherung der Projektionen.

»Diese flankierende Abwehrmaßnahme wäre dann ein Pendant zur Gegenbesetzung: So wie die Gegenbesetzung nach *S. Freud* dazu dient, das Verdrängte in der Verdrängung, das heißt im Unbewußten, zu halten, dient die Verweigerung des Perspektivenaustausches vielleicht dazu, das Projizierte in der Projektion, das heißt in der Außenwelt, zu belassen.« (Winkler 1990: 95)

Mit der berühmten *Kopernikanischen Wende* in der Psychologie war es Freud gelungen, über die Hysterie und die Zwangsneurose hinaus auch die Phobie und die Paranoia zu ›erklären‹. Durch seine Hypothese vom Primärprozess, der prinzipiellen Trennbarkeit von Vorstellung und Affekt, konnte er zeigen, wie ein Vorwurfsaffekt (eine Kombination aus Vorstellung und Affekt) in die Umgebung und andere Personen ausgelagert wird, um dann von dorther als äußere Bedrohung empfunden zu werden. Auf diese Weise wird in der psychotischen Projektion *der Andere* in dem als Objekt gedachten Subjekt ausgelöscht. Im Fall Schreber wurde offenbar, dass als Wahnpartner nicht nur reale Personen figurieren, sondern durchaus auch halluzinatorisch geschaffene Partner — vor allem in Gestalt von Stimmen oder Leibempfindungen. Im Allgemeinen aber, das muss betont werden, gibt es im normalen wie auch im ›neurotischen‹ Seelenleben keine Projektion ohne eine objektive Grundlage in der Umgebung.[15] Die Projektion ist gleichsam das Scharnier zwischen Gesundheit und Wahnsinn. In dieser Hinsicht wird Freuds Konzeption des Projektions-Begriffs den konkreten Anforderungen allerdings kaum gerecht. Neuere Untersuchungen zeigen, dass auch der Paranoiker nicht *rein* in die Umgebung projiziert, sondern meist objektiv vorhandene zwischen-menschliche Spannungen in sensibler Weise registriert und sie erst im Zusammenhang einer entsprechend krankhaft veränderten Persönlichkeit auf die Umgebung ›überträgt‹. Die in der Psychose nicht immer verständliche Projektion ist im Grunde eine Art »Rückprojektion«[16] krankhaft entstellter sozialer Konflikte, die ein Mensch in der Psychose als hochgradig intensiviert erlebt.

Realitätsprinzip: Verstellung

Eine weitere Schwierigkeit beim Problem der Realitätsprüfung — und zwar sowohl in der pädagogischen Praxis als auch in der erziehungswissenschaftlichen Theoriebildung — wird durch den von Canetti und Schatzman bevorzugten Begriff der ›Verstellung‹ heraufbeschworen. Während in der Projektion die Grenze zwischen Innen und Außen gänzlich unbewusst überschritten wird, operiert die Verstellung willentlich mit dieser Intransparenz. Der sich Verstellende bedient sich bewusst der Differenz von Sein und Schein. Er nutzt mit dieser Manipulation einen Schwachpunkt menschlicher Wahrnehmung, um sich zu schützen oder andere zu täuschen. Dennoch neigt man dazu, eher die Projektion negativ zu sanktionieren als die Verstellung, weil letztere im Gegensatz zur Projektion auch eine geforderte *Sozialtechnik* ist. Die *Verstellung*, so zeigt sich schon im Kontext europäischer Kulturgeschichte, ist nicht nur ein gefährliches Fehlverhalten, sondern auch eine Kunst, eine kulturelle Leistung.[17] In verschiedenen Berufsgruppen (z.B. Manager, Vertreter, Richter) erfährt sie eine äußerst positive Einschätzung. Ihre gesellschaftliche Relevanz zeigt sich auch darin, dass ihr die Soziologie einen eigenen Forschungszweig widmet. So sehr also die Verstellung erzieherisches Handeln auch kompliziert — die *Rollentheorie* und die moderne *Familientherapie* begründen zuverlässig, weshalb ein pädagogisches Kon-

---

[15] Vgl. Wyss 1977: 361.

[16] Wyss 1977: 361.

[17] Vgl. Ursula Geitner (1992): Die Sprache der Verstellung. Studien zum rhetorischen und anthropologischen Wissen im 17. und 18. Jahrhundert. Communicatio Bd. 1, Tübingen.

zept nicht darauf gerichtet sein kann, Verstellungen radikal zu *unterbinden*. Ein Mitglied der Familie oder einer Jugendgruppe, das ständig gezwungen wäre, sich zu offenbaren, wäre sozial kaum überlebensfähig.

Will oder muss man also jemanden nach seinen psychischen Äußerungen beurteilen — Eltern ihr Kind, Lehrer einen Schüler, Psychiater einen Wahnkranken —, so spielt die Möglichkeit der *Verstellung* immer eine gewichtige Rolle. Das heißt, vor allem angesichts des fließenden Überganges zwischen Projektion und Verstellung, dass diese Beurteilung immer ein Gesamtverständnis der Person zum Ziel haben muss.

Es ist deutlich geworden, dass das Problem der Realitätsprüfung — und damit auch des Wahns — die Erkenntnisbereiche der Psychologie und Pädagogik bei weitem übersteigt. Dies ist auch der Grund dafür, dass Forscher mit so unterschiedlichen Ausrichtungen wie Freud, Niederland, Schatzman und Canetti sich für den Fall Schreber interessieren. Der Wahn ist ein *interdisziplinäres Problem*, letztlich ein Gegenstand der *Hermeneutik*. Gerade am so außerordentlich facettenreichen Fall Schreber ließe sich exemplarisch die Potenz dieser geisteswissenschaftlichen Methode explizieren. Nicht nur, weil mit den *Denkwürdigkeiten* ein historischer Text vorliegt, der der hermeneutischen Auslegung bedarf, sondern auch, weil es um das Verstehen und Auslegen der Existenzmöglichkeiten des Menschen geht. Die vier Interpretationen zeigen, dass der Standpunkt des Betrachters nicht ausgeblendet werden darf, dass der Verstehende vielmehr seine »eigenen Voraussetzungen ins Spiel bringen« muss.[18] Die *Wirkungsgeschichte* der *Denkwürdigkeiten* beeinflusste bereits im voraus die Fragestellungen der Interpreten und die Methode ihrer Forschung. Daher sind die Schwierigkeiten eines Vergleiches der vier Interpretationen identisch mit den Grundproblemen hermeneutischer Wissenschaft: Dem Verhältnis von *Regel und Einmaligkeit* gepaart mit der Problematik des *Vorverständnisses*.

> »... die Offenheit für die Überlieferung, die das wirkungsgeschichtliche Bewußtsein besitzt [...] hat eine echte Entsprechung zu der Erfahrung des Du. Im mitmenschlichen Verhalten kommt es darauf an, wie wir sahen, das Du als Du wirklich zu erfahren; das heißt seinen Anspruch nicht zu überhören und sich etwas von ihm sagen zu lassen. Dazu gehört Offenheit [...] Offenheit für den anderen schließt also die An-

---

[18] Vgl. Hans Georg Gadamer, in: *Historisches Wörterbuch der Philosophie*, hrsg. von Joachim Ritter, Bd. 3: G-H: 1069f. »Der produktive Beitrag des Interpreten gehört auf eine unaufhebbare Weise zum Sinn des Verstehens selber.« (Gadamer 1974: 1069f.)

erkennung ein, daß ich in mir etwas gegen mich gelten lassen muß, auch wenn es keinen anderen gäbe, der es gegen mich geltend machte.

Hier liegt die Entsprechung der hermeneutischen Erfahrung. Ich muß die Überlieferung in ihrem Anspruch gelten lassen, nicht im Sinne einer bloßen Anerkennung der Andersheit der Vergangenheit, sondern in der Weise, daß sie mir etwas zu sagen hat.« (Gadamer 1972: 367)

Didaktische Reflexion

Die vier Studien zum Fall Schreber werfen grundlegende erkenntnistheoretische, anthropologische und pädagogische Fragen auf. Sie lassen sich insbesondere in fachdidaktischen Fragen der Berufsfelder Gesundheit und Pflege konsultieren. Zum Beispiel: Was verhindert die Übernahme fremder Perspektiven und was ermöglicht sie? Wie können wir echte Bindungen von der Pseudointimität eines paranoiden Beziehungsgefüges unterscheiden? Ist unser Ich eine Projektion? Wie schreiben sich entfremdende gesundheitserzieherische Maßnahmen leiblich fest? Die in den Studien dargestellten Aspekte der Paranoia klären im Rahmen meines fachdidaktischen Konzepts[1] über die Phänomene der Perspektivenübernahme und des Verstehens sowie über die Fragilität realitätssetzender Urteile auf. Im Licht der Paranoia betrachtet treten die Möglichkeiten und Grenzen beruflicher Empathie und pflegerischer Expertise im psychiatrischen Bereich schärfer hervor. Schließlich haben die Resultate der Studien weitreichende Konsequenzen für die Mündigkeitsdebatte und für die Frage nach der ›Hermeneutischen Fallkompetenz‹ im Professionalisierungsprozess der Gesundheitsberufe.

Fachdidaktisch, berührt das Thema die aktuelle Debatte um die Relevanz konstruktivistischer, sogenannter ›subjektorientierter‹ Didaktik in der Pflegebildung versus Bildungstheoretischer Ansätze. Die Analyse des Phänomens Paranoia unterstreicht einmal mehr die Bedeutung des *Referenzproblems* im didaktischen Erkenntnisprozess — gerade aufgrund der gebotenen Subjektorientierung im Pflegeprozess. Selbstverständlich können wir nicht

[1] Greb 2000 und 2003. Das fachdidaktische Konzept zur Curriculumentwicklung in der Pflege basiert auf einer dialektischen Erweiterung des Strukturgitteransatzes von Herwig Blankertz.

so tun, als ob sich beispielsweise das Krankheitserleben eines an Paranoia leidenden Menschen jenseits unserer Rezeptionsfilter direkt und unmittelbar erkennen oder verstehen ließe; wir können aber auch nicht so tun, als existierte es gar nicht. Es stellt sich also im Grunde immer noch die Kantische Frage: Wie ist das ›Ding an sich‹ in meiner Erkenntnis repräsentiert? Mit anderen Worten, wenn es keine ›Paranoia‹ *an sich* gäbe, könnte es auch keine Erforschung des Phänomens und keine spezifische pflegetherapeutische Behandlung eines an Paranoia leidenden Menschen geben. Konstruktivistische Didaktik ist im Kern dadurch charakterisiert, dass sie diese Zweideutigkeit im Erkenntnisprozess wegschiebt, statt kritisch reflektierend bei ihr zu verweilen. Insbesondere die Betrachtung der Paranoia lässt uns ja fragen, *woraus* da eigentlich eine Erkenntnis konstruiert wird und ob die Mittel und das Subjekt der Konstruktion nicht ihrerseits bloße Konstrukte sind. Das empfindliche Miteinander von Konstruktion und Projektion bedarf daher dringend des Korrektivs der Fremdheit, der Erscheinung des Objekts. In einer Fachdidaktik für die Pflege in der Psychiatrie ist die paradigmatische Verortung der Konzepte letztlich auch eine berufsethische Frage von einiger Brisanz. Entscheidend ist, ob sie sich im Kontext einer bloß formalen (subjektorientierten) Bildungstheorie oder in einer kategorialen Bildungstheorie konstituieren, die die dialektische Verknüpfung formaler und materialer Dimensionen des Bildungsgeschehens beachtet.

In diesem Sinne können die abschließenden berufspädagogischen und fachdidaktischen Überlegungen[2] für Lehrende an beruflichen Schulen in der

---

[2] Die ›Fachdidaktik‹ interpretiere ich mit Bodo von Borries als eine *»Disziplin der Selbstreflexion der jeweiligen Fachzusammenhänge«*, als eine theoretische und praxisanleitende, empirische und normdiskutierende Wissenschaft. Die genannte *Selbstreflexion* richtet sich nicht auf ein bloßes Schulfach oder eine Wissenschaftsdisziplin, sondern auf die Lernprozesse und Kommunikationsweisen der fachspezifischen Methoden, Gegenstände und Einsichten. »Davon nun gibt es nicht beliebig viele. Es geht um die Grundidee eines Weltzugriffs, der — unbeschadet von begrenzten Überschneidungen mit, Anleihen aus und Beiträgen zu den Nachbarfächern — jeweils unvertretbar und einmalig ist. [...] Natürlich ist die Hauptaufgabe dabei, die Grundstrukturen des Fachverständnisses zu klären und kommunizierbar zu machen bzw. zu halten, und zwar allgemein und für ganz konkrete Lerner- und Benutzergruppen, insbesondere auch Schüler(innen). Es bleibt also durchaus bei der zentralen Rolle, der schon die bildungstheoretische Didaktik Termini wie ›Struktur‹, ›Zugänglichkeit‹, ›Lebensweltbezug‹, ›Elementarisierung‹ und ›Exemplarität‹ zugewiesen hat.« (Vgl. von Borries 1999: 196f.) Diese Form der fachdidaktischen Reflexion lässt sich überzeugend mit dem bildungstheoretischen Modell von Wolfgang

Pflege und in der zweijährigen Fachweiterbildung für die Pflege in der Psychiatrie eine Anregung zur didaktische Analyse und Planung sein. So dass die vorgestellten Aspekte der ›Paranoia‹ in der Erarbeitung des Einzelfalles, Daniel Paul Schreber, zur Grundlage einer exemplarischen Unterrichtseinheit werden. Ich denke hier insbesondere an den viel beklagten Einführungsunterricht in die ›psychiatrische Pflege‹ im Rahmen der pflegerischen Erstausbildung. Am Exempel der Paranoia wäre es möglich, die wesentlichen Facetten der Pflege in der Psychiatrie einzuführen. Am Fall Schreber als Kontrast bzw. historische Reflexionsfolie ließe sich ein Lernfeld exemplarisch umsetzen, indem vor geschichtlichem Hintergrund vergleichbare aktuelle Einzelfälle in Pflegesituationen rekonstruiert würden. Denkbar wäre das handlungsorientierte Thema »Sich und andere psychisch stabilisieren: Menschen im Wahnerleben begleiten«. Dieses Thema bietet sich an, weil das Wahnerleben neben den Suchterkrankungen eines der wenigen psychiatrischen Themen ist, die generell im Alltag der Pflegenden relevant sind und sich deshalb als Unterrichtsgegenstand exemplarisch begründen lassen.

Im Folgenden skizziere ich die fachdidaktische Reflexion zur Vorbereitung einer Unterrichtsplanung nach dem bildungstheoretischen Modell von Wolfgang Klafki[3] und verweise jeweils knapp auf einige Textstellen[4] in dieser Arbeit.

---

zeugend mit dem bildungstheoretischen Modell von Wolfgang Klafki und dem Strukturgitteransatz von Herwig Blankertz in die curriculare Lernfeldarbeit übersetzen.

[3] In der didaktischen Reflexion orientiere ich mich hinsichtlich der theoretischen Grundlegung an Klafkis älterem Modell, der *Didaktischen Analyse* (vgl. Klafki 1964b: 135ff.). Ich ziehe die klare hermeneutische Orientierung auf Basis der Elementarlehre, der kategorialen Bildung (Klafki 1964a: 323-390, 421-457) und den Primat der Inhalte der neueren ›Mischtheorie‹, Klafkis kritisch-konstruktiver Didaktik, vor. In der formalen Gestaltung orientiere ich mich jedoch weitgehend an Klafkis Perspektivenschema (vgl. Klafki 1996: 251-284).

[4] Die Seitenzahlen in Klammern verweisen auf die Bezugsstellen in der vorliegenden Arbeit.

Skizze zur Didaktischen Analyse am Thema »Sich und andere psychisch stabilisieren: Menschen im Wahnerleben begleiten«

1. Sinn und Sachzusammenhang

»Welchen größeren bzw. welchen allgemeinen Sinn- und Sachzusammenhang vertritt und erschließt dieser Inhalt? Welches Urphänomen oder Grundprinzip, welches Gesetz, Kriterium, Problem, welche Methode, Technik oder Haltung lässt sich in der Auseinandersetzung mit ihm ›exemplarisch‹ erfassen?«

- Der Inhalt erschließt den größeren Sachzusammenhang psychischer Störungen von psychotischer Qualität und damit den größeren Sinnzusammenhang der ›multiple realities‹.
- Der Inhalt vermittelt Einblicke in den Prozess der Verwissenschaftlichung der Psychiatrie, insbesondere erste Systematisierungsversuche (z.B.: Karl Jaspers: 9f.; Kraepelinsche Neuorientierung: 50; Paranoia als selbständiger klinischer Typus? 58f., 76)
- Der Inhalt sensibilisiert für die selektierende Funktion der Psychiatrie als Verlängerung staatlicher Ordnung (89ff., 111).
- Der Inhalt eröffnet grundlegende Zugänge zur Psychoanalyse, zur ›psychodynamischen Denkweise‹. Insbesondere kann hier eine Begegnung mit der klassischen Theorie Sigmund Freuds im Stadium ihrer Entstehung didaktisch arrangiert werden (50f., 60ff., 65f.) Die psychoanalytische Diskussion um die Entwicklung der Homosexualität lässt sich nachzeichnen (51, 57ff. 60f., 63f.) und die sozialwissenschaftliche Diskussion um den Narzissmus (z.B. NST, ›Neuer Sozialisations Typ‹) erhält ein psychoanalytisches Fundament (59f., 76, 78).
- Durch die anthropologische und völkerkundliche Einbindung (66-68, 112ff., 129), die insbesondere im Rahmen transkultureller Pflege bedeutsam ist, erweitert sich der Horizont des Denkens über psychische Phänomene (113: »Nichts fürchtet der Mensch mehr als die Berührung durch Unbekanntes. Man will *sehen*, was nach einem greift, man will es erkennen oder zumindest einreihen können. Überall weicht der Mensch der Berührung durch Fremdes aus«).
- Am Inhalt wird neue Terminologie eingeführt, die für die Arbeit im multiprofessionellen Team der Psychiatrie unverzichtbar ist, z.B. Narzissmus (59f., 76, 78), Regression (57, 78, 91, 135) ›universary-reactio‹ (77 Fn 11),

Projektion (58, 60, 75f, 86, 96f., 104, 133ff.) Übertragung (54-57, 62f., 66f.) u.a.m.; die Beschäftigung mit dem Inhalt bewirkt insgesamt eine Sensibilisierung für Sprache (90, 108).

- Der Inhalt eröffnet die Diskussion um die gesellschaftliche Vermittlung von Erziehungsprozessen im Allgemeinen und den Einfluss von Erziehung auf die Entwicklung einer Paranoia im Besonderen (z.B. 79f., 85f., 88ff., 99f., 102f., 111).
- Der Inhalt führt in wissenschafts- und forschungstheoretische Kernfragen ein (Einleitung, 16f., 50ff., 69ff., 83, 90, 102, 104, 110: Fn 32), thematisiert das Identitätsbedürfnis als anthropologische Kategorie (identifizierendes Denken/Kausalitätsprinzip) und bahnt dialektisches Denken an (86, 105, 112ff., 130f.)
- Der Inhalt führt ins Zentrum der Problematik von ›Verstehensprozessen‹ und — insbesondere am Beispiel der *Denkwürdigkeiten eines Nervenkranken* — des ›Sich-verständlich-Machens‹.[5]

2. Begründungszusammenhang

2.1. Gegenwartsbedeutung

Welche Bedeutung hat der betreffende Inhalt bzw. die an diesem Thema zu gewinnende Erfahrung, Erkenntnis, Fähigkeit oder Fertigkeit bereits im geistigen Leben der Auszubildenden und Pflegenden, welche Bedeutung sollte er — vom pädagogischen Gesichtspunkt aus gesehen — darin haben?

Für Pflegende und Auszubildende in der Pflege wird das Phänomen des Wahnerlebens als Begleitsymptom vor allem in der Intensivpflege und der Herzchirurgie zum Pflegeproblem. Gegebenenfalls erleben sie wahnhafte Verkennungen bei sich und anderen in Verbindung mit bestimmten Medikamenten (Schmerzmittel, Psychopharmaka) oder im Alkohol- und Drogenrausch.

Im Hinblick auf die berufliche Tätigkeit in der Psychiatrie ist die Paranoia für die Auszubildenden eher angstbesetzt, sie wirkt unheimlich und hat etwas ›Unberechenbares‹. Die Paranoia verunsichert, sie stellt die Selbstgewissheit und psychische Stabilität der Pflegenden in Frage. Wie die Schizophrenien steht sie für das ›Ver-rücktsein‹ schlechthin. Für die Pflegenden in der Weiterbildung ist das Phänomen des Wahns mit seinen

---

[5] Vgl. zu diesem Aspekt die Interpretationen von Donna M. Orange 2004.

Konsequenzen für die Intervention und Bezugspflege bereits vielfach vertraut. Der Umgang mit Menschen, die eine Wahnsymptomatik ausgeprägt haben, gehört zu ihrem Alltag in der Psychiatrie. Dieses ›Vertrautsein‹ im Alltäglichen ersetzt jedoch keinesfalls die erkenntnismäßige Erschließung der Sache.

Für beide Lerngruppen liegt die Gegenwartsbedeutung des Inhalts ›Paranoia‹ in dem damit aufgegebenen Erkenntnisproblem, beispielsweise in der Unsicherheit der Meinungsbildung. Genau besehen, nehmen wir in keinem Augenblick die Welt objektiv wahr (16), so dass sich die Frage nach dem Projektiven in unseren täglichen Urteilen immer stellt und die Grenzen zum Wahn als offene Grenzen zu denken sind. Adornos Ausführungen über die ›Undurchsichtigkeit der Welt‹, in der wir leben und urteilen, wird deshalb allen als Problem gegenwärtig sein: Die Entfremdung des Menschen von der allzu komplexen Wirklichkeit bringt sich als wahnhaftes Element in der *Meinung* zur Sprache (16).

2.2 Zukunftsbedeutung

Worin liegt die Bedeutung des Themas für die Zukunft der Auszubildenden und Pflegenden?

Die zukünftige Bedeutung des Themas für beruflich Pflegende ergibt sich aus der *täglichen Konfrontation* mit fremdem ›Wahnerleben‹ oder der ›Paranoia‹. Wie bereits zur Gegenwartsbedeutung ausgeführt sind diese Begegnungen nicht auf den psychiatrischen Arbeitsbereich beschränkt. Veränderte Wachbewusstseinzustände, Verwirrungszustände mit unterschiedlich ausgeprägtem Realitätsverlust, Depersonalisationserscheinungen, Halluzinationen und Wahnvorstellungen konfrontieren die Pflegenden auch im Kontext der Neurologie, der Geriatrie, auf der Entbindungsstation, aber vor allem in der Intensivpflege, insbesondere nach ausgedehnten operativen Eingriffen wie Herzoperationen oder Transplantationen, in Verbindung mit starken Schmerzzuständen und als Nebenwirkung verschiedenster Medikamente.

Im Zentrum der Handlungskompetenz professionell Pflegender steht die *Hermeneutische Fallkompetenz* und damit stets die Frage, was der Begriff ›real‹ für ein menschliches Bewusstsein alles bedeuten kann — insbesondere in der transkulturellen Pflege und in der Tätigkeit im psychiatrischen Bereich. Schütz spricht in diesem Zusammenhang von ›multiple realities‹ (140). Im Kontext Hermeneutischer Fallkompetenz bedeutet die zu beachtende Objektivität deshalb zumindest die *methodische Einbeziehung der*

Subjektbezogenheit jedes Wahrnehmens und Wahrhabens[6] (141) und die Beachtung der *Mehrperspektivität* (12: Fn 5). Die erforderliche *Perspektivenübernahme* meint allerdings nicht den Überstieg von einer ›Innenwelt‹ zu einer ›Außenwelt‹, sondern von einem vorintentionalen Erleben zu einem ›Seinlassen‹ von real Seiendem (12): »Es geht um jenen Kunstgriff, durch den es der menschlichen Organisation gelingt, ab einem gewissen Punkt nicht mehr selbst als Bezugszentrum zu fungieren, sondern dieses gleichsam im Sinne einer ›Dezentrierung‹ in das Begegnende hinein zu verlagern; derart, dass an die Stelle einer ausschließlichen Subjektzentrierung eine Objektzentrierung (ein ›Seinlassen des Seienden‹) zu treten vermag.«[7] (12: Fn 5). Blankenburg bezeichnet damit den tatsächlichen Komplexitätsgrad der in der Pflege allerorts postulierten *Selbstreflexion.* Doch gerade sie, jene rettende Instanz der Selbstreflexion, wird durch die Resultate der betrachteten Studien grundlegend in Frage gestellt; unser Bewusstsein leistet der Wahnvorstellung offenbar schon dadurch Vorschub, dass es die Fähigkeit zur *Projektion* besitzt. Damit nicht genug: Selbst der Fähigkeit zur Urteilsbildung ist bereits ein Moment der Verführung zum Wahn immanent, worauf Adorno in *Meinung Wahn Gesellschaft* nachdrücklich hinweist. (17, 58-60, 75f, 86, 96f., 104, 133ff., 141ff.)

Die Zukunftsbedeutung des Themas liegt für die Pflegenden vor allem auch in der Befähigung zur *Selbstpflege.* Die Pflegebeziehung mit einem Menschen, der eine Wahnsymptomatik ausgebildet hat, ist extrem anstrengend und häufig frustrierend. In der Übertragungsbeziehung sind Pflegende in einem hohen Maße von Identitäts- oder Selbstverlust bedroht. Ihre Kenntnis der theoretischen Interpretationen der Paranoia lässt sie im Vorfeld gezielter für sogenannte *psychohygienische Maßnahmen* sorgen.

2.3. Exemplarische Bedeutung: Wofür soll das geplante Thema exemplarisch, repräsentativ, typisch sein?

Fundamentales

Fundamentale Elementaria[8] sind den SchülerInnen nur in Form von Erfahrung und Erlebnis zugänglich. Das Fundamentale bezeichnet die das Thema

---

[6] Jaeggi 1990: 85.

[7] Blankenburg 1990: 7.

[8] Das Fundamentale stellt die 1. Problemebene kategorialer Bildung dar. Hier geht es um die »weckende Kraft spezifischer Situationen«, um Stimmung und Atmosphäre.

tragende Stimmung oder Atmosphäre, also ausschließlich *ganzheitlich empfindbare* Inhalte.

Beispiel: In der Begegnung mit Menschen, die an einer paranoiden Störung leiden werden psychische Grenzsituationen fühlbar, vor allem durch die Projektion psychotischer Verzweiflung.[9] Erfahrbar wird unter Umständen das Gefühl des Kontrollverlustes und der Entgrenzung bei gleichzeitigem Eingesponnensein in das Wahnsystem. Pflegende in der Psychiatrie erfahren diese Grenzüberschreitungen nahezu täglich, wobei schon der Begriff der *Grenze* problematisch ist, denn das Hauptproblem besteht ja zunächst darin, überhaupt psychischen Abstand zwischen sich und dem anderen zu ›ertasten‹. In der Bezugspflege ist die Nähe oftmals so intim, dass man sich diese Grenzen nur schemenhaft vorstellt, allenfalls wie eine Nebelwand, die man — sensibilisiert für das Phänomen — genau dadurch wahrnimmt, dass man plötzlich nicht mehr ›klar-sieht‹. In der Begegnung mit dem fundamentalen Gehalt des Themas wird den Lernenden das ›Tasten im Nebel‹ nach dem Ich und dem Anderen erfahrbar, und es wächst das Bewusstsein für die Selbstverborgenheit des Ichs (99: Fn 8).

Exemplarisches

Das abstrakte Allgemeine, »geistige Prinzip« wird *am* konkret vorhandenen Besonderen gewonnen (am Fall das Gesetz, in der Anwendung oder am Anwendungsfall die Methode, am Exempel das Prinzip usw.). Ein Besonderes kann als Beispiel, als prägnanter Fall oder Modellfall für verschiedene Allgemeine stehen.[10] Methodisch gesehen, wird das Besondere (»exemplum«) im Prozess des Denkens auf eine andere, abstraktere Ebene gehoben. Man muss also gerade von seiner Besonderheit abstrahieren, um das Allgemeine in den Blick zu nehmen. Auf der zweiten Problemebene kategorialer Bildung stehen hier die *kategorialen Voraussetzungen geistiger Aneignung* im Zentrum: Prinzipen und Kategorien wie z.B. Qualität, Quantität, Relation, aber auch Zuordnungen wie: biologisch, psychologisch, soziologisch, wissenschaftlich, wissenschaftstheoretisch; weiterhin Kriterien, Grundbegriffe, Methoden, Werte, Ideen, Strukturen, Typen. Am Fall Schreber, als ›das Be-

---

Grunderlebnisse und Grunderfahrungen dieser Art können im Unterricht *nur ausgelöst*, nicht gestiftet werden (vgl. Klafki 1964a: 442).

[9] Vgl. Rothhaupt 1992: 212-223.

[10] Vgl. Klafki 1964a: 443.

sondere‹, lässt sich auf der zweiten Problemebene eine Vielzahl allgemeiner Bildungsgehalte gewinnen:

- Am besonderen Fall der Paranoia Schrebers kann die innere Struktur, Dynamik und Funktion psychischer Störungen von psychotischer Erlebnisqualität im Allgemeinen gewonnen werden (Depersonalisation und Narzissmus, Denk- und Wahrnehmungsstörungen, Verlust der Perspektivenbeweglichkeit und Aspektensklerose, Projektion und Verstellung etc.).
- Am Fall Schreber als Exempel kann die biographische Ausprägung eines Wahngeschehens als *Prinzip* veranschaulicht werden.
- Am konkreten Dokument der *Denkwürdigkeiten eines Nervenkranken* zeigt der enorme Aufwand des ›Sich-verständlich-machen-Wollens‹ die elementare Einsamkeit im Wahn.
- Am Fall Schreber konkretisiert sich die pädagogische Anlage-Umwelt-Debatte (endogen-exogen, Erziehung und psychische Störung).
- Am Einzelfall Schreber kann das ›Wahnerleben‹ als allgemeines Phänomen zugänglich werden. Die strukturellen Aspekte der Paranoia fördern auch das Verständnis für Symptome der schizophrenen oder depressiven Psychosen, der Schwangerschaftspsychose, des Durchgangssyndroms oder des Drogenrauschs[11].
- Am Fall Schreber kann grundsätzlich das Phänomen der psychischen ›Selbstheilungskräfte‹ diskutiert werden. Was berechtigt z.B. Freud zu der Annahme, der Wahn sei die ›Heilung‹? Denn wenn der Wahn die Heilung ist, was ist dann die eigentliche ›Krankheit‹? (49).
- Am Fall Schreber lassen sich, exemplarisch an der Negativfolie der Aspektensklerose, die Bedingungen der *Perspektivenübernahme* erarbeiten (135). Die Aspektensklerose verbietet dem Wahnkranken die Erwägung von Verhaltens- und Handlungsalternativen, sie erklärt die Unkorrigierbarkeit und hohe subjektive Evidenz seiner Urteile. (12: Fn 6) »Mit großer Wahrscheinlichkeit«, so die Einschätzung Blankenburgs, »ist eine solche Tendenz zum ›Sich-Fixieren-auf...‹ nicht erst für das Festhalten am Wahn bedeutsam, sondern bereits für dessen Entstehung. Mangelnde ›Perspektivenbeweglichkeit‹, ein Nicht-Loskommen von einem bestimmten Thema — mehr noch: ein Nicht-Loskommen von sich selbst i.S. mangelnder Überstiegsfähigkeit — sind offensichtlich wichtige Faktoren für die Entstehung wahnhafter Realitätsverkennung.«[12] (14).

---

[11] Vgl. die Ausführungen zu 2.1 Gegenwarts- und 2.2 Zukunftsbedeutung.

[12] Blankenburg 1987: 96.

- Aus der singulären Innenperspektive Schrebers betrachtet substantialisieren sich zwei allgemeine berufsrelevante anthropologische Phänomen als erkenntnis- und wissenschaftstheoretisches Problem: die Selbstverborgenheit des Subjekts und dessen Einsamkeit in der Interpretation der Welt.
- Am Fall Schreber lassen sich paradigmatische Differenzen der Sozialwissenschaften konkretisieren. (Grundlagenforschung zum Fall Schreber: Sigmund Freud, William G. Niederland, Morton Schatzman und Elias Canetti.)

Typisches[13]

Hier wird das Allgemeine *im* Besonderen gewonnen. Der Typus ist immer an Anschauung gebunden, er bringt ein Allgemeines (einen Typus) zur Erscheinung. Mit anderen Worten: Das Besondere, das exemplarisch gewählte Beispiel, bringt im Unterricht einen Typus zum Erscheinen, der sich nur *im* Besonderen anschauen lässt.

Beispiel: Im Einzelfall der Schreberschen Paranoia lässt sich *die Paranoia* als (psychiatrischer) Typus gewinnen: die Psychodynamik mit ihrer narzisstischen Komponente der ›Vergrößerung des Ichs‹, die psychische Abwehr (Spaltung, Zerkleinerung, Fragmentierung und Externalisierung des Intrapsychischen, Projektion), die Entgrenzungserlebnisse (Kontrollverlust) und die Rekonstruktion des Selbst und der Welt in der Wahnsystematik, Aspektensklerose (48ff., 60).

Klassisches

Im klassisch Elementaren begegnet das Allgemeine im menschlichen Handeln, in Form eines persönlichen Werkes, einer ›vorbildlichen‹ Person oder Haltung. »Das Klassische enthält — im Gegensatz zum Exemplarischen und zum Typischen — immer eine Wertung. [...] Das Sichtbarwerden des Allgemeinen im ganz Individuellen macht gerade das wesentlich Bildende der klassischen Inhalte aus.«[14]

Beispiel: Am Fall Schreber wird der persönliche Wert (auch Überlebenswert, existentielle Bedeutung) der Paranoia erfahrbar. Die paranoische Wahnbildung ist eine persönliche Überlebensstrategie, eine Fähigkeit des beschädigten Ich, die das Über-Leben des Individuums sichert. Die *Denk-*

[13] Der Stammbegriff ist der »Typus«, nicht *typisch*. Das Typische ist Teil der zweiten Problemebene kategorialer Bildung, vgl. Klafki 1994a: 445f.

[14] Klafki 1964a: 447f..

würdigkeiten, das persönliche Werk Paul Schrebers, sind ein Klassiker der autobiografischen und psychiatrischen Fachliteratur. Die ungeheure Leistung Schrebers, noch aus der wahnhaften Isolation heraus Brücken des Verstehens aufzubauen, ist bewundernswert. Am Fall Schreber ist die biographische Ausgestaltung psychischer Störungen zu sehen (vgl. Niederland 69ff.).

Repräsentatives[15]
In dieser Form der Vergegenwärtigung sollen bedeutsame Erscheinungen der Gegenwart zum einen *durch* die Erhellung ihres geschichtlichen Charakters verstehbar und zum anderen in ihren Höhepunkten stellvertretend sichtbar gemacht werden. Repräsentative Elementaria verweisen auf die dritte Problemebene kategorialer Bildung: auf das historisch Elementare. Das Allgemeine wird hier *durch* die *Strukturgleichheit* mit dem Besonderen *vergegenwärtigt.* Beispiele:

- Durch den Fall Schreber vergegenwärtigen wir uns die lebendige Innenansicht einer psychiatrischen Kategorie.
- Im Fall Schreber wird die ›Anlage-Umwelt‹-Debatte (Vererbung oder Erziehung) vergegenwärtigt.
- Durch den Fall Schreber vergegenwärtigen wir uns die Anfänge der Psychoanalyse und die Anfänge der Fachsystematik der Klinischen Psychiatrie.
- Im Fall Schreber vergegenwärtigen wir uns die Folgen erzieherischer Eingriffe und ›Missverständnisse‹.

3. Sachanalyse: Die Sachebenen und ihre Bedeutungsschichten

In der Sachanalyse wird die innere Struktur des Inhaltes erörtert, der durch die Fragen 1. bis 3. in den fachdidaktisch-pädagogischen Horizont versetzt wurde. Klafkis erste Frage der Sachanalyse lautet: Welches sind die einzelnen Momente des Inhalts als eines Sinnzusammenhangs?

Die einzelnen Momente des Inhalts lassen sich mit Hilfe des *fachdidaktischen Strukturgitters* für die Pflege in der Psychiatrie in ihrem inneren Sinnzusammenhang darstellen.[16] Das soll kurz erläutert werden: In der Bestim-

[15] Das Repräsentative leitet sich vom lat. »repraesentatio« ab (Vergegenwärtigung).

[16] Das Strukturgitter für die Pflege wurde unter dem Titel *Identitätskritik und Lehrerbildung* (Greb 2003) zunächst in einer hochschuldidaktischen Variante vorgestellt. Das Strukturgitter für die Fachdidaktik der Pflege in der Psychiatrie spezifiziert die zentra-

mung der Inhalte folgen die neuen lernfeldgestützten Rahmenlehrpläne dem Strukturierungsprinzip der Exemplarizität[17]. Es geht darum, kompetenzorientiert ausgewählte Inhalt gemäß ihrer fächerintegrativen Struktur und Komplexität gründlich und vielschichtig zu behandeln. Unter Beachtung der erforderlichen Mehrdimensionalität[18] von Lernfeldern gibt das Strukturgitter für die Pflegebildung im ersten Schritt den Bezug zu den gesellschaftlichen Strukturen und zur zentralen Bezugswissenschaft vor.

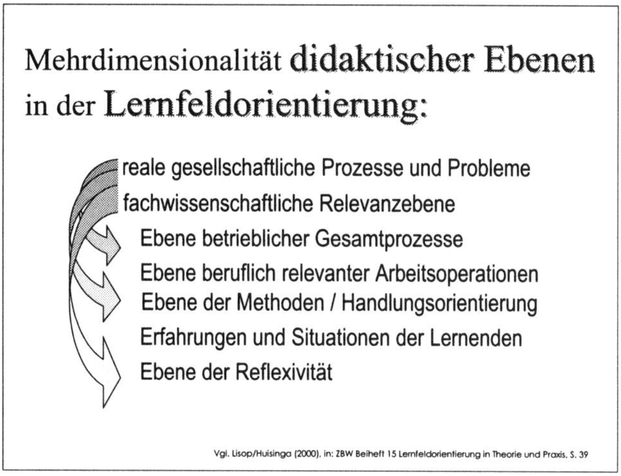

Abb. 11: Didaktische Mehrdimensionalität von Lernfeldern (Lisop/Huisinga 2000: 39)

Die gesellschaftlichen Strukturen werden hier vor dem Hintergrund einer kritischen Gesellschaftstheorie als *objektive Widersprüche* herausgearbeitet (vertikal zu lesen)[19]. Die zentralen Bezugsdisziplinen, als fachliche Basis der fünf Sachebenen, sind die Pflegewissenschaft und die Sozialpsychiatrie. In der Optik des Strukturgitters horizontal zu lesen, unterlegen sie im wissenschaftlichen Rekurs die zu vermittelnden Wissensbestände und Kompeten-

---

len Medien und Reflexionskategorien dieser allgemeinen Fassung für den Pflegeunterricht und für die Fachweiterbildung. (Vgl. Greb 2002: Strukturgitter zur Generierung von Lernfeldern am Beispiel der Pflege in der Psychiatrie).

[17] Vgl. Lisop/Huisinga 2000: 38-53.

[18] Vgl. Lisop/Huisinga 2000: 39f.

[19] Vgl. Greb 2003.

zen. Beide Disziplinen sind aber ihrerseits nicht unreflektiert in Anschlag zu bringen, weil sie selbst Resultate gesellschaftlicher Vermittlungsprozesse sind, die gesellschaftlichen Widersprüchen sind in ihrem Ursprung und ihren Forschungsprozessen von jeher präsent.

ÄLTERE KRITISCHE THEORIE und BILDUNGSTHEORIE

Fachdidaktik Pflege in der Psychiatrie

	zentrale Medien	Klienten	Angehörige	Pflegende	Institution
Pflegewissenschaft	**1. Selbstbestimmung**	**1. Sachebene:** Biografieforschung, Salutogenese, sozial- und entwicklungspsychologisches Wissen, Sozialisationstheorie, Psychosomatik, Psychiatrie, Neurologie			
	2. Beziehungsdynamik	**2. Sachebene:** Übertragung, Psychodynamische Modelle der Psychiatrie, Prävention, Balintgruppen, Konzepte und Theorien der Pflegewissenschaft: primary nursing			
	3. Strukturierung	**3. Sachebene:** Konzepte und Theorien der Pflegewissenschaft: Milieutherapie, Case Management, konditionales und prozedurales Wissen (Handlungsstrategien, Rehabilitation)			
	4. Zwang	**4. Sachebene:** Konzepte und Theorien der Pflegewissenschaft, juristisches Grundlagenwissen, prozedurales Wissen (Handlungsstrategien, Krisenintervention, Deeskalation)			
© Dr. Ulrike Greb	**5. Gesundheitswesen**	**5. Sachebene:** Orientierungs- und Kontextwissen, Konzepte des Pflegemanagements Analyse gesellschaftlicher Strukturen und Qualitätssicherung			

Abb. 12: Fachdidaktischer Interpretationsrahmen: Akademisches Regelwissen

Vermittelt durch die *zentralen Medien* der Pflege in der Psychiatrie können wesentliche Facetten des *Lebens mit einer Paranoia* anhand des historischen Einzelfalles fachdidaktisch erschlossen werden. Als *zentrale Medien* bewähren sich derzeit 1. das Erleben psychischer Störungen als Problem der Selbstbestimmung, 2. die Psychodynamik in pflegerischen und familiären Beziehungen, 3. die Entwicklung einer Tagesstruktur als Stütze innerer Orientierung und des Sozialtrainings, 4. Zwangsmaßnahmen, die die Psychiatrie als gesellschaftliche Einrichtung auszuüben vermag und 5. der konstitutive Rahmen psychiatrischer Pflege: das Gesundheitswesen als gesellschaftliche Institution. Diese strukturellen Kernelemente pflegerischen Handelns im psychiatrischen Bereich: *Selbstbestimmung, Beziehungsdynamik, Strukturierung, Zwang und Gesundheitswesen* sind im Sinne von Sach-, Fach-, Orientierungs-, Handlungs- und Reflexionswissen auf den *fünf Sachebenen* begründet auszuführen. Als breite Wissensbasis bedingen sie den akademischen Part der Urteilfähigkeit im Kontext des hermeneutischen Fallverstehens.

Zur Gewinnung fachdidaktischer Kategorien werden diese Sachebenen anschließend aus verschiedenen Perspektiven reflektiert. Indem sich die Perspektiven vertikal über die horizontal angeordneten Sachebenen legen, entsteht eine Art Gitternetz — eine ordnende Vernetzung inhaltlicher Aspekte. Bei den Perspektiven des *Klienten*, seiner *Angehörigen*, der *Pflegenden* und der *Institution* handelt es sich um sachimmanente Sichtweisen, so dass an den jeweiligen Schnittpunkten typische Konflikte und Handlungssituationen der Pflege in der Psychiatrie zum Gegenstand werden.

<table>
<tr><th colspan="6">ÄLTERE KRITISCHE THEORIE und BILDUNGSTHEORIE</th></tr>
<tr><th colspan="6">Fachdidaktik Pflege in der Psychiatrie</th></tr>
<tr><td rowspan="6">Sozialpsychiatrie / Pflegewissenschaft</td><td>zentrale Medien</td><td>Klienten zwischen...</td><td>Angehörige zwischen...</td><td>Pflegende zwischen...</td><td>Institution zwischen...</td></tr>
<tr><td>1. Selbstbestimmung</td><td>1.I Selbstverlust und Selbsterhaltung</td><td>1.II Aufopferung und Rebellion</td><td>1.III Kreativität und Misstrauen</td><td>1.IV Individualität und Standardisierung</td></tr>
<tr><td>2. Beziehungsdynamik</td><td>2.I Schutzbedürfnis und Ausgeliefertsein</td><td>2.II Unsicherheit und Zuwendungsfähigkeit</td><td>2.III Selbstpflege und Fürsorge</td><td rowspan="3">2/3/4.IV Tradition und Emanzipation</td></tr>
<tr><td>3. Strukturierung</td><td>3.I Orientierung und Zwang</td><td>3.II Kontinuität und Infantilisierung</td><td>3.III Hilfe zur Selbsthilfe und soziale Kontrolle</td></tr>
<tr><td>4. Zwang</td><td>4.I Entlastung und Vernichtung</td><td>4.II (Selbst-)Fürsorge und Observation</td><td>4.III Selbstschutz und Gewalt</td></tr>
<tr><td>5. Gesundheitswesen
© Dr. Ulrike Greb</td><td colspan="2">5.I Bedürfnis und Verwaltung</td><td>5.III Humanisierung und Pflegemanagement</td><td>5.IV Rentabilitätsanspruch und soziale Gerechtigkeit</td></tr>
</table>

Abb. 13: Spezifiziertes Strukturgitter für die Fachdidaktik Pflege in der Psychiatrie

Aus dieser Form der didaktischen Reduktion komplexer Pflegesituationen auf zentrale Konflikte, Dilemmata und Widersprüche gewinne ich die fachimmanenten Kategorien, die sich als Reflexionsfolie für die hermeneutische Fallanalyse eignen. Hermeneutische Fallkompetenz erfordert die Fähigkeit zur Interpretation des akademischen Regelwissens in Bezug auf den jeweiligen Einzelfall. Das Ziel der Pflegebildung ist hier die Förderung der sozialen Kompetenz, insbesondere die kommunikative Kompetenz und die Fähigkeit zur Reflexion beruflichen Handelns, die von der Selbstreflexion nicht zu trennen ist. Die Entwicklung Hermeneutischer Fallkompetenz — zunächst eine Aufgabe der Lehrenden selbst — wird in diese Form curricularer Lernfeldarbeit im ersten Arbeitsschritt modellhaft aufgenommen. Die erste Frage in der Curriculumentwickelt lautet dann, welche Anforderungen stellt der exemplarische Einzelfall an die professionell Pflegenden. Erst daraufhin sollten die akademischen Wissensbestände befragt werden, ein Arbeitsschritt, der in den gegenwärtigen Curriculumkommissionen noch regelhaft vor der Einzelfallanalyse steht und das Primat der Patientenorientierung verstellt.[20]

Um die fachdidaktische Sachanalyse am Fall Schreber vollständige durchzuführen, wäre es erforderlich, weitere Literatur zur Person, zur Familie, zum Anstaltsleben und zur gesellschaftlichen Situation heranzuziehen, wie sie in der Schreberbibliothek in der Sonnenstein-Klinik in Pirna bei Dresden zusammengestellt ist. Für den Unterricht bietet jedoch schon die reichhaltige Monografie Han Israëls (1989), *Schreber: Vater und Sohn,* eine sehr gute Grundlage. Im Folgenden werde ich die fachdidaktischen Kategorien kurz erläutern und auf einige Stellen im vorliegenden Text hinweisen, sofern sie sich auf die jeweilige Sachebene oder Kategorie beziehen lassen.

3.1. Sachebene: Selbstbestimmung

Richtziel: Prozesse der Selbstbestimmung stützend fördern und begleiten.

- zur Selbstheilung (48-58); zu Phasen der psychosexuellen Entwicklung (57 Fn 17); zur Biographieforschung W.G. Niederlands (69); Paranoia (9-19; 133-145,154f.).

Das Krankheitserleben aus der Perspektive des Klienten (Paul Schreber 25. Juli 1842 bis 14.April 1911)

Paul Schreber (23-47); »Krankengeschichte« (35 ff.); krankheitsauslösende Situationen waren innerhalb kürzester Zeit mehrere wesentliche Verände-

[20] Vgl. den Vorschlag eines Verlaufsplanes zur fachdidaktischen Interpretation des Lernfeldes im Anhang (S. 197).

rungen im Leben Paul Schrebers: Der Tod seines Bruders, die Eheschließung, der Auszug aus dem Elternhaus, eine kurzfristige berufliche Versetzung nach Berlin und seine Ernennung in ein hohes Amt, in den folgenden Jahren zwei Fehlgeburten seiner Frau, im Herbst 1884 Kandidatur für den Reichstag und die Wahlniederlage (35f.). Winter 1884: erster Anstaltsaufenthalt bis Juni 1885 Universitätsklinik Leipzig. Acht sehr glückliche und gesunde Jahre. 1893 Nachricht von der bevorstehenden Ernennung zum Senatspräsidenten, beginnende Krise. 01.10.1893 Ernennung zum Senatspräsidenten (38); November 1893 Konsultation Dr. Flechsigs: ›Schlafkur‹, Suizidversuch, zweite Einweisung Universitätsklinik Leipzig (21.11.1893); Im August 1894 voll ausgeprägter Wahn (41f., 54), acht Jahre stationär (Sonnenstein) bis zum 20. 12. 1902 (40f.). Angriffe auf Schrebers Selbstbestimmung durch Stimmen (43); Akzeptieren der Verweiblichung führt zur Gesundung (43f.), vgl. Brief Dr. Weber im November 1900 (44); 1900-1902 entstehen die *Denkwürdigkeiten eines Nervenkranken.* Die Rückkehr (45), Aufhebung der Entmündigung 14. 07. 1902 (45), Entlassung 20. 12. 1902. Tod der Mutter im Mai 1907 und Schlaganfall seiner Frau Sabine am 14. 11. 1907, erneute Erkrankung (46) und am 27. 11. 1907 Einweisung in die Anstalt Leipzig-Dösen, wo Schreber nach drei weiteren Jahren Klinikaufenthalt stirbt (47).

Kategorie: Selbstverlust und Selbsterhaltung (Identität und Entgrenzung). Der Versuch, sich selbst zu erhalten und durch willkürliches, rasch entschlossenes Herauslösen aus sozialen Beziehungsgefügen die eigene Identität zu bestimmen, sie ›zusammenzuhalten‹ oder durchzusetzen kann misslingen oder sich von außen als Flucht vor sozialen Verpflichtungen darstellen. Statt aber in die erhoffte Identitätsfindung münden diese Befreiungsakte von äußeren und inneren Besetzungen (intrapsychisch: Externalisierung) häufig in Depersonalisations- und Entgrenzungsprozesse ein — gepaart mit unerträglichem Kontrollverlust. Ähnliche Folgen hat der schmerzliche Verluste stabilisierender Personen und Situationen oder der narzisstische Rückzug, Abzug der Besetzung von inneren und äußeren Objekten im Stress.[21]

---

[21] Die Kategorie ›Selbstverlust und Selbsterhaltung‹ gewinne ich auf der Folie der *Dialektik der Aufklärung* von Adorno und Horkheimer, wo sie als anthropologische Kategorie einen zentralen Stellenwert einnimmt. »Im Selbstverlust erfährt der Mensch sein ›Eins-Sein‹ mit dem Kosmos: Er gewinnt alles, indem er seine (beschränkte) Individualität verliert. So geht auch das Individuum als Individuum zugrunde; es erliegt der

Pflegerelevantes Richtziel: Die Pflegenden lernen, ihre Klienten oder Bezugspatientinnen im Prozess der Selbsterhaltung, im Ausbalancieren ihrer Identität zwischen Autonomie und Entgrenzung zu stützen. Sie wissen, dass die Entdeckung und Entwicklung psychischer und sozialer Freiheitsgrade sehr rasch durch existenzbedrohende Formen der Entgrenzung torpediert wird.

Ausdruck der Entgrenzung im Text:

- Persönlichkeitszerstörung (desintegriertes Ich), Kontrollverlust (24, 48);
- Macht als Antwort auf Entgrenzungserlebnisse (132): Einerseits sind Entgrenzungen ein Ausdruck schwindender Todesfurcht, andererseits symbolisieren sie selbst geradezu den individuellen Tod. Als Antwort darauf formuliert Canetti *die völlige Inbesitznahme der Macht* als paranoische Lösung;
- Kosmische Ausdehnung (41-43); Unsterblichkeit (25).

Aspekte der Identitätsfindung im Text:

- Autonomie (83f., 88ff., 91).
- Identitäts- und Geschlechtsdiffusion (25, Fn 2 S. 25, 42, 49, 50ff.,74).
- 1900-1902 schreibt Schreber die *Denkwürdigkeiten eines Nervenkranken*.

Verführung des Sirenengesangs, macht aber eine kosmische Erfahrung, indem es im grenzenlos Schönen die Grenzen seiner Individualität überschreitet und ins Weltganze eingebunden weiterexistiert. Die Angst vor dem Selbstverlust — so meinen Horkheimer und Adorno — findet ihren konsequenten Ausdruck im bürgerlichen Bewusstsein, das dem Selbstverlust zu entgehen versucht, indem es das Grenzenlose, die Bedrohung, in den Bann der Erklärung schlägt.« (van Reijen: 47) Auch im Sinne dieser Interpretation: ›die Bedrohung, in den Bann der Erklärung‹ zu schlagen, ist die Entstehung der *Denkwürdigkeiten* Paul Schrebers zu deuten. Von hier aus lassen sich wiederum Bezüge zu den Ausführungen Canettis (113ff.) herstellen. Das Streben nach Selbsterhaltung »geht einher mit der Entwicklung einer Angst vor den Unwägbarkeiten der uns umgebenden Natur und der Handlungen anderer Menschen. Zur Unterdrückung der Angst schafft der Mensch sich den Mythos oder, was gleich folgenreich ist, eine Erklärung. In der Erklärung werden die bedrohlichen Verhältnisse überschaubar gemacht; dem korrespondiert eine Regulierung eigener Erwartungen und Erfahrungen.« (van Reijen: 47)

Das Krankheitserleben aus der Perspektive der Angehörigen (152)

- Der Vater (1808-1861), Moritz Gottlob Schreber (Arzt) Mitte des 19. Jahrhunderts ein berühmter Spezialist in der Behandlung von Rückgratverkrümmungen bei Kindern (27 ff.;); im 43. Lebensjahr schwerer Leiterunfall, Kopfleiden, »Gemüthsverstimmungen und Reizbarkeit«, in der Folgezeit Rückzug aus der Familie (29, Fn 13; Paul Schreber war damals 9 Jahre alt). Bedeutsam ist hier, dass die orthopädische Anstalt des Vaters im Wohnhaus der Familie untergebracht war (31).
- Die Mutter (1815-1907), Luise Henriette Pauline Schreber (30 ff.). Sie war adeliger Abstammung und stand in der Familienhierarchie gleich hinter dem Vater; sie wird von Baumeyer als depressive und passive Frau beschrieben, launisch und nervös (32, Fn 18).
- Der Bruder, Daniel Gustav (33f.); Selbstmord 7. Mai 1877. Gustav Schreber war bei seinem Selbstmord 38 Jahre alt und stand kurz vor der Berufung in ein hohes juristisches Amt in Berlin.
- Drei Schwestern: die älteste Schwester, Anna, eine starke, sehr religiöse Persönlichkeit; die jüngere Schwester Sidonie; die jüngste Schwester, Klara. Sie stand Paul Schreber sehr nahe (26).
- Die um 15 Jahre jüngere Ehefrau, Ottilie Sabine Schreber geb. Behr (33ff.). Baumeyer vermerkt, wie despektierlich sich die Äußerungen der Ehefrau im Vergleich zu den verständnisvollen Briefe der Schwester lesen. (Brief 34f.) .

»Schon die etwas primitive, beinahe kindliche Schrift der Ehefrau ist auffallend. Inhaltlich läßt sich aus ihren Briefen entnehmen, daß sie ihr Schicksal — Frau eines hochbegabten, aber geisteskranken Mannes zu sein — nicht bewältigte, sondern mit Ratlosigkeit und Verwirrung antwortete. [...] In zahlreichen Briefen erkundigt sie sich nach seinem Befinden, verschiebt aber angekündigte Besuche mehrfach unter Hinweis auf äußere Gründe. [...] Im Oktober 1900 schreibt die Ehefrau sehr beunruhigt an den Anstaltsdirektor, da ihr Mann seinen Besuch angekündigt hatte.«[22]

- Die Adoptivtochter (45f.).
- Die Familie ist peinlich berührt durch die Veröffentlichung der *Denkwürdigkeiten* (26); Herausnahme des dritten Kapitels über Ereignisse in der Familie[23] und weitgehendes Aufkaufen der Erstausgabe.

---

[22] Baumeyer 1955: 523f.

[23] Han Israëls 1989: 155f.

Kategorie: Selbstaufopferung und Rebellion
In Lebensgemeinschaften mit Menschen, die an (chronischen) psychischen Störungen leiden, nehmen sich die Angehörigen in ihren Chancen und Möglichkeiten der Selbstverwirklichung häufig sehr zurück. Der Tagesrhythmus, Ess- und Schlafgewohnheiten, Umgang mit Freunden, Besuche, Urlaubsreisen u.a.m. werden auf die Situation des erkrankten Angehörigen abgestimmt. Langfristig führt dieses ›Sich-Zurücknehmen‹ zu einer mehr oder weniger offenen Rebellion gegenüber dem Betroffenen. Sie wird zusätzlich dadurch geschürt, dass sich die Erkrankten, ganz unabhängig von der Bereitschaft ihrer Familie, sich auf sie einzustellen, über lange Phasen läppisch, ignorant, quengelig, feindselig-aggressiv verhalten oder sich und ihre Umgebung verwahrlosen lassen.

Pflegerelevantes Richtziel: Die Pflegenden betreuen, informieren und beraten die Angehörigen in ihrem Konflikt zwischen ›Selbstaufopferung und Rebellion‹, um ihnen trotz der hohen Anforderungen an das Zusammenleben ein weitgehend selbstbestimmtes Leben zu ermöglichen und zugleich die Auflehnung gegen ein ›erkranktes‹ Familienmitglied so gering wie möglich zu halten.

Das Krankheitserleben aus der Perspektive der Pflegenden

Kategorie: Kreativität und Misstrauen
Dank der Etablierung von Sozialpsychiatrie und Pflegewissenschaft haben sich im pflegerischen Alltag offenere Umgangsformen entwickelt. Die Mitbestimmungsfähigkeit der Klienten findet grundsätzlich Beachtung, und die Pflegenden agieren selbstständiger im Rahmen des multiprofessionellen Teams, seit sie über berufseigene Konzepte zur Pflegediagnostik und Förderung der Selbstbestimmung verfügen. Allerdings wird ihre pflegerische Kreativität mit Blick auf das Unerwartete und Unvorhersehbare im Verhalten der Klienten empfindlich eingeschränkt. Im Zweifelsfalle hält man sich dann doch wieder ans Bewährte. Misstrauen gegenüber der Zuverlässigkeit des Klienten als Vertrags- und Aushandlungspartner und berechtigte Vorsicht unter juristischen Aspekten sind in ihrer Erscheinungsform kaum auseinander zu halten. In der Umsetzung kreativer Pflegekonzepte, die den Klienten Raum zu selbstbestimmtem Handeln lassen sollen, wirken sie sich als Unsicherheit, Ängstlichkeit und ›Halbherzigkeit‹ aus. Mit einiger Wahrscheinlichkeit provoziert diese vorsichtige Unentschlossenheit der Pflegenden

selbst wiederum das Scheitern ihrer Konzepte, weil sie dem Experiment nicht recht trauen können und dann auch dem Klienten die nötige Sicherheit zur Erprobung neuer Freiräume nicht geben.

Richtziel: Die Pflegenden entwickeln Kreativität in der Förderung und Begleitung selbstbestimmten Lebens. Zugleich lernen sie die eigenen Grenzen beruflicher Selbstbestimmung dort zu erkennen, wo sie ihr Tun nicht mehr rechtfertigen können, weil die Konsequenzen ihrer Handlungen unüberschaubar werden und/oder außerhalb ihres Verantwortungsbereiches liegen.

Das Krankheitserleben aus gesundheitspolitisch-ökonomischer Perspektive

Kategorie: Individualität und Standardisierung
Aus institutioneller (gesundheitspolitisch-ökonomischer) Sicht interessiert das Kernproblem der ›Selbstbestimmung‹ eigentlich nur mit Blick auf die Rehabilitation und Marktfähigkeit des Subjekts. Im Übrigen geht es hier nicht um Erlebensqualitäten, sondern um messbare, also quantifizierbare Größen, die es erlauben, psychische Störungen berechenbar und die Versorgung planbar zu machen. Mit den dazu notwendigen Formen der Standardisierung gerät die Individualität notwendig in Konflikt, wenngleich ihr ohne pflegerisch-medizinische- und Verwaltungsstandards kein individuelles Angebot zuteil werden könnte. Gerade entindividualisierte Standards ermöglichen die individuelle Abstimmung der Hilfsangebote.[24]

Der von Baumeyer überlieferte Brief über Schrebers Befinden von Dr. Flechsig (40) ist annäherungsweise ein Beispiel für diese Art empirischer ›Außenbeschreibungen‹ aus dem Jahr 1894. Die Kategorisierungen, die seinerzeit aus gesundheitspolitischer und ökonomischer Sicht erfolgten, wären hier zu recherchieren und an einem aktuellen Fall unserer heutigen Kundenphilosophie, diagnostischen Instrumenten, Fallpauschalen, Zumessung von Pflegestufen und anderen Standards gegenüber zu stellen.

[24] Vgl. Greb 2003: 201-218.

3.2. Sachebene: Beziehungsdynamik

Richtziel: Der Beziehungsdynamik nachspüren, sie beobachten, analysieren und gestalten; Übertragungsphänomene wahrnehmen und im Team reflektieren.

Hintergründe zur Interpretation der pflegerisch-therapeutischen Beziehung, z.B.:

- im Alter von 9 Jahren schwerer Leiterunfall des Vaters (29);
- im Alter von 19 Jahren Tod des Vater;
- im Alter von 35 Jahren ungeklärter Selbstmord des älteren Bruders (33, Jahrestagsreaktion 78).
- Dass Sabine Behr ihrem Mann in geistigen Bereichen keine Partnerin und ihre Ehe schlecht gewesen sei, beruht auf Einschätzungen Außenstehender. Paul Schreber selbst hält jedoch bis zuletzt an seiner Liebe zu Sabine Behr und der Vorstellung von einer harmonischen Ehe fest (35);
- Adoption eines Mädchens (45); Tod der Mutter (46);
- 8. Dezember 1884 bis 1. Juni 1985 erste Begegnung mit Dr. Flechsig in der Universitätsklinik Leipzig (36f.); Beziehungswahn (41f., 154) und Übertragungsbeziehung zu Dr. Flechsig (55ff. 70f.).
- Weitere Anknüpfungspunkte: Übertragung (23 Prolog, 62); Schreber als zentrales Medium im Beziehungsgeflecht zwischen Gott und den Menschen (25, 43f.); jahrelang wurde Paul Schreber das Stimmenhören zur geistigen Tortur, von der er sich nur durch lautes Sprechen oder Brüllen Erleichterung verschaffen konnte (43).

Die Beziehungsdynamik aus der Perspektive des Klienten

- Reflexion der Vaterbeziehung (69ff., 88-100, Han Israëls 1989);
- Reflexion der Mutterbeziehung im Text von W.G. Niederland (69ff.).
- Die mit der Übertragungsbeziehung zu Dr. Flechsig (42, 53) verbundene Angst vor körperlichem Missbrauch verursacht Schreber eine Stresssituation. Sein Schutzbedürfnis bindet ihn so eng an Flechsig, dass er ihn in seinen Wahn integriert. Dort überwiegt die Angst, ihm als Frau ausgeliefert zu sein. Aus dem therapeutischen Schutz wird eine unzüchtige Bedrohung.
- Schreber lebt in symbiotischer Beziehung mit Gott. Das Verhältnis ihrer Nähe oder Ferne konstituiert die Ordnung der Welt. Dr. Flechsig wird mühsam in diese Konstellation integriert, doch es ist anzunehmen, dass

Schreber z.B. durch eine weitere bezugspflegerische Beziehung völlig überfordert gewesen wäre (23ff., 41ff.). Ein Oberwärter wird erwähnt (97).

Kategorie: Schutzbedürfnis und Ausgeliefertsein

Menschen, die sich in psychiatrische Behandlung begeben oder pflegerische Unterstützung benötigen, sind aus individuellen oder sozialen Gründen extrem schutzbedürftig. In dieser Verfassung sind sie häufig nicht in der Lage, neue Beziehungen einzugehen, weil ihnen die Stärke fehlt, sie zu steuern oder auszutarieren. Ihr labiles Gleichgewicht, der drohende oder manifeste Identitätsverlust und die damit einhergehende psychische Durchlässigkeit gestatten keine neue Abhängigkeiten. Ohne Beziehungsaufnahme ist aber wiederum der Schutz, den sie zu geben vermag, nicht zu haben.

Pflegerelevantes Richtziel: Die Pflegenden wissen, dass der Schutz vor äußerer und innerer Isolation, den sie ihren Klienten im Rahmen einer kontinuierlichen Bezugspflege anbieten, aus der Sicht des Klienten zugleich die Gefahr und Verlockung eines neuen Abhängigkeitsverhältnisses in sich birgt. Sie stimmen die Intensität (Nähe und Distanz) der pflegerischen Beziehung darauf ab und kontrollieren ihre Übertragungen im täglichen Gespräch mit den Teammitgliedern, in der Supervisions- oder Balintgruppe.

Die Beziehungsdynamik aus der Perspektive der Angehörigen

- Zum Vater: berühmter Arzt, Orthopäde; 1844 Leiterunfall in der orthopädischen Heilanstalt in Leipzig (29); erzieherische Schriften (26, 79); seine Erziehungsmethoden sind mit der Frage nach der Genese von Paul Schrebers Paranoia aufs engste verknüpft. Übertragungsbeziehung und Vaterkomplex (54f., 70ff.); introjizierte Vaterimago (79, 88).
- Zur Mutter: Kohut bedauert, wie sehr Pauls Mutter »der überwältigendenden Persönlichkeit des Vaters und seinen Bestrebungen unterworfen war, davon unterdrückt und vereinnahmt wurde, so daß sie dem Sohne keinen Schutz vor dem Einfluß der Pathologie des Vaters bieten konnte«[25] (32). William G. Niederland rekonstruiert die vermutliche Mutter-Sohn-Beziehung an Hand einer Wahnphantasie aus dem 2. Kapitel der *Denkwürdigkeiten* (32). Paul Schreber versuchte stets in ihrer Nähe zu wohnen (32); Whites Hypothese zu den mütterlichen Anteilen an der Genese von Paul

[25] Kohut zitiert nach Israëls 1991: 94.

Schrebers Paranoia (32, Fn: 21); W.G. Niederland zur Mutterbeziehung (70ff.).

- Drei Schwestern. Zu Klara (jüngste) besonders gute Beziehung (26).
- Zur Ehefrau: (33f.) Paul Schrebers Ehe mit Sabine blieb nach sechs spontanen Fehlgeburten kinderlos und schien, laut Baumeyer, über die Jahre auch disharmonisch geworden zu sein.
- Unsicherheit und Zuwendungsfähigkeit scheinen sich hier auf die beiden Personen Klara und die Ehefrau zu verteilen. Während die Schwester in ihrer Beziehung stabil bleibt, überwiegt bei der Ehefrau die Unsicherheit. Sie scheint unter diesen Bedingungen ihre Zuwendungsfähigkeit kaum erhalten oder entwickeln zu können (35).

Kategorie: Unsicherheit und Zuwendungsfähigkeit
Den Ehepartnern, Eltern oder Kindern psychisch kranker Menschen werden ihre Angehörigen im Verlauf einer Erkrankung oftmals bis zur Unkenntlichkeit fremd. Sie sind nicht mehr die, mit denen sie aufgewachsen sind, denen sie vertrauten, die sie einmal geliebt, verehrt, geschätzt haben. Sie finden keine emotionalen Berührungspunkte mehr mit dem Menschen, der er durch die Krankheit oder Medikamente geworden ist. Ihre Partner oder die Kinder, die sie einmal liebten, sind einfach ›nicht mehr dieselben‹ — zumindest in akuten Phasen. Je stärker ihre Zuwendungs- und Beziehungsfähigkeit dadurch gefordert ist, desto weniger sind sie ihrer fähig. Sie geht verloren, wenn die Gegenseitigkeit fehlt. Tendenziell werden die Angehörigen unsicherer im Umgang mit dem Familienmitglied, wenngleich ihre Erfahrung sie sicherer macht im Umgang mit einem ›Patienten‹.

Pflegerelevantes Richtziel: Die Pflegenden verstehen die enorme Unsicherheit der Angehörigen in der Begleitung eines seelisch gestörten Familienmitglieds: Die Zweifel an der eigenen Zuwendungsfähigkeit wachsen mit dessen krankheitsbedingt ›unverständlichen‹ Verhaltensweisen, durch eigene Schuldgefühle und nicht zuletzt durch soziale Stigmatisierung. Die Pflegenden stützen Kraft und Wille der Angehörigen; sie helfen ihnen im Verständnis und in der Gestaltung der Partnerschaft.

Die Beziehungsdynamik aus der Perspektive der Pflegenden

Kategorie: Fürsorge und Selbstpflege
Echte Bindungen von der Pseudointimität eines paranoiden Beziehungsgefüges zu unterscheiden, fällt Pflegenden in der Bezugpflege oft besonders

schwer, weil sie sehr in die Beziehung ›verstrickt‹ sind. Besonders Wahnkranke sehen in der Bezugsperson jemanden, der die Wahngewissheit ›eigentlich‹ mit ihm teilen müsste — als ob zwischen beiden eine intime Beziehung, eine personale Nähe bestünde (vgl. Glatzel 142). Im Kern aber markiert die ›Pseudointimität‹ den deutlichen *Ausstieg* des Paranoikers aus der ›Verständnisgemeinschaft‹. Es handelt sich um missglückte, unzulängliche Scheinbeziehungen, die allerdings in der Gegenübertragung als spürbarer Verlust des Vertrauens erfahrbar werden. Das verlorene Vertrauen wird vom Klienten durch Kontrolle ersetzt (142). Fürsorgliche Präsenz zu bewahren, die komplizierten Dynamiken von Tag zu Tag auszuhalten, auszubalancieren ohne auszubrennen, erfordert in diesem Kontext hohe selbstpflegerische Fähigkeiten[26] (52).

Pflegerelevantes Richtziel: Die am Krankheitsbild und der jeweiligen Tagesform des Klienten ausgerichtete Fürsorge und die am psychodynamischen Prozess orientierte Selbstpflege charakterisieren den Balanceakt von Nähe und Distanz, den Pflegende zu leisten haben. Die Balance erfordert regelmäßige Supervision, bzw. Balintgruppen und die vertrauensvolle Zusammenarbeit im interdisziplinären Team.

In der zweijährigen Fachweiterbildung können die folgenden curricularen Ziele zum Thema ›Fürsorge und Selbstpflege‹ die Unterrichtsplanung leiten. Die Ziele wurde mit Hilfe der *heuristischen Matrix von Wolfgang Schulz*[27] systematisiert (Nummerierung gemäß Schulz):

[26] Hilfreich in der Reflexion der Beziehungsdynamik ist die Erkenntnis Freuds: »Die psychoanalytische Untersuchung der Paranoia wäre überhaupt unmöglich, wenn die Kranken nicht die Eigentümlichkeit besäßen, allerdings in entstellter Form, gerade das zu verraten, was die anderen Neurotiker als Geheimnis verbergen.« Freud VII: 139.

[27] Wolfgang Schulz (1981), in: *Didaktische Modelle und Unterrichtsplanung*, hrsg. von Adl-Amini/Künzli, München, S. 57-64; in: *Didaktische Modelle* von Werner Jank und Hilbert Meyer, S. 222.

INTENTIONEN (Absichten) / THEMEN (Erfahrungsaspekte)	I Kompetenz	II Autonomie	III Solidarität
1 Sacherfahrung	I/1	II/1	III/1
2 Gefühlerfahrung	I/2/	II/2	III/2
3 Sozialerfahrung	I/3	II/3	III/3

Das „Hamburger Modell" von Wolfgang Schulz – Heuristische Matrix zur Bestimmung von Richtzielen
Abb. Schulz, W., 3. Aufl., 1981, S. 39, in: Jank, W./Meyer, H.: Didaktische Modelle, S. 222

Abb. 14: Wolfgang Schulz: Heuristische Matrix zur Gewinnung curricularer Richtziele

I.1 Kompetenz — Sacherfahrung: Im Hinblick auf die Beziehungsaufnahme und adäquate Beziehungsgestaltung verknüpfen die Weiterbildungsteilnehmer im Rahmen des Pflegeprozesses das Konzept der Bezugspflege mit psychiatrischen und pflegerischen Fachkenntnissen.

I.2 Kompetenz — Gefühlserfahrung: Die Weiterbildungsteilnehmer setzen aktuell erlebte ambivalente Gefühle ins Verhältnis zur eigenen Biographie. Die Beobachtung der Gefühlsentwicklung in einer pflegerisch-therapeutischen Beziehung hilft ihnen das rechte Maß an Selbstpflege und Fürsorge zu finden.

I.3 Kompetenz — Sozialerfahrung: Die Weiterbildungsteilnehmer kennen die Bedeutung der präzisen Informationsweitergabe im interdisziplinären Team und sind deshalb zur Ausdifferenzierung ihrer verbalen und schriftlichen Formulierungen bereit.

II.1 Autonomie — Sacherfahrung: Die Weiterbildungsteilnehmer kennen den Zusammenhang von Identitätsentwicklung und Fremdverstehen und können Sozialisationsprozesse und Übertragungsphänomene (Übertragung/Gegenübertragung) beschreiben.

II.1 Autonomie — Sacherfahrung: Die Weiterbildungsteilnehmer können das Niveau ihrer beruflichen Selbständigkeit, das sich in früheren pflegerischen Beziehungen entwickelt hat, richtig einschätzen.

II.2 Autonomie — Gefühlserfahrung: Die Weiterbildungsteilnehmer machen die Wahrung der persönlichen Autonomie zum Gegenstand systematischer Reflexion, um die Grenzen ihrer seelischen Belastbarkeit rechtzeitig wahrzunehmen und sich entsprechend der eigenen Tagesform den Herausforderungen der Bezugspflege stellen zu können.

II.3 Autonomie — Sozialerfahrung: Die Weiterbildungsteilnehmer kennen die Position der Pflege im multiprofessionellen Team. Sie erwerben Strategien, um diese Position im multiprofessionellen Team sowie gegenüber den Patienten und deren Angehörigen im Hinblick auf Selbstpflege und Fürsorge kompetent und verantwortlich einnehmen zu können.

III.1 Solidarität — Sacherfahrung: Die Weiterbildungsteilnehmer entwickeln Empathie für ihre Mitarbeiter, um ihre Konflikt- und Kooperationsfähigkeit zu verbessern, denn sie durchschauen den Zusammenhang zwischen einer Gesprächskultur, die von gegenseitiger Akzeptanz getragen ist, und der fachlichen Unterstützung, die ein therapeutisches Team leisten kann, durchschauen.

III.2 Solidarität — Gefühlserfahrung: Die Weiterbildungsteilnehmer sensibilisieren ihr Bewusstsein für gruppendynamische Prozesse durch gemeinsame berufliche Erfahrungen und Erlebnisse. Sie reflektieren in diesem Zusammenhang biographisch relevante Gruppensituationen.

III.3 Solidarität — Sozialerfahrung: Die Weiterbildungsteilnehmer kennen die Mechanismen gesellschaftlicher Ausgrenzung psychisch kranker Menschen und deren Angehörigen und sie wissen um ihre eigene Rolle innerhalb dieses Vorganges. Vor diesem Hintergrund solidarisieren sie sich in der beruflichen Interaktion mit den ausgegrenzten Personengruppen.[28]

Beziehungsdynamik, Strukturierung, Zwang aus institutioneller Perspektive

Kategorie: Tradition und Emanzipation

Das pflegerische Hilfsangebot (z.B. Bezugspflege, Tagesstrukturierung, Sozialtraining, Milieutherapie, Zwangsmaßnahmen) erscheint unter institutioneller Perspektive primär im Lichte der Berufspolitik: Pflege als spezifische Form gesellschaftlicher Praxis. Damit rücken die Berufsgeschichte, traditionelle Pflegemethoden und aktuelle Professionalisierungstendenzen im Kon-

---

[28] Zusammengestellt in der Fachdidaktik-AG mit Studierenden der Katholischen Fachhochschule Norddeutschland, Studiengang Pflegepädagogik (PP 3, 5.-7. Sem.) im Fachbereich Gesundheitspflege: Marlies Böggemann, Martin Clemens, Heike Ewels, Elfriede Gertzen, Gabriele Kubisch, Andrea Schulz.

text der Sozialpsychiatrie ins Zentrum der fachdidaktischen Reflexion. Hier stehen die emanzipatorischen Bestrebungen des Berufs in Konflikt mit hartnäckigen Traditionen, chronischem Personalmangel und fest abgesteckten Kompetenzbereichen im multiprofessionellen Team — vor allem in stationären Einrichtungen. Innovationen, sofern sie einen *emanzipatorischen* Charakter haben, sind stets im Verhältnis zur vorgängigen Tradition zu prüfen, statt ›das Kind mit dem Bade auszuschütten‹. Werden die Traditionen abgeschnitten, um eine Affizierung des Neuen zu verhindern, verlieren die Innovationen ihre emanzipatorische Kraft, und umgekehrt können sich ›neue‹ Traditionen nur auf der Basis von Innovationen etablieren.[29]

3.3. Sachebene: Strukturierung

Richtziel:
Individuelles Aushandeln und angemessene Gestaltung der Tagesstruktur

Die Strukturierung aus der Perspektive des Klienten

- Mit dem Wahn erwachsen Schreber neue Verantwortungen, wie beispielsweise die Zuständigkeit für das Wetter auf der Erde: »daß das Wetter in gewißem Maaße von meinem Thun und Denken abhängig ist; sobald ich mich dem Nichtsdenken hingebe [...] erhebt sich sofort der Wind« (42f.). Diese Verantwortlichkeiten strukturieren Schrebers Tagesablauf, was jedoch von außen nicht erkennbar ist. Eine äußerlich orientierende Tagesstruktur kann vor diesem Hintergrund als Zwang erlebt werden und zu Distress führen.
- Schreber verliert im Wahn jede Bodenhaftung. Er ist aufs engste in die völlige Auflösung der Weltordnung verstrickt (43), deren Aufrechterhaltung seine verzweifelten Bemühungen um Kontrolle gelten. Doch obwohl er, von außen besehen, jede Orientierung verloren hat, können ihm strukturierende Maßnahmen nicht helfen. Im Gegenteil: durch jeden vermeintlich hilfreichen Eingriff gerät Schrebers Balanceakt ins Trudeln, und das labile Gleichgewicht der Weltordnung, für das er ganz alleine zuständig ist, bricht zusammen.

---

[29] Vgl. Greb 2003: 219-273.

Kategorie: Orientierung und Zwang
Zur Einhaltung einer gewissen Tagesstruktur werden Therapeutische Verträge zwischen Pflegenden und Klienten ausgehandelt. Das Ziel ist, über äußere Formen der Strukturierung eine innere Orientierung neu zu etablieren, weiterer Verwahrlosung vorzubeugen, letztlich also soziales Training im ›geregelten‹ Zusammenleben durchzuführen und die Übernahme sozialer Verantwortung mit Blick auf rehabilitative Maßnahmen zu fördern. Menschen, die sich in psychiatrische Behandlung begeben müssen oder der pflegerischen Unterstützung bedürfen, sind aus den verschiedensten Gründen oft völlig in sich eingesponnen. Die Außenwelt gerät zur Filmkulisse, deren Geräusche zur bloßen Hintergrundmusik. Für Außenstehende ist diese Art der Wahrnehmung und inneren Verarbeitung nicht mehr nachvollziehbar und vom Betroffenen nicht mehr verständlich kommunizierbar. Ausgehandelte Verpflichtungen zur Einhaltung gewisser Tagesstrukturen wie morgendliches Aufstehen, Duschen, gemeinsame Essenszeiten, Gestaltungstherapie oder Spaziergänge geraten ständig in Vergessenheit. Sie sind aus dieser Perspektive zumindest irrrelevant, eine Zumutung, der bloße Zwang.

Pflegerelevantes Richtziel: Die Pflegenden wissen um die hilfreiche Funktion der orientierenden Tagesstrukturierung für ein selbstbestimmtes Leben. Deshalb achten sie darauf, dass diese Maßnahme nicht allein auf ökonomische Verwertungszusammenhänge zielt, und sie beachten unbedingt die niedrige Toleranzschwelle im Empfinden ihrer Klienten zwischen akzeptabler Orientierung und gängelndem Zwang.

Die Strukturierung aus der Perspektive der Angehörigen

- Vater: sehr strukturiert und überaus diszipliniert, pedantisch (28, Fn 11);
- kompromisslose Regelmäßigkeit in der Anwendung orthopädischer Geräte;
- Aufschreibetafel (Rügentafel) des Vaters (43, 82, 99).

Kategorie: Kontinuität und Infantilisierung.
Für Menschen mit schweren psychischen Störungen ist Kontinuität in der Haltung ihrer Angehörigen als stützende Struktur überlebenswichtig. Auch wenn sie in akuten Phasen als Korsett empfunden, bekämpft oder ignoriert wird: Entscheidend ist das Gefühl, zu ihr zurückkehren zu können — wann auch immer. Eine derart lebenserhaltende Zuverlässigkeit, die in ihrer Einseitigkeit für die frühe Mutter-Kind-Beziehung typisch ist, ist nicht erwach-

senengemäß. Sie stellt ein ›Stärke-Schwäche‹-Verhältnis auf Dauer. Das infantilisiert und unterminiert die Selbstbestimmungsfähigkeiten, deren Stütze sie sein will.

Pflegerelevantes Richtziel: Im Zusammenleben mit ihren Angehörigen erfahren Menschen mit psychischen Störungen strukturierende, zuverlässige Kontinuität. Für die Pflegeberatung ist von Bedeutung, dass die daran sich knüpfende ›Infantilisierung‹ erkrankter Familiengehöriger eingedämmt wird. Aus Sicht der *Triangulation* der Hilfe ist hier die Gefahr der Erziehung zur Unmündigkeit zu bedenken.

Die Strukturierung aus der Perspektive der Pflegenden

Kategorie: Hilfe zur Selbsthilfe und soziale Kontrolle
Ausgehandelte Verträge zur Einhaltung einer gewissen Tagesstruktur können vom Klienten häufig nicht eingehalten werden. Deren Ziele: über äußere Formen der Strukturierung eine innere Orientierung neu zu etablieren, weiterer Verwahrlosung vorzubeugen, soziales Training durchzuführen, um langfristig ein ›geregelten‹ Zusammenleben zu ermöglichen, bleiben trotz des Aushandlungsprozesses primär die Ziele der Pflegenden im Kontext der ›Hilfe zur Selbsthilfe‹. Die Fähigkeit des Klienten, soziale Verantwortung zu übernehmen, steht seinem Befinden oft diametral entgegen (nicht selten ist er ja genau deswegen da). Pflegende geraten daher rasch in die Rolle der sozialen Kontrolleure, und die Institution stattet sie dazu mit der nötigen Macht aus: Aufstehen, Duschen, Zähne putzen, gemeinsame Mahlzeiten und Küchendienste einhalten usw. Die Hilfe zur Selbsthilfe kann im Alltag zum ›Kleinkrieg‹ werden.

Pflegerelevantes Richtziel: Pflegende üben sich im bewussten Umgang mit ›sozialer Kontrolle‹. Ihr Handeln verbleibt in dem unauflöslichen Widerspruch, die Selbständigkeit der Menschen mit psychischen Störungen nur dann fördern zu können (Hilfe zur Selbsthilfe), wenn sie sich zugleich in einer (Macht-)Position befinden, in der sie entsprechende Maßnahmen durchführen und soziale Kontrolle ausüben können.

Kategorie: Tradition und Emanzipation (s.o)

3.4. Sachebene: Zwang

Richtziel: Verantwortlicher Umgang mit unvermeidbaren Zwangsmaßnahmen in Situationen der Selbst- oder Fremdgefährdung.

Der Zwang aus der Perspektive des Klienten

- 1893, nachts sehr unruhig, riss Tisch und Stühle um, (Selbstgefährdung) Isolierzelle, dort der Versuch sich zu erhängen, später Ertränkungsversuche in der Badewanne (39).
- Die Hoffnungslosigkeit dieser Tage teilt Schreber in den *Denkwürdigkeiten* mit:

»Irgendeine Beschäftigung konnte ich nicht treiben; auch von meiner Familie sah ich Niemand. Die Tage verliefen daher unendlich traurig; mein Geist war fast nur mit Todesgedanken beschäftigt. [...] Der Gedanke, daß einem Menschen, dem mit allen Mitteln Schlaf nicht mehr zu verschaffen sei, schließlich nichts weiter übrig bleibe, als sich das Leben zu nehmen, beherrschte mich vollständig.«[30]

Kategorie: Entlastung und Vernichtung

In Situationen, die vom psychiatrischen Personal als selbst- oder fremdgefährdend eingeschätzt werden, greifen juristisch geklärte, standardisierte Zwangsmaßnahmen. In Schrebers Fall die Isolierzelle, heute eher die physische oder medikamentöse Fixierung. Oftmals wird das, was von außen unter Selbstgefährdung und dem Aufbieten vieler Kräfte als Gewaltmaßnahme erscheint, vom Betroffenen als Entlastung empfunden. In auswegloser Situation wird er von der Verantwortung für das eigene Leben entlastet, oder die Fixierung bewahrt ihn vor Gewalttaten gegen andere Menschen. Nicht selten aber erleben psychisch kranke Menschen in der massiven Ohnmachtsituation einer Zwangsmaßnahme vernichtende Todesangst.

Pflegerelevantes Richtziel: In Vertretung der Institution ›Psychiatrie‹ üben Pflegende verbal, pharmakologisch und körperlich Zwang aus. Sie reflektieren darauf, dass jegliche Zwangsmaßnahme, wenngleich sie ihre Klienten von akuten Entgrenzungsängsten, Kontrollverlusten, Wahnvorstel-

[30] *Denkwürdigkeiten*: 34.

lungen oder ähnlichem entlastet, Zwangsmaßnahme im Sinne einer Freiheitsberaubung bleibt und Vernichtungsängste provoziert.

Der Zwang aus der Perspektive der Angehörigen

- von Seiten des Vaters: orthopädisches Gerät, verleiblichter Zwang (82, 92-96); seine Erziehungsmethode, die *Intrusion* (subtiler Zwang), wird mit der Frage nach der Genese von Paul Schrebers Paranoia aufs engste verknüpft (26: Fn 7, 81ff.).
- zur Ehefrau: Selbstfürsorge und Observation (35), Briefe der Ehefrau.

Kategorie: (Selbst-)Fürsorge und Observation
In Lebensgemeinschaften mit Menschen, die an (chronischen) psychischen Störungen leiden, habitualisieren die Angehörigen Überwachungsstrategien. Fürsorge und Selbstfürsorge nötigen sie zur ständigen Wachsamkeit, wenngleich sie sich dafür verurteilen. Sie würden sich weitaus mehr verurteilen, wenn ihren Angehörigen oder ›unbeteiligten‹ Fremden aufgrund mangelnder Aufmerksamkeit etwas zustieße. Langfristig etabliert aber solche Observation verletzendes Misstrauen in den familiären Beziehungen.

Pflegerelevantes Richtziel: Pflegende entwickeln Verständnis für das Dilemma der Angehörigen, dass sie die Grenze zwischen notwendiger Fürsorge und drangsalierender Observation eines psychisch kranken Familienmitgliedes nicht klar markieren können. Im Zweifel wird die Selbstfürsorge der Angehörigen das Maß der Kontrolle bestimmen.

Der Zwang aus der Perspektive der Pflegenden

Kategorie: Selbstschutz und Gewalt
Richtziel: Pflegende erwerben die physische und psychische Handlungskompetenz für Zwangsmaßnahmen. Unausweichlich geraten sie in Situationen, in denen sie strukturelle oder körperliche Gewalt gegen Menschen mit psychischen Störungen ausüben, um sich selbst und die Klienten vor seelischen und körperlichen Übergriffen und Verletzungen zu schützen.

Kategorie: Tradition und Emanzipation (s.o.)

3.5. Sachebene: Gesundheitswesen

Richtziel: In Formen des Care- und Casemanagements und in der Netzwerkarbeit für die Transparenz und individuelle Abstimmung der Leistungsbemessung Sorge tragen.

- Drei »Anstaltsaufenthalte« (25);
- Abdruck der Krankenblätter in *Psyche* 9/55: 513ff. und in den *Denkwürdigkeiten* 1985, Anhang C;
- 1884 Kur in der Landesheilanstalt Sonnenstein. Verlegung in die Psychiatrische Universitätsklinik Leipzig am 8. Dezember 1884 bis 1. Juni 1985;
- 21. November 1893 zweite Einweisung in die Psychiatrische Universitätsklinik Leipzig;
- 17. bis 29. Juni1894 Aufenthalt in der Pierson'schen Heilanstalt Lindenhof;
- 29. Juni 1894 Verlegung in die Anstalt auf dem Sonnenstein. Aufhebung der Entmündigung 14. Juli 1902 (45), Entlassung 20. Dezember 1902 (45);
- 27. November 1907 Einweisung in die Anstalt Leipzig-Dösen (47).

Das Gesundheitswesen aus der Perspektive der Klienten und Angehörigen

Kategorien: Bedürfnis und Verwaltung

- Klaras Brief an die Anstaltsleitung (S. 26)

Betroffene und ihre Familien stehen mit ihren Bedürfnissen einem undurchsichtigen Verwaltungsapparat gegenüber, dem sie die notwendigen Zuwendungen auf verschlungenen Pfaden zunächst einmal abringen müssen. Das generalisierte Angebot des Gesundheitswesens ist entindividualisiert, um einer möglichst großen Zahl individueller Bedarfe gerecht zu werden. Derselbe Verwaltungsapparat, der den Betroffenen als verallgemeinerten Einzelnen behandeln muss, ist aber zugleich die Voraussetzung individuell angepasster Leistungsprofile.

Das Gesundheitswesen aus der Perspektive der Pflegenden

Kategorie: Humanisierung und Management

Wenn in der didaktischen Reflexion die 5. Sachebene aus der Perspektive der Pflegenden durchdacht wird, stehen humanitär-moralische Überlegungen im Mittelpunkt. Die Pflegenden stellen sich die Frage nach der Humanisierung des Gesundheitswesens durch die Konzepte des Pflegemanagements. Wie interagieren/verhandeln Pflegende mit und in den Einrichtungen des Gesundheitswesens? Das ist hier die Frage. Und wie tragen sie durch Konzepte des Care- und Casemanagements oder durch Netzwerke zur Humanisierung der Institutionen bei? Ein kaum lösbarer Konflikt zeigt sich darin, dass letztlich jedes Managementkonzept nur dann funktionieren kann, wenn es selbst ein integraler Bestandteil jener marktförmig orientierten Strukturen des Gesundheitswesens wird, die es vermenschlichen will.

Das Gesundheitswesen aus der Perspektive der Institution

Kategorie: Rentabilitätsanspruch und soziale Gerechtigkeit

Als letzte Kategorie ist der Widerspruch *innerhalb* des Gesundheitswesens selbst zu nennen. Seiner Zielsetzung und Funktion gemäß soll das Gesundheitswesen die soziale Gerechtigkeit in der Gesundheitsversorgung sicher stellen. Ein Gesundheitswesen auf dem Boden kapitalistischer Marktwirtschaft muss jedoch rentabel wirtschaften, um als Gesundheitswesen existieren zu können. Der Konflikt zwischen sozialer Verantwortung und wirtschaftlicher Machbarkeit ist allerdings in einer hochindustrialisierten Massengesellschaft nicht lösbar. Zwar stehen den Versicherten medizinische und pflegerische Leistungen auf Kosten der Solidargemeinschaft zu, sofern sie der Gesundheitsförderung, Verhütung, Früherkennung und Behandlung dienen. Auch die Absicherung sozialer Risiken durch die Gemeinschaft scheint nach wie vor ein klares Prinzip der Sozialpolitik zu sein. Unklar ist aber der Maßstab, nach dem diese Leistungen als ausreichend, zweckmäßig und wirtschaftlich zuzumessen sind, oder wann das Maß des Notwendigen überschritten ist. Noch schwieriger zu klären sind dessen Voraussetzungen. In diesen Ungewissheiten verbirgt sich neben den Möglichkeiten einer fürsorglichen Sozialpolitik auch die Möglichkeit der Willkür des Wettbewerbs und der sozialen Ungerechtigkeit. Zumal, wegen der kapitalismustypischen Übermacht des Ökonomischen, die Ethik fast immer ›den Kürzeren zieht‹, wenn es um einen Konflikt zwischen Ethik und Wirtschaftlichkeit geht.[31]

4. Zugänglichkeit und Darstellbarkeit:

Zum Thema ›Paranoia‹ ist im Unterricht trotz seiner Komplexität recht leicht ein Zugang zu finden[32], weil die Wahnproblematik und das Reden über Menschen, die ›spinnen‹ oder in anderer Weise ›verrückt‹ sind, zum Jargon des Alltags gehört. Die Frage, was der Begriff ›real‹ alles bedeuten kann, kennen alle Teilnehmer der Lerngruppen aus ihren Träumen[33] oder Reiseerlebnissen; die fragilen Grenzgänge zwischen Wachbewusstsein und Traumbildern sind ein vertrautes Phänomen; auch die gefährliche Nähe des Verliebtseins zum Beziehungswahn ist unschwer nachzuvollziehen.

Die Darstellbarkeit der Paranoia ist didaktisch kaum besser zu gewährleisten als durch die *Denkwürdigkeiten eines Nervenkranken* von Daniel Paul Schreber. Ihr Systemcharakter zieht den Leser förmlich in den Bann der Ausweglosigkeit. Nietzsches Bild von den Menschen als Spinnen verdichtet dieses Bild und führt fast spielerisch in die Vielschichtigkeit der Wahrnehmungs-, Erkenntnis-, und Vergesellschaftungsproblematik ein, die mit dem Thema Paranoia zusammenfällt (135):

> »Im Gefängnis. — Mein Auge, wie stark oder wie schwach es nun ist, sieht nur ein Stück weit, und in diesem Stück webe und lebe ich, diese Horizont-Linie ist mein nächstes großes und kleines Verhängnis, dem ich nicht entlaufen kann [...] Die Gewohnheiten unserer Sinne haben uns in Lug und Trug der Empfindung eingesponnen: diese wieder sind die Grundlagen aller unserer Urteile und ›Erkenntnisse‹ — es gibt durchaus kein Entrinnen, keine Schlupf- und Schleichwege in die *wirkliche Welt*! Wir sind in unserem Netze, wir Spinnen, und was wir auch darin fangen, wir können gar nichts fangen, als was sich eben in unserem Netze fangen läßt.«[34]

Abstrakter, doch in gleicher Weise im Alltäglichen sichtbar zu machen, ist der Zugang über Adornos These von der Undurchsichtigkeit der Welt, in

[31] Vgl. Greb 2003: 274-313.

[32] Vgl. zum Beispiel die Pflegestandards zur Demenz.

[33] Vgl. dazu auch Heinz Böker (1992): Wahn und Traum, in: *Psychose und Konflikt*, hrsg. von Stavros Mentzos, Göttingen, S. 141-167.

[34] Friedrich Nietzsche (1969), *Morgenröte. Gedanken über die moralischen Vorurteile*, Zweites Buch, 117, in: *Werke* II, hrsg. von Karl Schlechta, 6. Aufl., München, 1092.

der wir leben und urteilen: »Die Undurchsichtigkeit der Welt nimmt offenbar für das naive Bewußtsein zu, während sie in so vielem durchsichtiger wird [...]. An was aber Erkenntnis nicht heranreicht, dessen bemächtigt sich die Meinung als deren Ersatz. Trügend räumt sie die Fremdheit zwischen dem erkennenden Subjekt und der ihm entgleitenden Realität weg.«[35] (16) Das Bedürfnis, aus Fremdem Vertrautes zu machen, ist schon aus Sicherheitsgründen sehr groß. Das unverstandene Fremde, das ängstigt, verschwindet wie von Zauberhand, sobald es einen Namen hat. Das ist schon aus dem Märchen vom *Rumpelstilzchen* bekannt. Der allzu verständliche Wunsch, die Dinge zu identifizieren, die uns umgeben, führt in einer undurchschaubar komplexen Wirklichkeit zu Fehl- oder Vorurteilen. Wir kommen in der Regel über die bloße *Meinung*, die wir von den Dingen haben, nicht hinaus. Hier, in der täglichen Meinungsbildung, bringt sich bereits ein wahnhaftes Element zur Geltung. Das schafft einen didaktischen Zugang zum Thema.

Einen weiteren Zugang bietet die Themenzentrierte Interaktion (TZI) als weit verbreitete Methode in der Berufspädagogik. Sie begreift das Ich, das in dieser Form der Kommunikation als psychologische Bezugsgröße in den Mittelpunkt rückt, als *Organon des Selbst*. Im Ich verfügt die Person über ein Instrument, das die inneren *und* äußeren Objekte gleichermaßen wahrnimmt, obwohl es keine Wahrnehmung von sich selbst besitzt. Hier ist der Anknüpfungspunkt zur Vertiefung des Wahngeschehens, denn zu den diskursiven Inhalten des Wahns (vgl. *Denkwürdigkeiten*) müssen die Körpersensationen und der symbolische Ausdruck ins Verhältnis gesetzt werden, weil Phantasien und Assoziationen inneren Erlebens gleichzeitig in mehreren Sprachen zum Ausdruck kommen. (18)

Spezifischere Möglichkeiten zur Darstellbarkeit und Zugänglichkeit sind abhängig von der jeweiligen Adressatengruppe des Lernfeldes und von den voraus gegangenen Lehreinheiten.

---

[35] Adorno 1977: 579.

Mit dem Strukturgitter arbeiten: Studentische Rückmeldungen [36]

Schwierigkeiten

- Die zentralen Konflikte der Pflege in der Psychiatrie sind in ihrer Verwendung als fachdidaktische Reflexionskategorien zunächst *schwer auseinander zu halten*. Wir diskutierten, ob es daran liegt, dass sie nicht trennscharf sind – also der Neukonstruktion bedürfen – oder ob es eine Frage der Übung ist, mit diesen Kategorien zu arbeiten. Es zeigte sich, dass diese Form der fachdidaktischen Mikroanalyse eine ungewohnte Tätigkeit ist, die vielfacher Übung bedarf. Die hinreichende Trennschärfe der Kategorien bestätigte sich schließlich in der Ausdifferenzierung der Resultate.
- Ein Ergebnis in der Diskussion um die Trennschärfe war die Änderung der Kategorie 1.III *Kreativität und Verantwortung*. Sie wurde ersetzt durch die treffendere Bezeichnung *Kreativität und Misstrauen*. In der Ausarbeitung zeigte sich deutlich, dass der relevante *Konflikt* darin besteht, dass die pflegerische Kreativität von Misstrauen gehemmt wird, während der verantwortliche Umgang mit diesem Konflikt in die Kompetenz- oder Zieldimension einzuordnen ist – dass ›Verantwortung‹ also bereits die Antwort auf den Konflikt darstellt, nicht den Konflikt selbst charakterisiert.
- Die Reflexionskategorien erscheinen zunächst ungewohnt abstrakt. Es bedarf theoretischer Erfahrung, den angemessen hohen Abstraktionsgrad in der Reflexion zu erreichen und umgekehrt, dieses Niveau für die Unterrichtsplanung wieder zu verlassen, um die Kernaussage an geeigneten authentischen Fällen konkret zu erörtern.
- Solange keine ›Gewöhnung‹ oder ›Routine‹ im Umgang mit den Reflexionskategorien erreicht ist, wird diese Art der Sachanalyse als sehr zeitaufwendig eingeschätzt.

In dieser Rückmeldung sind jene Argumente der Überforderung wieder zu erkennen, die sich auch bei Gruschka u.a. Kennern und Konstrukteuren von didaktischen ›Strukturgittern‹ finden: »Die Strategie der Strukturgitter scheiterte [...] im engeren Sinne an der didaktischen Schwierigkeit, den Grundgedanken für didaktische Entscheidungen *im Unterricht* zu operationalisieren. Vom Lehrer war nun nicht mehr die Reduktion der Komplexität des möglichen Fachwissens nach dem Muster vom Einfachen zum Schweren, vom Grundlegenden zum Speziellen entsprechend der tradierten Fach-

[36] Dieses Feed back stammt von einer Gruppe Studierender der Katholischen Fachhochschule in Osnabrück, Studiengang Pflegepädagogik (PP 5, 4. Sem.) im Fachbereich Gesundheitspflege.

struktur verlangt, vielmehr sollte in völlig neuem, konstruktivem Zugriff auf den Stand der Wissenschaften *eine eigene didaktische Systematik entworfen werden.* Was auf diese Weise als didaktische Aufgabe ausgegeben wurde, lief auf nichts anderes hinaus als auf eine Grundlegung dieser Wissenschaften. [...] Das überforderte fast alle Lehrer in so hohem Maße, dass die Umsetzung der Strukturgitter über Verständnisschwierigkeiten bei der didaktischen Umsetzung selten hinausging.«[37] Diesen Umsetzungsproblemen stehen eine Reihe von Vorzügen gegenüber:

Vorzüge

- Die Reflexion mit Hilfe der Kategorien des Strukturgitters eröffnet einen sehr guten ersten Zugang zum Fach ›Pflege in der Psychiatrie‹, sie leuchtet den Problembereich gut aus;
- es werden alle wesentlichen Pflegeprobleme bedacht, es fällt nichts ›unter den Tisch‹;
- den Lehrenden werden in dieser Form der Vorbereitung die Sichtweisen aller Beteiligten sehr bewusst, vor allem wird auch die Perspektive der Pflegenden und Auszubildenden besser ins Bewusstsein gerückt.
- Diese Art der Reflexion hilft den Lehrenden, ihre SchülerInnen gut auf die Realität der Pflege in der Psychiatrie vorzubereiten. Einige Lehrende berichten, dass ihnen jetzt, in der Arbeit mit dem Strukturgitter, Gefühle verständlich werden, die sie als Schüler während des Einsatzes in der Psychiatrie beschäftigt haben. Den Unterricht mit dieser Problemorientierung schätzen sie deshalb als sehr hilfreich ein.
- Das Strukturgitter wird als mosaikartige Ordnungs-/Strukturierungshilfe empfunden, weil es alle Aspekte der Einzelfallkomplexion beleuchtet;
- es verdeutlicht die didaktische Relevanz und Bedeutung des exemplarischen Arbeitens;
- es wird von den Studierenden als Unterstützung in der Lernfeldkonzeption wahrgenommen, in der jeweils eine eigene didaktische Systematik entworfen werden muss.

Während der ersten Versuche, die fachdidaktischen Reflexionskategorien zur Interpretation von Lernfeldern pflegedidaktisch zu verwenden, waren es stets die gleichen Gründe, die eine fachlich angemessene Umsetzung des Strukturgitteransatzes verhinderten.

---

[37] Gruschka 2002: 202f. (Hervorhebung U.G.)

- Die wissenschaftstheoretischen Positionen, Paradigmata der Hermeneutik und Kritischen Theorie, sind unvertraut;
- die Grundlagen der älteren Kritische Theorie sind unbekannt oder können nicht nachvollzogen werden (z.B. Dialektik der Aufklärung, Negative Dialektik);
- gesellschaftskritisches Denken in der Pflege zu etablieren erscheint in dieser systematischen Form zu aufwendig oder gar sinnlos;
- die bildungstheoretischen Grundlagen (Herwig Blankertz, Heinz Joachim Heydorn oder die Theorie der Halbbildung Theodor W. Adornos) sind grundsätzlich unbekannt;
- die Funktion von Kategorien ist unbekannt;
- der Vorgang einer Kategorialanalyse im ersten Schritt der Curriculumentwicklung (fachimmanente Kategorien zur Reflexion heranzuziehen) ist grundsätzlich neu oder ungewohnt;
- für die am Beginn stehende Hermeneutische Fallanalyse fehlt oftmals die Kenntnis und/oder die Übung in der hermeneutischer Arbeitsweise;
- exemplarische biografisch-fallanalytische (Lehr-)Verfahren sind unbekannt.

Was zunächst als Überkomplexität des Instruments erlebt wird, entpuppt sich während der Analysen bald als Komplexität des Gegenstandes, der pflegerischen Wirklichkeit. Nach einiger Zeit der Übung und Erprobung zeigt sich, dass die häufigsten Umsetzungsschwierigkeiten in einer unzeitgemäßen Lehrerbildung ihre Wurzeln haben und durch gezielte Fortbildung gut aufzuarbeiten sind.

Literatur

Adorno, Theodor W. (1977): Meinung Wahn Gesellschaft, in: *Gesammelte Schriften*, Bd. 10.2, Frankfurt am Main.

Baumeyer, Franz (1955): Der Fall Schreber, in: *Psyche* 9/55: 513ff.

Blankenburg, Wolfgang (1987): Phänomenologisch-anthropologische Aspekte von Wahn und Halluzination, in: *Halluzination und Wahn,* hrsg. von H. M. Olbrich, Berlin, Heidelberg, New York: 77- 101.

Blankenburg, Wolfgang (1990): *Perspektivität und Wahn,* Berlin, Heidelberg, New York.

Bohrer, Karl Heinz (1975) Der Stoiker und unsere prähistorische Seele, in: *Canetti lesen! Erfahrungen mit seinen Büchern,* hrsg. von Herbert G. Göpfert, München, Wien: 61-66.

Canetti, Elias (1980): *Masse und Macht,* Frankfurt am Main [Erstauflage 1960].

Carr, Arthur C. (1963): Untersuchungen über Paranoia und ihre Beziehung zum Fall Schreber, in William G. Niederland, 1978, *Der Fall Schreber,* Frankfurt am Main.

Darmann, Ingrid (2000): *Kommunikative Kompetenz in der Pflege. Ein pflegedidaktisches Konzept auf der Basis auf der Basis einer qualitativen Analyse der pflegerischen Kommunikation.* Stuttgart.

Dissinger, Dieter (1975): Erster Versuch einer Rezeptionsgeschichte Canettis am Beispiel seiner Werke ›Die Blendung‹ und ›Masse und Macht‹, in: *Canetti lesen! Erfahrungen mit seinen Büchern,* hrsg. von Herbert G. Göpfert, München, Wien: 90—106.

Freud, Sigmund (1989): Zwang, Paranoia und Perversion, *Studienausgabe* Bd.VII, 5.Aufl., Frankfurt am Main, zitiert als Freud VII.

Freud, Sigmund (1950): *Aus den Anfängen der Psychoanalyse,* hrsg. von M. Bonaparte, A. Freud, E. Kris, Imago Publishing, London.

Freud, Sigmund (1985): *Übersicht der Übertragungsneurosen, Ein bisher unbekanntes Manuskript*, Frankfurt am Main.

Freud, Sigmund (1991): *Sigmund Freud, C. G .Jung-Briefwechsel,* hrsg. von W. McGuire und W. Sauerländer, Frankfurt am Main.

Gadamer, Hans Georg (1972) *Wahrheit und Methode* Bd. I, Göttingen, [Erstauflage 1960].

Greb, Ulrike (2000): ›Identitätskritik und Lehrerbildung‹, in: *Pr-InterNet*/Pflegepädagogik 11/2000.

Greb, Ulrike (2002): Strukturgitter zur Generierung von Lernfeldern am Beispiel der Pflege in der Psychiatrie, in: *Gesundheit und Pflege: Bildungshaltigkeit von Lernfeldern. Wissensbestände und Wissenstransfer*, hrsg. von Ingrid Darmann und Karin Wittneben, S. 37-46.

Greb, Ulrike (2003): *Identitätskritik und Lehrerbildung. Ein hochschuldidaktisches Konzept in der Fachdidaktik Pflege*, Mabuse Verlag, Frankfurt am Main.

Gruschka, Andreas (2001): *Didaktik. Das Kreuz mit der Vermittlung, Elf Einsprüche wider den didaktischen Betrieb*, Wetzlar, Büchse der Pandora.

Israëls, Han (1989): *Schreber: Vater und Sohn, Eine Biographie*, München-Wien.

Jaeggi, Eva; Rohner, Robert; Wiedemann, Peter M. (1990): *Gibt es auch Wahnsinn, hat es doch Methode,* München-Zürich.

Jaspers, Karl, ([1948]1973): *Allgemeine Psychopathologie*, Berlin [Erstauflage 1913].

Kant, Immanuel, (1800) 1977, *Schriften zur Geschichtsphilosophie, Politik und Pädagogik 2, Anthropologie in pragmatischer Hinsicht,* Werkausgabe Band XII, hrsg. von Wilhelm Weischedel, Frankfurt am Main.

Klafki, Wolfgang (1964a): Das pädagogische Problem des Elementaren und die Theorie der kategorialen Bildung (1957), 3./4., durchgesehene und ergänzte Aufl., Weinheim.

Klafki, Wolfgang (1964b): *Didaktische Analyse als Kern der Unterrichtsvorbereitung, in: Ders. Studien zur Bildungstheorie und Didaktik*, 3./4. durchgesehene Aufl., Weinheim, S. 126-153.

Klafki, Wolfgang (1996): *Neue Studien zur Bildungstheorie und Didaktik. Zeitgemäße Allgemeinbildung und kritisch-konstruktive Didaktik*, Weinheim-Basel, 5. Aufl.

Kuhn, Roland (1990): Daseinsanalytische und psychopharmakologische Aspekte der Wahnbildung — erste Annäherung scheinbar diametral entgegengesetzter Ansätze, in: *Perspektivität und Wahn,* hrsg. von W. Blankenburg: 97-105.

Lang, H., (1987): Halluzination und Wahn aus psychoanalytischer Sicht, in: *Halluzination und Wahn,* hrsg. von H. M. Olbrich, Berlin-Heidelberg-New York: 102-109.

Laplanche, Jean/Pontalis, Jean-Bertrand (1982): *Das Vokabular der Psychoanalyse,* 5. Aufl., Frankfurt am Main.

Lehmkuhl, Kirsten (2002): *Unbewusstes bewusst machen. Selbstreflexive Kompetenz und neue Arbeitsorganisation*, Hamburg.

Lisop, Ingrid/Huisinga, Richard (2000): Exemplarik — eine Forderung der KMK-Handreichungen, 15. Beiheft zur ZBW, Lernfeldorientierung in Theorie und

Praxis, hrsg. von Antonius Lipsmeier und Günter Pätzold unter Mitarbeit von Anne Busian, Stuttgart, Franz Steiner, S. 38-53.

Mentzos, Stavros (1991) *Psychodynamische Modelle in der Psychiatrie*, Göttingen.

Niederland, William G. (1978): *Der Fall Schreber: Das psychoanalytische Profil einer paranoiden Persönlichkeit*, Frankfurt am Main.

Noam, Gil/Kegan, Robert (1982): Soziale Kognition und Psychodynamik: Auf dem Weg zu einer klinischen Entwicklungspsychologie, in: *Perspektivität und Interpretation. Beiräge zur Entwicklung des sozialen Verstehens,* hrsg. von Wolfgang Edelstein und Monika Keller, Frankfurt am Main.

Orange, Donna M. (2004) Emotionales Verständnis und Intersubjektivität. Beiträge zu einer psychoanalytischen Epistemologie, Frankfurt am Main.

Parry, Idris (1975): Haltungen gegenüber der Macht Canetti, Kafka, Massen und Paranoia, in: *Canetti lesen! Erfahrungen mit seinen Büchern,* hrsg. von Herbert G. Göpfert, München, Wien: 69-77.

Robertson, Priscilla ([1974]1980): Das Heim als Nest: Mittelschichten-Kindheit in Europa im neunzehnten Jahrhundert, in: Lloyd deMause, *Hört ihr die Kinder weinein,* New York, Frankfurt am Main.

Rosenkötter, Lutz (1975): Rezension von The Schreber Case von W. G. Niederland, Die Angst vor dem Vater von Morton Schatzman und Bürgerliche Wahnwelten um Neunzehnhundert, hrsg. von Peter Heiligenthal und Reinhard Volk. *Psyche* 29, 184-186.

Rothhaupt, Joachim (1992): Der notwendige Versuch des Psychotikers, den Analytiker zu deprimieren, in: *Psychose und Konflikt,* hrsg. von Stavros Mentzos, Göttingen, S. 212-223.

Scharfetter, Christian (1990): Wahn aus der Sicht veränderter Wachbewußtseinszustände, in: *Perspektivität und Wahn,* hrsg. von W. Blankenburg: 45-58.

Schatzman, Morton (1982): *Die Angst vor dem Vater, Langzeitwirkungen einer Erziehungsmethode!* Eine Analyse am Fall Schreber, Hamburg, [Erstauflage 1978].

Schlipp, Paul Arthur (Hrsg.) (1957): *Philosophen des 20.Jahrhunderts*, Stuttgart.

Schreber, Daniel Paul (1985): *Denkwürdigkeiten eines Nervenkranken,* hrsg. von P. Heiligenthal u. R. Volk, Frankfurt am Main, im Text zitiert als *Denkwürdigkeiten.* Im letzten Jahr erschienen zwei neue Ausgaben: 1. im Kulturverlag Kadmos, Berlin 2003, mit einem Nachwort von Wolfgang Hagen, 2. ein reprographischer Nachdruck der Erstausgabe im Psychosozial Verlag, hrsg. von Gerhard Busse, Gießen 2003.

Schreber, Moritz (1858): *Kallipädie,* Leipzig, zitiert nach Schatzman 1982.

Schulte, Walter/Tölle Reinhard (1977): *Psychiatrie,* Berlin, Heidelberg, New York, 4.Auflg.

Szasz, Thomas S. (1976): *Die Fabrikation des Wahnsinns,* Frankfurt am Main [Erstauflage 1970].

Szasz, Thomas (1961) Hysteria, in: *International Encyclopedia of the Social Sciences.* New
York, zitiert nach Schatzman 1982: 82.

van Reijen, Willem (1990): Adorno zur Einführung, 4. überarbeitete und erweiterte Aufl., Hamburg.

von Borries, Bodo (1999): Erhaltet die Fachdidaktiken! Ein Plädoyer gegen den Mainstream, in: *Die Deutsche Schule. Zeitschrift für Erziehungswissenschaft, Bildungspolitik und pädagogische Praxis*, hrsg. von GEW, 5. Beiheft: Neue Wege in der Didaktik? Analyse und Konzepte zur Entwicklung des Lehrens und Lernens, hrsg. von Heinz Günter Holtappels und Marianne Horstkemper, Juventa, Weinheim, S. 191-205.

White, Robert. B. (1961): Der Mutter Konflikt in Schrebers Psychose, in: Wiliam G. Niederland, *Der Fall Schreber,* 1978:197-201.

Winkler, W. Th. (1990): Der Wahn als interaktionales Phänomen, in: *Perspektivität und Wahn,* hrsg. von Wolfgang Blankenburg: 90-97.

Wyss, Dieter (1977) *Die tiefenpsycho1ogischen Schulen*, Göttingen.

Anhang

Zur biographischen Übersicht:

Die Karriere Daniel Paul Schrebers sei im Wesentlichen nach dem *Chemnitzer Tagblatt* vom 26.10.1884 zitiert. Laut Israëls ist es die erste Biographie, die von ihm veröffentlicht wurde:

> »Dr. jur.Paul Schreber ist geboren in Leipzig im Jahre 1842 als Sohn des als Verfasser der ›ärztlichen Zimmergymnastik‹ und anderer medizinisch-pädagogischer Werke, sowie als Leiter einer orthopädischen Anstalt in weiten Kreisen bekannten Arztes. Nach Beendigung des juristischen Studiums betrat er die Beamtenlaufbahn und war in derselben bereits während der Jahre 1865 bis 1869 in Chemnitz bei dem vorm. Gerichtsamte im Bezirksgericht thätig. Nach Beginn des deutsch-französischen Krieges hielt er es für seine Pflicht, seine Kraft dem Vaterlande zur Verfügung zu stellen; während des Feldzuges und noch einige Zeit nachher wurde er bei der elsaß-lothringischen Civilverwaltung, erst bei der Präfektur, dann als Untersuchungsrichter bei dem ständigen Kriegsgericht zu Straßburg beschäftigt. Dieser Thätigkeit folgte Anstellung zunächst als Hülfsarbeiter, dann als Rath bei der vorm. Appellationsgericht zu Leipzig. Im Jahre 1878 wurde Schreber als Hülfsarbeiter in das Reichsjustizamt nach Berlin berufen und daselbst bis zum 1. Oktober 1879 kommissarisch beschäftigt; bei Einführung der neuen Gerichtsverfassung, am 1. Oktober 1879 kehrte er in die engere Heimat zurück und gehört seitdem als Vorsitzender der 1. Civilkammer des hiesigen königl. Landgerichts unserer Stadt wieder an.« (Israëls 1991: 138f.)

Freuds Brief an Ferenczi vom 12.Juli 1915

Lieber Freund,

Ich habe es jetzt mit der Vorbereitung der ›Übersicht der Übertragungsneurosen‹ mit Phantasien zu tun, die mich stören und kaum einen Niederschlag für die Öffentlichkeit ergeben werden. Hören Sie darum zu: Es gibt eine Reihe des zeitlichen Auftretens bei den individuellen Kranken, die so läuft:

Angsthysterie — Konversionshysterie — Zwangsneurose — Dementia praecox — Paranoia — Melancholie — Manie.

Die libidinösen Dispositionen für sie sind im allgemeinen gegenläufig, das heißt die Fixierung liegt bei ersteren in sehr späten, bei letzteren in sehr frühen Entwicklungsphasen; was aber nicht tadelos zutrifft.

Dagegen scheint diese Reihe phylogenetisch einen historischen Hergang zu wiederholen. Was jetzt Neurosen sind, waren Zustandsphasen der Menschheit.

Mit dem Einbruch der Entbehrung in der Eiszeit wurden die Menschen ängstlich, sie hatten allen Grund, Libido in Angst zu verwandeln.

Als sie gelernt hatten, daß die Fortpflanzung jetzt der Feind der Erhaltung sei und eingeschränkt werden müßte, wurden sie — noch sprachlos — hysterisch.

Nachdem sie in der harten Schule der Eiszeiten Sprache und Intelligenz entwickelt — wesentlich die Männer, bildeten sich die Urhorde mit den zwei Verboten des Urvaters, während das Liebesleben egoistisch-aggressiv verbleiben mußte. Gegen diese Wiederkehr wehrt sich die Zwangsneurose. Die folgenden Neurosen gehören dem neuen Zeitalter an und sind von den Söhnen erworben worden.

Sie waren zunächst gezwungen, das Sexualobjekt überhaupt aufzugeben, eventuell wurden sie durch Kastration aller Libido beraubt: Dementia praecox.

Sie lernten dann sich organisieren auf homosexueller Grundlage, vom Vater ausgetrieben. Dagegen wehrt sich die Paranoia. Endlich überwältigten sie den Vater, um die Identifizierung mit ihm durchzusetzen, triumphierten über ihn und betrauerten ihn: Manie-Melancholie.

Sonst persönlich nichts Neues.
Ihr Urheberrecht an dem Obigen ist evident.

Ich grüße Sie herzlich Freud

(zitiert nach Grubrich-Simitis, in: S.Freud, 1985: 89f.)

Stammbaum: Daniel Paul Schreber

Vater

Daniel Gottlieb Schreber

Prof. für Ökonomie und Landwirtschaft

Johann Christian von Schreber

Prof. für Biologie, Zoologie und Botanik

Mutter

Johann Gottlob Haase

Prof. für Anatomie und Chirurgie

Karl Friedrich Haase, Arzt

Beamter im öffentlichen Gesundheitsdienst

Karl Friedrich Chr. Wenck, Prof. für Recht, Oberrichter am Königl. Gerichtshof in Sachsen

Friedrich August Wilh. Wenck, Prof. Geschichte; Ratsmitglied am Königl. Gerichtshof in Sachsen

GROßVATER	GROßMUTTER	GROßVATER	GROßMUTTER
Johann Gotthilf Daniel Schreber Jurist, Leipzig	Friederike Charlotte Grosse	Wilh.A.Haase Arzt, Prof.	Juliane Emilia Wenck

Daniel Gottlieb Moritz Schreber
1808-1861, Arzt, Orthopäde

Luise Henriette Pauline Haase
1815-1907

Daniel Gustav	Anna	**Daniel Paul**	Sidonie	Klara
1839-1877	1840-1944	**1842-1911**	1846-1924	1848-1917

(zitiert nach Niederland 1978: 21; Niederland gibt den 2. Vornamen des Vaters fälschlicherweise mit Gott**lieb**, statt Gott**lob** an.)

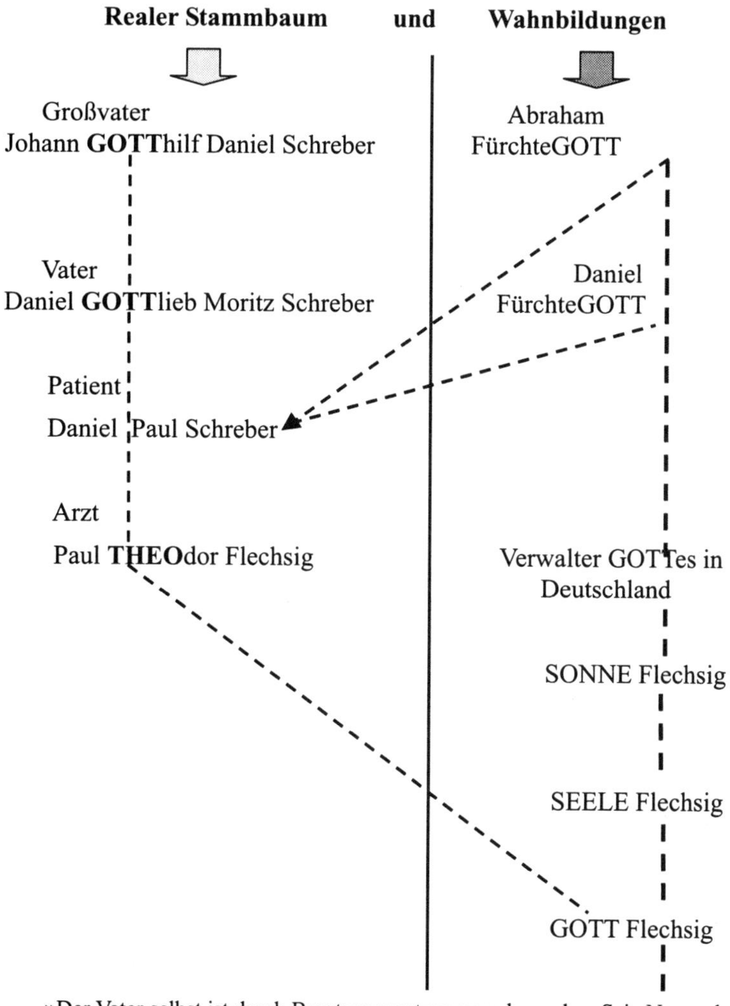

»Der Vater selbst ist durch Besetzungsentzug verschwunden. Sein Name aber, Daniel Gottlieb, blieb erhalten [...]. Erst Flechsig, dann Gott werden an die Stelle des Vaters gesetzt. Im neuen Vater, Gott, der die Totalität der Besetzung auf sich vereinigt, ist der schizophrene Denkprozeß so weit wie möglich gegangen. Er hat in der Suche nach Wiederherstellung der aufgegebenen libidinösen Bindungen mit Hilfe der Wortrepräsentanzen seinen vollen Verlauf genommen.« (Niederland 1978:73f.)

Mahers Wahntheorie

Seine Begründung für die zentrale Bedeutung des Kausalitätsbedürfnisses beruht auf drei Prämissen:

»1. Die Funktion von Wahnideen ist nicht die, Glückserlebnisse hervorzurufen, sondern quälende Rätsel zu lösen.

2. In der Bevölkerung besteht allgemein ein Hang, eine Hinwendung zum Magischen und Mystischen, die entsprechende Erklärungstendenzen bei Patienten mit Wahrnehmungsstörungen in Gang setzen.

3. Der Wahnkranke gibt seine Wahnsysteme gerade deshalb nicht auf, weil seine eigenen Erfahrungen für ihn einen größeren Stellenwert haben, als die korrigierenden Erfahrungen der anderen.« (Maher, zitiert nach Spitzer 1989: 50f.)[1]

Die Ausführungen Mahers verdeutlichen, auf der gemeinsamen Basis des Kausalitätsbedürfnisses, eine interessante Parallele zwischen dem Aufbau eines Wahnsystems und der wissenschaftlichen Arbeitsweise:

a) Die Notwendigkeit einer Wahnidee entsteht immer dann, wenn unvorhergesehene empirische Daten vorliegen, die b) nach einer Erklärung verlangen — ungeklärtes Datenmaterial führt zur Wachheit und Angespanntheit, die c) erst dann reduziert wird, wenn eine Erklärung gefunden ist. d) Sofern nach der Entwicklung einer, die Daten erklärenden Theorie, neue Daten auftreten, die mit der Theorie nicht vereinbar sind, entsteht kognitive Dissonanz. e) Ebenso wie eine wissenschaftliche Theorie wird ein Wahnsystem nur dann verlassen, wenn eine andere Erklärung gefunden wird, die die Erfahrungen (der Wissenschaft), des Patienten *besser* erklärt als die bisherige Theorie bzw. das bisherige Wahnsystem.[2]

---

[1] Erklärungsmodelle des Wahns auf der Basis des Kausalitätsbedürfnisses sind in der Fachliteratur den »Wahrnehmungsmodellen«. Gegen diesen Begriff bestehen seit Kronfeld gewisse Bedenken, weshalb man gern von »impressionalen Wahrnehmungen« spricht. Das klärt freilich wenig, da auch dieser Begriff innerhalb einer intentionalen Struktur bleibt. Dagegen hat Blankenburg 1967 in einem Aufsatz über die »anthropologische und daseinsanalytische Sicht des Wahns« ausdrücklich gesagt: »das besondere Interesse der Wahnforschung« müsse »mit der Verwendung des Terminus ›Dasein‹ in der Bedeutung von ›In-der-Welt-Sein‹ in erster Linie die Aufmerksamkeit auf ein vorintentionales Weltverhältnis lenken.« (Kuhn 1990: 99)

[2] »Entstellungen, die durch subjektive Bedingungen des Wahrnehmens zustande kommen, müssen nicht unbedingt der Realitätsauffassung hinderlich sein. Solange sie mit wahrgenommen und in die Auffassung einbezogen werden, können sie sogar dem Rea-

Wahn und Schamanismus

Im Rahmen des Marburger Symposiums (1990) stellte Scharfetter eine Zusammenfassung der Resultate zur Wahnforschung, aus der Sicht veränderter Wachbewusstseinszustände, vor. Der größte Teil der Forschungsergebnisse stammt aus der Zeit *vor* Schatzmans Veröffentlichung.

> »In der ethnologischen Literatur, besonders über Schamanismus, werden die Ausdrücke verwendet: Trance, dissociative state, Possession, ecstasis. (Prince 1968, 1981) Die Erlebnisse in solchen ASC, soweit erhebbar, sind recht verschieden zwischen Himmels- und Unterweltreise, Zerstückelung und Neugeburt, passivem Mediumismus, Transformation, Omnipotenz. Solche Erfahrungen, besonders wenn sie wie in der schamanischen Seance ritualisiert, intentional induziert und kontrolliert sind, sind eine eindrückliche Warnung vor vorzeitiger und unkundiger Pathologisierung von Phänomenen von ASC in ›cultural hemianopia‹ und ›psychiatroid mentation‹« (Ornstein 1976, zitiert nach Scharfetter 1990: 49)[3]

Im menschlichen Bewusstsein werden zunächst drei große Bereiche unterschieden: Das Überbewusstsein, mittleres Tages-Wach-Bewusstsein und das Unterbewusstsein.[4] Unser gemeinsames *Realitätsbewusstsein* ist an das mittlere Tageswach- und Alltagsbewusstsein gebunden (das heißt intellektuelle, mnestische, kognitive, perzeptive und Orientierungsfunktion).[5]

---

litätsbezug förderlich sein, indem sie dazu beitragen, daß Wahrnehmungen und/oder Vorstellungen nicht mit dem identifiziert werden, worauf sie sich beziehen.« (Blankenburg, 1987: 83)

[3] ASC = Altered States of Conciousness oder: VWB = veränderte Wachbewusstseinszustände

[4] vgl. Tab.1 in Scharfetters Arbeit: Topographie des menschlichen Bewusstseins und der Psychopathologie: Im Bereich des Überbewusstseins sind die Funktionen mediative, mystische Erfahrungen und Versenkung, sowie Erleuchtungserlebnisse. Pathologische Zustände können nicht beschrieben werden, jedoch gibt es Grenzbereiche im religiösen, kreativen und kontemplativen Bewusstsein. Die Funktionen des Gegenpols, des Unterbewusstseins sind hypnotisches Bewusstsein, hypnoides Erleben und Traum. (Scharfetter 1990: 46)

[5] Im mittleren Bewusstseinsbereich liegen die Funktionen des Erfahrungs- und Ich-Bewusstseins (Identität, Demarkation, Konsistenz, Aktivität, Vitalität), Bewusstseinsklarheit und Wachheit. Ferner gibt Scharfetter an: Reife, Besonnenheit, Intentionalität, Selbstverfügbarkeit, Autonomie, Selbstbild und Ich-Stärke (mit kognitiv-affektiv-konativer Integration und Beziehungsverhalten.) Diese Funktionen behandelt die traditio-

Den kulturell genormten Sinn-Bereich, in dem sich Realität als Überschneidungen der Einzel-Perspektiven darstellt, wird von Wahnkranken und Schizophrenen verlassen. Ihre Produktionen werden wie die der Schamanen in einem Zustand veränderten Wachbewusstseins erzeugt. Hier wiederum wurden von Dittrich (1985) drei Dimensionen erforscht:

a) die ›Ozeanische Selbstentgrenzung‹;

b) die ›Angstvolle Ich-Auflösung‹ (vorwiegend Halluzinogene)

c) die visionäre Umstrukturierung des Wahrnehmungsfeldes mit optischen Halluzinationen, Synästhesien, verändertem Bedeutungserleben von Gegenständen und Umgebung.[6]

In einer zweiten Tabelle werden die Bedingungen dieser Zustände von VWB nach pharmakologischen, psychologischen und physiologischen Auslösern geordnet. Die Voraussetzung für den Wahn, als nicht-intersubjektiv kommunikable Perspektive und Bedeutungsgebung ist das *längere Bestehen* eines veränderten Bewusstseinszustandes. Scharfetter legt Ergebnisse vor über die Untersuchung des synthymen und katathymen Wahns[7] in disoziiertem Bewusstsein bei ›endogener› Psychose. Darüber hinaus interessieren aber hier vor allem seine Resultate über Wahninhalte und psychedelische Erfahrung:

> »Die Parallelen der Inhalte in verschieden induzierten ASC, in transpersonalen Erfahrungen, in der schamanischen Seance sind offenkundig [...]. Die Psychose bringt nichts grundsätzlich Neues an Erleben, sondern ist ein Überborden chaotisch ungeordneten, unbewältigten Innenlebens (M. Bleuler 1972). Verschiedene Bewußtseins- und Wirklichkeitsbereiche geraten durcheinander (Storch 1923) [...]. Nach heutigem transkulturellen Wissen gibt es schizophrene Menschen aber in allen, auch noch recht ursprünglichen Kulturen, die sonst durchaus das Rüstzeug haben, ASC mit Erfahrungen des Transintelligiblen zu integrieren (s. *Larraya* 1982, *Scharfetter* 1984). Demnach stellt also keine Kultur Schizophrenie-verhindernde Strukturen zur Verfügung:

---

nelle Psychologie, deren Abweichungen und Fehlleistungen sind Gegenstand der Psychopathologie. (vgl. Tab.1, in: Scharfetter 1990: 46.)

[6] vgl. Scharfetter 1990: 49.

[7] Synthymer Wahn bei normalem Ich-Bewusstsein, katathymer Wahn dagegen ist Ichfremd, Nicht-Ich-Erleben, außengesteuerter Wahn. Beide Formen existieren in der gleichen Person aufgrund des dissoziierten Bewusstseins ohne sich gegenseitig aufzuheben. Ein Zustand der im gewöhnlichen rationalen Tageswachbewusstsein ein logischer Widerspruch wäre.

Die Kultur als stammesgeschichtlich entwickeltes Rüstzeug des Menschen in der Weltbewältigung ist nicht schizopräventiv. Daraus darf man aber nicht schließen, daß sie Schizophrenie-provozierend wäre, das heißt daß ein der industrialisierten Zivilisation zugehöriges Defizit an kulturellen Strukturen, die Schizophrenie-verhindernd wären, erst die Schizophrenie hervorbringe.« (Scharfetter 1990: 54)

»Schizophrenie ›ist‹ nicht ein kulturdefizitärer ASC, sondern ein idiosynkratische-desintegrativer ASC, der aufgrund einer besonderen, wahrscheinlich individuell sehr verschiedenen Vulnerabilität gegenüber den Anforderungen des Lebens beruht [...]. Die ASC-Inhalte dringen beim schizophrenen Menschen so unbewältigt überbordernd spontan hervor, daß sie in keinem kulturellen Rahmen, auch nicht in den Kulturen, die mit Halluzinogenen- oder spontanen ASC anderer Art gut vertraut sind, integriert werden können.« (Scharfetter 1990: 54)

Ein abschließendes Argument zieht Scharfetter an gleicher Stelle aus dem Studium des Schamanismus:

»Ich bin bisher nirgends auf überzeugende Berichte über wirkliche Heilungen von Schizophrenen durch Schamanen gestoßen.« (Scharfetter 1990: 54)

Davon ausgehend, dass die Bewusstseinszustände je die kognitive Situation bestimmen, beschreibt Scharfetter in einer ersten Definition den Wahn

»als eine bestimmte, aus dem common-sence-Verstehen von Selbst und Welt herausfallende Deutung der Gegebenheiten, über die sich Menschen gleicher Kultur ein intersubjektiv weitgehend und grundsätzlich übereinstimmendes semantisches Konstrukt machen, die sie in ähnlicher Perspektive apperzerpieren.« (Scharfetter 1990: 45)

»Es gibt keine eindeutige Pathologie des Unbewußten, ob man es nun als persönliches, kollektives, perinatales, transpersonales konzipiert. Und es gibt keine Pathologie des Überbewußtseins. [...] Wir erleben nicht ein Ding an sich, sondern angeregt durch ein Wahrnehmbares werfen wir gleichsam das Netz unserer semantischen Muster darüber. So fangen wir das ›Ding‹ kognitiv ein, indem wir das Gehege des kognitiven Realitätskonstruktes darum stellen.« (Scharfetter 1990: 47)

Zur differenzierteren Erläuterung füge ich nachfolgend die dritte Tabelle Scharfetters[8] vollständig an:

ASC in nicht-pathologischen und pathologischen Erfahrungen

Empirische - Dimensionen *Ludwig* 1966 *Dittrich* 1984	**Transpersonale Erfahrungen** *St.Grof*	**Schamanische Seance**	**Psychopathologie des schizophrenen Syndroms**
ozeanische Selbstentgrenzung	antenatale Erfahrung (amniotic universe) Paradies, Himmel	Kommunikation m. d. Transintelligiblen. Überwelt, Kraft, Possesion, Ekstase, Metamorphose, Trans-Substantiales	megalomane Selbstüberhöhung (***Wahn, pos.***) Omnipotenz All-Einheit
angstvolle Ich-Auflösung	perinatale Erfahrung (birth trauma) Tod, Hölle, Enge (Angst)	Zerstückelung, Unterwelt, Hölle, (Rückkehr und Neugeburt)	Selbstuntergang (Ich-Psychopatho-logie) Angst, Depression, Hölle (***Wahn***, ***neg.***)
halluzinatorische Umstrukturierung (optisch, akustisch)	visionäre Welt, ununterschieden in innen/außen ordinary/non-ordinary reality	Wahrnehmung der non-ordinary reality, (dissoziiertes Bewußtsein: auch offen für ordinary reality)	Halluzination ***Wahn*** (Interpretation)

[8] Scharfetter 1990: 54.

Übersicht: Fachdidaktische Interpretation des Lernfeldes

Lernfeld Nr.	Titelzeile: »Sich und andere psychisch stabilisieren: Menschen im Wahnerleben begleiten«	Zeitrichtwert 80 Std. Ausbildungsabschnitt

1. Schritt: einen *authentischen* Einzelfall finden

⇩

2. Schritt: ***Kategorialanalyse*** (Strukturgitter) ⇔

Fachdidaktische Kategorialanalyse mit Hilfe des Strukturgitters für die Pflege zur Ermittlung der Anforderungen des Einzelfalles an den Beruf: Fachwissen, berufliches Handeln; institutionelle Erfordernisse (Handlungs- und Systemkompetenz)

Erhebung externer und interner Evidenz und deren kritische Reflexion in der

Einübung ***Hermeneutischer Fallkompetenz*** ⇔

⇩

Abgleich mit den Inhaltsvorgaben des LF

Realanalyse

1. Schritt: Bedingungsfeldanalyse

Bezug: <u>Ausbildungsabschnitt</u>

A objektivierbare Veränderungen im Berufsfeld
B entgegenstehende institutionelle Faktoren
C politisch-gesellschaftliche Postulate
D sozio-kulturell-anthropogene Voraussetzungen

2. Schritt: Prospektive berufspädagogische Analyse zur Ermittlung der ***Qualifikationen***

⇩

Abgleich mit den Zielen des Lernfeldes

⇩

Teamarbeit: fachdidaktisch begründete Zergliederung des komplexen Lernfeldes in spezifische Lernsituationen (oder Unterrichtseinheiten) z.B. mit den Schwerpunkten: *theoretische Handlungskompetenz* oder Forschungskompetenz, Umgang mit aktueller Forschung zum LF-Thema (EBP, EBM, DMP), Umgang mit sozial- und pflegewissenschaftlichen Textsorten. *Interaktive* oder *institutionelle Handlungskompetenz*: Sozial- und Personalkompetenz in primary nursing, Milieutherapie, Tagesstrukturierung, Beratung- und Begleitung, Triangulation der Hilfe usw..

⇩

Umsetzung des Teilcurriculums: Analyse und Planung mit einer *konkreten Adressatengruppe*

Ausarbeitung der Unterrichtseinheiten bzw. Lernsituationen mit Hilfe ***Didaktischer Modelle***: z.B. Wolfgang Klafki, Reiner Winkel, Wolfgang Schulz.

Zielformulierungen je nach Modell!

⇩

Artikulation des Unterrichts: (Lehr-Lernarrangements)

Konkrete Planung der Unterrichtseinheiten bzw. Lernsituation mit Hilfe ***Didaktischer Konzepte***:
Handlungsorientierte Konzepte (z.B. Becker / Meyer)
Erfahrungsorientierte Konzepte (z.B. Ingo Scheller)
Problemorientierte Konzepte (z.B. Heinrich Roth)
Projektmethode (z.B. Karl Frey) u.a.m.